[日] 丹波元简◎著

田虎　田思胜◎校注

素问识

皇汉医学精华书系

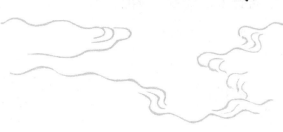

中国健康传媒集团
中国医药科技出版社

内 容 提 要

　　本书作者为日本著名汉医学家丹波元简，撷取《素问》72 篇（除外 7 篇大论与刺法、本病论）之精要，摘录王冰、马莳、吴崑、张介宾等注家之言，及朱丹溪等学术见解，参考经传百氏，对《素问》某些条文进行了训诂、解词、校勘和注释，是日本皇汉医学的经典著作之一。

图书在版编目（CIP）数据

素问识/（日）丹波元简著；田虎，田思胜校注 . — 北京：中国医药科技出版社，2019.9

（皇汉医学精华书系）

ISBN 978-7-5214-1336-6

Ⅰ . ①素… 　Ⅱ . ①丹… ②田… ③田… 　Ⅲ . ①《素问》—研究 　Ⅳ . ① R221.1

中国版本图书馆 CIP 数据核字（2019）第 200322 号

美术编辑　　陈君杞
版式设计　　也　在

出版　　**中国健康传媒集团** | 中国医药科技出版社
地址　　北京市海淀区文慧园北路甲 22 号
邮编　　100082
电话　　发行：010 - 62227427　邮购：010 - 62236938
网址　　www.cmstp.com
规格　　710 × 1000mm $^1/_{16}$
印张　　19 $^1/_2$
字数　　282 千字
版次　　2019 年 9 月第 1 版
印次　　2024 年 6 月第 2 次印刷
印刷　　三河市万龙印装有限公司
经销　　全国各地新华书店
书号　　ISBN 978-7-5214-1336-6
定价　　**58.00 元**

获取新书信息、投稿、为图书纠错，请扫码联系我们。

丛书编委会

总 主 编 田思胜

副总主编 张永臣　马梅青

编　　委（按姓氏笔画排序）

王明亮　王春燕　尹桂平　卢承顶

田　虎　边　莉　李明轩　杨其霖

张　晶　范延妮　赵　琼　赵雨薇

郝菲菲　翟文敏　薛远亮

前　言

　　中医学博大精深，源远流长，不仅为中华民族的繁衍昌盛做出了巨大贡献，同时远播海外，对世界医学的发展影响极大。

　　中国与日本是一衣带水的邻邦，中医学对日本的影响尤其重大。早在秦朝中医药文化就已经传播到了日本，《后汉书》载徐福等上书言海中有三神山，于是秦始皇遣"福入海求仙"而达日本。相传徐福通医术，精采药和炼丹，被日本人尊为"司药神"。南北朝时期，吴人知聪携《明堂图》共一百六十四卷到日本，对日本汉方医学的发展产生了重要影响，之后出现了一些著名的医家和医著，形成了早期的汉方医学。隋唐时期，日本派往中国的遣隋使、遣唐使学习佛法、政治与文化，同时也把中国的中医药书籍如《四海类聚方》《诸病源候论》等带回了日本。日本大宝年间，天皇颁布"大宝令"，采纳唐制设置医事制度、医学教育、医官等，并将《针灸甲乙经》《脉经》《小品方》《集验方》《素问》《针经》《明堂》《脉诀》等列入医生学习必修书目，仿效中医。除此之外，还邀请中国高僧鉴真东渡日本，传律讲经，传授中医药知识和药材鉴别方法等。自此，日本朝野上下，重视中医，出现了许多以研究中医学而著称的学者。公元984年，日本医学界产生了一部极为重要的著作，即丹波康赖撰写的《医心方》，主要从我国中医经典医籍中摘要精华内容，经改编后用日文出版，成为中日医药交流一大成果，影响日本医学界近百年。金元时期，中国出现了金元四大家，形成了著名的学术流派，同样在日本也形成了三大流派。日本医家田代三喜留华 12 年，专攻李杲、丹溪之学，回国后成立了"丹溪学社"，奉丹溪翁为医中之圣，后传其学至弟子曲直濑道三，曲直濑道三以朱丹溪理论为核心，汇入个人经验形成独自的医学体系"后世派"。明代初期，《仲景全书》和宋版《伤寒论》在日本出版，引起了很大轰动，许多医家热衷研究和学习《伤寒论》，加之当时儒教盛行，国学复古思潮高涨，与此相应也出现了提倡医学应复归于古代中国医学根本的呼声。结合当时中国在中医研究方面注重《伤寒论》的情况，伊藤仁斋等认为《伤寒论》是医学的原点，主张复古，从张仲景《伤寒论》原点研究《伤寒论》，之后形成了以吉益东洞为代表的"古方派"。此时期，荷兰医学在日本开始盛行，采用汉方医学与荷兰医学折衷方法行医的医家逐渐增多，出现了《解体新书》等西洋医学与汉方医学结合的著作，形成了"折衷派"。

　　古方派重视中国古典医学著作如《黄帝内经》《神农本草经》《伤寒杂病论》，

其中尤为推崇张仲景所著的《伤寒论》与《金匮要略》，奉张仲景的著作为圭臬。主张医方亦应回归到医学的真正古典，亦即东汉时代《伤寒杂病论》为主的观点，树立以《伤寒论》为中心的医学体系作为目标，用《伤寒论》中的独自法则来解释《伤寒论》。认为《伤寒论》113方中的绝大多数方剂适合于临床应用，其治疗理论应当分型证治，由此奠定了汉方医学重视实证治疗并崇尚古典经方应用的基础。

正是在这种风气下，吉益东洞从《伤寒论》原点出发，针对《伤寒论》和《金匮要略》中的方药设计了一套特定处方对应特定证候的"方证相对"医疗方案，并重新整理拆解《伤寒论》和《金匮要略》。选用二书220首方剂，采取"以类聚方"，重新编排，集原书各篇中方剂应用、辨证立法条文列于该方之后，后附作者的考证及按语，解释原文中症状特点和方证内涵，编写了《类聚方》一书。同时，他对《伤寒论》《金匮要略》中常用54种药物进行研究，每品分考征、互考、辨流、品考四项，"指仲景之证，以征其用；辨诸氏之说，以明其误"，主张"万病一毒"，认为用药治病是以毒攻毒，进而撰成《药征》一书。

清代乾嘉时期朴学兴起，考据之风盛行。此风传入日本后，各地文运大兴，风靡日本儒医两界。江户儒家山本北山、大田锦城、龟田鹏斋等建立了日本考证学派。作为山本北山学生的丹波元简与其子丹波元胤、丹波元坚，亦深受儒家思想的熏陶。在儒家重现实、重人文传统的影响下，丹波元简父子重视清儒与医家著作的研究。他们兼通医儒，上承家学，旁通中国经史小学，秉承清儒的治学态度，借鉴清儒的治学方法，参考和引用中国历代医家的研究成果，客观真实，撰成如《伤寒论辑义》《金匮玉函要略辑义》《脉学辑要》《素问识》《灵枢识》《医賸》《救急选方》《伤寒论述义》《金匮玉函要略述义》等著作，集众家之长于一炉，驳误纠讹，分明泾渭，发前人所未发。又参稽相关的医籍文献，持之以医理，征之以事实，旁征博引，穷源竟委，廓清了一批聚讼纷纭的问题。其严谨文献考证学态度，深受中日两国学界好评。

《皇汉医学精华书系》选取吉益东洞、丹波元简父子、汤本求真等古方派医家中的精华医著，进行校注整理，付梓刊印，以期为广大读者呈现日本古方派医家研究以《伤寒论》为代表的医著精华。

由于水平有限，虽几经努力，但选书校注等定会存在不足之处，恳请读者不吝赐教，批评指正。

田思胜
2019 年 8 月于山东中医药大学

校注说明

丹波元简（1755-1810年），号桂山。日本著名汉医学家，在中日皆负有盛名。师事山本北山、井上金峨等，又得其父元德之庭训，对中医经典著作熟读心传，著有《素问识》《素问记闻》《难经疏证》《伤寒论辑义》《金匮玉函要略辑义》《脉学辑要》《观聚方要补》等著作，对中医典籍的传承起到了十分重要的作用，颇有学术价值。

作者撷取《素问》72篇（除外7篇大论与刺法、本病论）之精要，摘录王冰、马莳、吴崑、张介宾等注家之言，及朱丹溪等学术见解，参考经传百氏，对《素问》某些条文进行训诂、解词、校勘和注释，并对前贤疏义之失，予以订正。卷首有素问解题、素问汇考、素问诸家注解书目及全元起本卷目等，将《素问》一书的名称来源、成书年代及版本流传相加考证。全书要言不烦，识见允正，为研究《素问》重要参考文献之一。

现有日天宝八年（1837年）刊本，日文久三年（1863年）排印本，新中国成立后有排印本。

本次校注以1837年刊本为底本，参以《皇汉医学丛书》而成。

1. 底本中的繁体字、异体字、通假字，一律改为现代标准简化字。

2. 底本与校本有异，而文义均通者，不出校，悉从底本。

3. 底本与校本有异，属底本讹误，均予以校补。

4. 底本目录与正文内容有异者，互据增补。

5. 凡属书名、篇名，一律加书名号。

6. 由于版式变更，原方位词，如"左""右"等一律改作"下""上"。

本书因系日本人的著作，书中除了有如称我国为"汉土""彼邦"，称中医药为"汉医""汉药"等一类不适宜的词汇外，尤其是有许多观点，不符合今天的要求，这是由于社会制度不同和著者受历史条件的限制所产生的。因此希望读者端正观点，用科学的批判态度来阅读和研究，以作为一种辅助学习的资料，而更好地接受祖国医学文化遗产。

由于整理水平有限，虽已尽力畅达文意，仍难免有误，敬请读者批评指正。

校注者

2019年5月

丹溪朱氏云:《素问》载道之书也，词简而义深，去古渐远，衍文错简，仍或有之，故非吾儒不能读，信哉言也。余早承箕裘之业，奉先考蓝溪公之庭训，而治斯经。颛主王太仆次注。枕，十余年矣。然间有于经旨未惬当者，又有厥而不及注释者，虽经嘉阁臣之校补，犹未能精备焉。于是采择马莳、吴崑、张介宾等诸家之说，更根据朱氏之言，参之于经传百氏之书，以补其遗漏，正其纰缪，至文本同异，释言训义，凡可以阐发经旨者，简端行侧，细字标识，久之至侧理殆无余地矣。迨庚戌冬，擢于侍医，公私鞅掌，呼吸不遑，遂投之橱中，不复为意。辛酉秋，以忤旨被黜，而就外班，遽为闲散，是以再取而翻之，欲有所改补，奈何年逾半百，双眸昏涩，不能作蚕头书，因窃不量荒陋，别为缮录，厘成八卷，名曰《素问识》。如其疑义，则举众说，不敢决择是非。诸家注解，与王旧说。虽异其旨，亦可以备一解者，并采而载之，虽未能掸斯道之至赜，钩经文之深义，然视之明清诸注，句外添意，凿空臆测，以为得岐黄未显之微言者，其于讲肄之际，或有资于稽考钦！呜呼，先考逝矣，而六年于今，其将质谁？初完，不禁废卷而三叹也。

文化三年丙寅岁，秋九月十有一日，书于柳原新筑。

丹波元简（廉夫）

素问解题

黄帝　《下系辞》曰：神农氏没，黄帝氏作。《国语》曰：昔少典取于有蟜氏，生黄帝。《史记本纪》云：黄帝者，少典之子（谯周曰：有熊国君，少典之子也。司马贞曰：少典，诸侯国号，非人名也）。姓公孙，名曰轩辕（《河图始开图》曰：黄帝，名轩辕。皇甫谧曰：居轩辕之丘，因以为名。胡宏曰：始作轩车，故曰轩辕氏）。有土德之瑞，故号黄帝（《家语·五帝德》云：其生为明王者，死而配五行。是以大皞配木，炎帝配火，黄帝配土。司马贞曰：炎帝火，黄帝土代之，即黄龙地螾见。是也。又滑惟善《宝椟记》曰：以戊己日生，故以土德王）。王充《论衡》云：谥法曰：静民则法曰黄，德象天地曰帝。黄帝者，安民值谥也。（按《汲冢周书》：谥法文，黄，作皇。知是分解皇帝二字，《论衡》肆改耳）。应劭《风俗通》云：黄，光也，厚也。中和之色，德四季，与地同功，故先黄以别之。按上世之传暗忽，如黄之义，亦未知孰是也。《尔雅》：帝，君也。《说文》：帝，谛也，王天下之号也。

内经　《汉书·艺文志》载《黄帝内经》十八卷，《外经》三十七卷。及白氏《扁鹊》内外经之目。内外，犹《韩诗》内外传、《春秋》内外传、《庄子》内外篇、《韩非》内外诸说，相对名之焉尔，不必有深意（《越绝书》有计倪《内经》《内经九术》等篇，盖意与此同）。而吴昆、王九达并云：五内阴阳谓之内。张介宾云：内者，生命之道。杨珣云：内者，深奥也（《针灸详说》）。方以智云：岐黄曰内经，言身内也（《通雅》）。然则其外经者，载身外之事，其言不深奥者与？既收诸医经中，则诸家之说，不可从也。经字，孔安国训为常，刘熙释为径。（陆德明云：经者，常也，法也，径也，由也）。按汉时有纬书，因考经原取之于机缕。纵曰经，横曰纬。（详《说文》，义为然）。荀悦《申鉴》云：五典以经之，群籍以纬之。是也。《礼记大全》：严陵方氏云：经者纬之对。经有一定之体，故为常；纬则错综往来，故为变。此说得之矣。张华云：圣人制作曰经。非也。（胡鸣玉《订讹杂录》云：《庄子天运篇》：丘治《诗》《书》《礼》《乐》《易》《春秋》六经。又云：夫六经，先王之陈迹也。此庄周寓言，不可为据。《史记儒林传》：申公独以《诗经》为训以教。杨用修曰：六艺以经称，始于《礼记》经解，再见于此。予按《礼记》经解二字，系后人名篇。夫子语中，并无经字，盖夫子时未以经名也。）

素问　林艺等以为问太素之义，是也。《史记·殷本纪》：伊尹从汤言素王及九主之事。《索隐》曰：素王者，太素上皇，其道质素，故称素王。《列子》《乾凿度》并云：太素者，质之始也。《管子·水地篇》云：素也者，五色之质也。淡也者，五味之中也。《汉·艺文志》：《黄帝泰素》二十篇。刘向《别录》云：言阴阳五行，以为黄帝之道，故曰太素。素问乃为太素之问答，义可以证焉。而不言问素，而名素问者，犹屈原天问之类也，倒其语焉尔。全元起云：素，本也。原见扬雄《方言》。问者，黄帝问岐伯也。方陈性情之原，五行之本，故曰素问。义未太明。吴昆、马莳、张介宾、王九达，皆以为平素讲求问答之义。赵希弁《读书后志》云：昔人谓素问以素书黄帝之问，犹言素书也。颜师古云：素谓绢之精白者。俱臆度之见而已。至《云笈七签》《真仙通鉴》云，天降素女，以治人疾，帝问之作《素问》则荒诞极矣。

按《内经》十八卷，昉见于《汉艺文志》，而《素问》之名，出张仲景《伤寒论·序》。曰：《素问》九卷。（《北齐书·马嗣明传》：博综经方，《甲乙》《素问》。北史，崔彧以《素问》《甲乙》，遂著医术。其于史传始见此。）《九卷》，即今之《灵枢》。（详见《灵枢综概》。）以《素问》《灵枢》之二书，为《内经》者，出皇甫谧《甲乙经·序》。曰：按《七略》《艺文志》：《黄帝内经》十八卷。今有《针经》九卷，《素问》九卷，二九十八卷，即《内经》也。自此以往，历代医家，无复异论焉。而胡应麟独谓，《素问》今又称《内经》，然《隋志》止明《素问》。盖《黄帝内外经》五十五卷，六朝亡逸，故后人缀辑，异其名耳（《经籍会通》）。此最有理。然晋去汉未远，皇甫氏之所序，或是古来相传之说，亦不可废也。

此书实医经之最古者，迨圣之遗言存焉。而晋皇甫谧以下，历代医家，断为岐黄所自作，此殊不然也。盖医之言阴阳尚矣。庄子谓疾为阴阳之患。《左传》医和论六气曰：阴淫寒疾，阳淫热疾。《吕览·重己篇》云：室大则多阴，台高则多阳。多阴则蹶，多阳则痿。此阴阳不适之患也。班固云：医经者，原人血脉经络骨髓阴阳表里，以起百病之本，死生之分，可以见也。而汉之时，凡说阴阳者，必系之黄帝。《淮南子》云：黄帝生阴阳。又云：世俗人多尊古而贱今，故为道者，必托之于神农黄帝，而后能入说。高诱注云：说，言也。言为二圣所作，乃能入其说于人，人乃用之。刘向云：言阴阳五行，以为黄帝之道。《汉志》阴阳医卜之书，冠黄帝二字者，凡十有余家，此其证也。此经设为黄帝岐伯之问答者，亦汉人所撰述无疑矣。方今医家，或牵合衍赘，以为三坟之一，或诋毁排斥，以为赝伪之书者，俱失焉。前哲论及此者亦颇多，详见于后《汇考》中。

第七卷已亡于晋。皇甫谧《甲乙经·序》曰：亦有亡失。《隋经籍志》云：《黄帝素问》九卷。梁，八卷。又云：《黄帝素问》八卷。全元越注（越，盖起讹），据林亿等说，全元起所注本，乃无第七一通。上至晋皇甫谧甘露中，已六百年，而王冰为旧藏之卷，以补七篇。按王氏所补，与《素问》余篇文，复然不同。其论运气，与六节藏象论七百十八字（自岐伯曰昭乎哉问也，止可得闻乎。新矫正曰：全元起注本，及《太素》并无。疑王氏之所补也。），全然别是一家言。明缪希雍既已辨白（见后《汇考》）。林亿等以为阴阳大论之文，王冰取以补所亡。今考王叔和《伤寒例》所引阴阳大论之文，曾无所见。宋臣之说，乃难从焉。

隋以上不知其篇数几也。据宋校正之说，全氏注八卷六十八篇，而至王冰补七篇，又分于宣明五气篇，作血气形志篇，取乎刺齐论，作刺要论，分于皮部论，作经络论，拔于病类论，作著至教论，并此四篇，乃所亡刺法本病二篇，改易篇目叙次，共二十四卷，以为八十一篇，盖仿《道德经》《难经》也。今所遗编二篇，此乃王冰已后人所记而作，经注一律，出于一人之手。辞理鄙陋，无足取者。林亿等既辨之，而马莳则云：不知始自何代，将此二篇，窃出私传，不入官本，斯人者其无后乎，亦何不思之甚也。（《明艺文志》：赵简王补刊《素问遗篇》一卷。世传《素问》王冰注本有缺篇，简王得全本补之。据今所传赵府本，载刺法、本病二篇，即是也。《宋史·艺文志》：《黄帝素问遗篇》四卷，卷数不同，可疑）。

杨上善《太素》，（《汉志》：太素属阴阳家，杨氏篡素灵，取以名其书而。《旧唐经籍志》：《黄帝内经太素》三十卷，杨上善注）。全元起训解，亡矣。王冰而降，至元明清，注者亡虑数十家，意见各出，虽有彼善于此，亦未能无纰缪。学者要在于取其长，而舍其短焉。盖在今世，王实为之祖。但后世诸家所解，踵事加精，则读者往往忽略王注，不复覃思，甚失尚古之意。故今先即次注解之，而后及诸家云。

上一篇，安永庚子春所撰，天明丁未春上之梓。今为之改补，录于此以便检考。

素问汇考

陶弘景《本草序例》云：轩辕已前，文字未传，药性所主，当以识识相因，不尔何缘得闻？至于桐雷，乃著在编简。此书应与《素问》同类。

《褚澄遗书》云：《素问》之书，成于黄岐。运气之宗，起于《素问》。将古圣喆妄邪？曰：尼父删经，三坟犹废。扁鹊卢出，卢医遂多。尚有黄岐之医籍乎？后书之托名于圣喆也。曰：然则诸书不足信邪？曰：由汉而上，有说无方。由汉而下，有方无说。说不乖理，方不违义。虽出后学，亦是良师。

邵雍《皇极经世书》云：《素问》《阴符》，七国时书也。又曰：《素问》《密语》之类，于术之理，可谓至也。

程伊川曰：《素问》之书，出战国之末，气象可见。若是三皇五帝典坟，文章自别，其气运处，绝浅近。

司马温公与范景仁书曰：谓《素问》为真黄帝之书，则恐未可。黄帝亦治天下，岂终日坐明堂，但与岐伯论医药针灸耶？此周汉之间，医者依托以取重耳。

窦苹《酒谱》云：《内经》十八卷。言天地生育，人之寿夭系焉，信三坟之书也。然考其文章，治卒成是书者，六国秦汉之际也。

朱子《古史余论》云：黄帝纪曰：其师岐伯明于方，世之言医者宗焉。然黄帝之书，战国之间犹存，其言与老子出入。予谓此言尤害于理。窃意黄帝聪明神圣，得之于天，其于天下之理，无所不知，天下之事，无所不能。上而天地阴阳造化发育之原，下而保神练气愈疾引年之术，以至其间庶物万事之理，巨细精粗，莫不洞然于胸次。是以其言有及之者，而世之言此者，因自托焉，以信其说于后世。至于战国之时，方术之士，遂笔之书，以相传授。如《列子》之所引，与夫《素问》《握奇》之属，盖必有粗得其遗言之仿佛者，如许行所道神农之言耳。周官外史所掌三皇五帝之书，恐不但若是而已也。

《朱子语类》云：《素问》语言深，《灵枢》浅较易。

沈作喆《俞简》云：《内经素问》，黄帝之遗书也。学者不习其读，以为医之一艺耳。殊不知天地人理，皆至言妙道存焉。文字讹脱错乱，失其本经。予删取其论天人之奥者，离之合之，正是之，手书而藏之。若其针石焫灸之术，非所能者，姑置之。

王炎云：夫《素问》乃先秦古言，虽未必皆黄帝岐伯之言，然秦火以前，春秋战国之际，有如和缓、秦越人辈，虽甚精于医，其察天地阴阳五行之用，未能若是精密也。然其不尽出于黄帝、岐伯，其旨亦必有所从受矣。（《新安文献志》）

陈振孙《书录解题》云：黄帝与岐伯问答，三坟之书无传尚矣。此固出于后世依托，要是医书之祖也。

刘骃《内经类编·序》云：夫《内经》十八卷，《素问》外九卷不经见。且勿论，姑以《素问》言。则程邵两夫子，皆以为战国出矣。然自《甲乙》以来，则有非战国之旧矣。自朱墨以来，则又非《甲乙》之旧矣。而今之所传，则又非朱墨之旧矣。

《金史方技传》论云：或曰：《素问》《内经》，言天道消长，气运赢缩。假医术托岐黄，以传其秘奥尔。

宋濂云：《黄帝内经》，虽疑先秦之士依仿而托之。言其深，其旨邃以弘，其考其辨信而有证，是当为医家之宗。文集。

王祎《青岩丛说》云：《内经》谓黄帝之书，虽先秦之士依仿而托之，其言质奥而义弘深，实医家之宗旨，殆犹吾儒之六经乎！

吕复云：《内经素问》，世称黄帝岐伯问答之书。及观其旨意，殆非一时之言，其所撰述，亦非一人之手。刘向指为韩诸公子所著。（按刘向为韩诸公子所著者，乃《泰素》之谓，而非《内经》）。程子谓出于战国之末，而大略如《礼记》之萃于汉儒，而与孔子、子思之言并传也。（《李濂医史》）。

桑悦《素问抄·序》（载在周彬校点本）云：《素问》乃先秦战国之书，非黄岐手笔。其称上古、中古，亦一佐证。玩其词意，汪洋浩汗，无所不包。其论五藏四时收受之法，吕不韦著《月令》似之；其论五气郁散之意，董仲舒、郭景纯叙五行灾异祖之；其论五藏梦虚所见之类，《楞严经》说地狱仿之。论气运则可为历家之准则，论调摄则可为养生者之龟鉴。扩而充之，可以调和三光，燮理阴阳，而相君之能事毕矣，又岂特医而已邪！

顾从德宋版《素问·序》云：今世所传《内经素问》，即黄帝之脉书。广衍于秦越人、阳庆、淳于意诸长老，其文遂似汉人语，而旨意所从来远矣。

郎瑛《七修类稿》云：《素问》文非上古，人得知之，以为全元起所著，犹非隋唐文也。惟马迁刘向近之，又无此等义语。宋聂吉甫云：既非三代以前文，又非东都以后语，断然以为淮南王之作。予意《鸿烈解》中，内篇文义，实似之矣。但淮南好名之士，即欲藉岐黄以成名，特不可曰述也乎？或医卜未焚，当时必有岐黄问答之书，安得文之以成耳。不然，阴阳五行之理，学思固得，人身白骸之微，非圣不知。何其致疾之由，死生之故，明然纤悉？此淮南解性命道理处，必窃《素问》，而诡异奇环处，乃苏飞等为之也。故宋潜溪以淮南出入儒墨不纯正，此是也。且《淮南》七十二候，与《素问注》，皆多芍药荣五物，改麦秋至为小暑至，较《吕氏春秋》不同，则王冰当时亦知《素问》出淮南也。岐黄之文，至于首篇曰上古、中古，而曰今世，则黄帝时，果末世邪？又曰：以酒为浆，以妄为常。则仪狄是生其前，而彼时人已皆伪耶？《精微论》中，罗裹雄黄；《禁服篇》中，歃血而受，则罗与歃血，岂当时事耶？予故以为岐黄问答，而淮南文成之者而。

黄省曾《内经注辨·序》云：农黄以来，其法已久。考其嗣流，则周之矫之俞之卢，秦之和之缓之跗，宋之挚，郑之扁鹊，汉之楼护阳庆仓公，皆以黄帝之书，相为祖述。其仓公诊切之验，独幸详于大史，而候名脉理，往往契符于《素问》。以是知《素问》之书，其文不必尽古，而其法则出于

古也信然矣。(《五岳山人集》)

陈绎曾《文章欧冶》云:《素问》善议论理明,故枝节详尽,而论辨精审,先秦书皆然。

朱载堉《乐书》云:按《素》《难》二经,乃先秦古书,三代名医所相授受。秦始皇有令,不烧医卜种树之书。由汉迄今,医流遵用,虽经历代变更,未闻有人妄加删改。

方以智《通雅》云:守其业而浸广之,《灵枢》《素问》也,皆周末笔。

祝文彦《庆符堂集》云:《内经·素问》,后人传以为岐黄之书也。其论脉法病症,未必不有合于圣人之意。词义古朴,未必不有得于古人之遗。然自余观之,确乎为秦以后书,而非尽黄帝岐伯之言也。当时和扁诸神医,必有传于岐黄真谛,而后能彰起死回生之术,则岐黄之微言,宜有一二存于后世者,而后人附会之,以成是书,实非岐黄所著也。或者曰:《内经》所云黔首,盖秦时语乎?曰:不但此也。五帝皆至圣,而孔子删书始唐虞,以唐虞前无书史,而至唐虞乃始也。唐虞书不过数百言耳,而黄帝书乃至数千万言乎?且前民利用之事,皆五帝以前圣人所为,何他事一无书文可靠,而独治病之书,详而尽如是耶?又《内经》一书,文气坚峭,如先秦诸子,而言理该博,绝似管荀,造词质奥,又类鬼谷,非秦时人书而何?或又曰:人有此等学问,曷不自著姓名,而假托古人耶?曰:如《汲冢》《越绝》等书,此人只求其书之传,不必名之著,犹前人质朴之意也。若今世人一无所见,便妄自居于作者之林矣。

魏荔彤《伤寒论本义·序》曰:轩岐之书,类春秋战国人所为,而托于上古。文顺义泽,篇章联贯,读之俨如礼经也。

何梦瑶《医碥》曰:昔人谓《内经》非岐黄书,乃后人之假托,要未必出一手,故有醇有疵,分别观之可耳。

薛雪《医经原旨·序》云:黄帝作《内经》,史册载之,而其书不传,不知何代名夫医理者,托为君臣问答之辞,撰《素问》《灵枢》二经传于世。想亦闻陈言于古老,敷衍成之。虽文多败阙,实万古不磨之作。窥其立言之旨，无非窃拟壁经，故多繁辞，然不逌拜手赓扬都俞吁咈之风远矣。且是时始命大挠，作甲子，其干支节序占候，岂符于今日？而旨酒溺生，禹始恶之。当其玄酒味澹，人谁嗜以为浆，以致经满络虚，肝浮胆横耶？至于十二经配十二水名，彼时未经地平天成，何以江淮河济，方隅畛域，竟与后世无岐？如此罅漏，不一而足。近有会稽张景岳出，有以接乎其人，而才大学博，胆志颇坚，将二书串而为一，名曰《类经》。诚所谓别裁为体者欤！惜乎疑信相半，未能去华存实。余则一眼觑破，既非圣经贤传，何妨割裂？于是鸡窗灯火，数更寒暑，彻底掀翻，重为删述，望闻问切之功备矣。然不敢创新立异，名《医经原旨》。

姚际恒《古今伪书考》曰：《汉志》有《黄帝内经》十八卷。《隋志》始有黄帝《素问》九卷。唐王冰为之注。冰以《汉志》有《内经》十八卷，以《素问》九卷，《灵枢》九卷，当《内经》十八卷，实附会也。故后人于《素问》系以《内经》者非是。或后人得《内经》，而衍其说为《素问》，亦未可知。《素问》之名，人难卒晓。予按《汉志》阴阳家，有《黄帝泰素》，此必取此素字，又以与岐伯问，故曰素问也。其书后世宗之，以为医家之祖。然其言实多穿凿，至以为黄帝与岐伯对问，盖属荒诞。无论《隋志》之《素问》，即《汉志》所载《黄帝内外经》，并依托也。他如神农、轩辕、风后、力牧之属尽然，岂真有其书乎？或谓此书有失侯失王之语。秦灭六国，汉诸侯王国除，始有失侯王者。予按其中言黔首，又藏时法时，曰夜半、曰平旦、曰日出、曰日中、曰日昳、曰下晡，不言十二支，当是秦人作。又有言岁甲子，言寅时，则又汉后人所作。故其中所言，有古近之分，未可一概论也。

刘奎《温疫论类编》云：《内经》多系后人假托，观其文章可见。即如《尚书》，断自唐虞。其文辞诘屈聱牙，非注解猝莫能醒。《内经》若果系黄帝时书，其文辞之古奥，又不知更当何如者。今观其笔墨，半似秦汉文字，其为后人假托不少，况乃屡经兵火，不无错简鲁鱼，势所必然。孟子于武成尚取其二三策，况乃他焉者乎？

论运气

缪希雍《本草经疏》云：原夫五运六气之说，其起于汉魏之后乎，何者？张仲景汉末人也，其书不载也。华元化三国人也，其书亦不载也。前人则越人无其文，后之则叔和鲜其说，予是以知其为后世所撰，无益于治疗，而有误于来学，学者宜深辨之。予见今之医师，学无原本，不明所自，侈口而谈，莫不动云五运六气，将以施之治病。譬之指算法之精微，谓事物之实，岂有不误哉！殊不知五运六气者，虚位也。岁有是气至则算，无是气至则不算。既无其气，焉得有其药乎？一言可竟已。其云必先岁气者，譬夫此年忽多淫雨，民病多湿，药宜类用二术，苦温以燥之，佐以风药，加防风、羌活、升麻、葛根之属，风能胜湿故也。此必先岁气之谓也。其云毋伐天和者，即春夏禁用麻黄、桂枝，秋冬禁用石膏、知母、芩、连、芍药之属，即春夏养阴、秋冬养阳之义耳，乃所以遵养天和之道也。昔人谓不明五运六气，检遍方书何济者，正指后人愚蒙，不明五运六气之所以，而误于方册所载，依而用之，动辄成过，则虽检遍方书，亦何益哉！予少检《素问》中，载有是说。既长游于四方，见天下医师，与学士大夫，在在谈说，其于时心窃疑之。又见性礼所载元儒草芦吴氏，于天之气运之中，亦备载之。予益自信其为天运气数之法，而非医家治病之书也。后从歙邑，见赵少宰家藏宋板仲景《伤寒论》，皆北宋善板，始终详检，并未尝载有是说。六经治法之中，亦并无一字及之。予乃谛信于之见之不谬，而断为非治伤寒外感之说。予尝遵仲景法，治一切外邪为病，靡不响应，乃信非仲景之言，不可为万世法程。杂学混滥，疑误后人，故特表而出之，俾来学知所抉择乎。

张倬《伤寒兼证析义》云：谚曰：不读五运六气，检遍方书何济。所以稍涉医理者，动以司运为务。曷知《天元纪等篇》，本非《素问》原文。王氏取《阴阳大论》，补入经中，后世以为古圣格言，孰敢非之？其实无关乎医道也。况论中明言时有常位，而其无必然。犹谆谆详论者，不过穷究其理而已。纵使胜复有常，而政分南北，四方有高下之殊，四序有非时之化，百步以内，晴雨不同，千里之外，寒暄各异，岂可以一定之法，而测非常之变耶！

附记

《名臣言行录》云：胡瑗为国子先生日，番禺有大商，遣其子来学。其子儇宕。所赉千金，仍病甚瘠，客于逆旅，若将毙焉。偶其父至京师，闵而不责，携其子谒胡先生，告其故，曰：是宜先警其心，而后教诱之以道者也。乃取一帙书曰：汝读是，可以先知养生之术。知养生，而后可以进学矣。其子视其书，乃《黄帝素问》也。读之未竟，惴惴然惧伐性命之过，甚痛悔自责，冀可自新。胡知其已悟，召而诲之曰：知爱身则可以修身。自今以始，其洗心向道，取圣贤之事，次第读之，既通其义，然后为文，则汝可以成名。圣人不贵无过，而贵改过。无怀昔悔，第勉事业。其人颖脱，善学二三年，凳上第而归。

（仿朱氏《经义考》，分注存佚未见，以便检查。）

梁

《黄帝内经》八卷（佚）全元起注（《隋书·经籍志》○旧作全元越。《新唐书·艺文志》作九卷，并讹）。

按宋臣上表，及隋杨上善纂为《太素》。时则有全元起者，始为之训解云。然据《南史·王僧孺传》，有侍郎金元起，欲注《素问》，访以砭石语（金，盖全讹）。则其为隋人，误矣。世所传，有《素问训解》，题云隋全元起著，其实王氏次注也。是明代书估所作，此类颇多。

隋

《黄帝内经太素》三十卷（佚）杨上善撰（《旧唐·经籍志》）。

唐

《素问释音》（一作言）一卷（佚）杨玄操撰（《宋·艺文志》）。

《黄帝素问》二十四卷，《释文》一卷（存）王冰注，冰号启玄子（《新唐·艺文志》）。

《素问笺释》二卷（佚）沈应善嘉言撰（《南昌府志》）。

按上《图书集成·艺术典》所载，然应善似不是唐人，可疑。

宋

《补注素问》二十四卷（存）宋林亿补注（《宋·艺文志》）。

王应麟《玉海》云：天圣校定《内经·素问》。天圣四年十一月十二日乙酉，命集贤校理晁宗悫、王举正校定《内经·素问》。景祐二年七月庚子，命丁度等，校正《素问》。嘉祐二年八月辛酉，置校正医书局于编修院，命掌禹锡等五人，从韩琦之言也。孙兆重改误（按此即重广补注也。今所传其本不一。今以予所见录于左）。

宋板二十四卷　明顾从德翻雕北宋原本。

赵府居敬堂本十二卷，遗编一卷　赵简王永乐中所刻。

熊氏本二十四卷，熊宗立校刊　本邦活字本，并朝鲜本，以此为祖本。

熊氏本十二卷，附遗编一卷，运气论奥一卷，释音一卷。按此一依赵府本，亦种德堂所刊。

黄海本二十四卷　万历甲申，对峰周氏刊行，亦依熊本。然文字少异，本邦坊间所刻，即此本。故《素问识》所标记之原文，全本于此。

《素问误文阙文》一卷（佚）高若讷撰（《宋·艺文志》）。

《素问注释考误》十二卷，孙兆撰（《明·艺文志》）。

按此疑赵府本，开卷题云孙兆改误。

《内经纂要》（佚）靳鸿绪若霖撰（《杭州府志》）。

《内经指微》十卷（佚）冲真子撰（《艺文志》）。

金

《素问要旨》八卷（佚）刘守真撰（《国史·经籍志》）。

《素问药证》（佚）前人撰（《医学源流》）。

元

《内经指要》（佚）李季安撰（《吴文正公集》）。

《素问灵枢集要节文》（佚）太医院判启明元好问裕生撰（《仁和县志》○按今传《素问节文注释》十卷，不著撰人名氏，亦无足取者，盖与此自别）。

《素问集解》（佚）前人撰（《浙江通志》）。

《素问注疑难》（佚）王翼撰（《阳城县志》）。

《内经类编》（佚）罗天益撰（《刘静修集》）。

《素问纠略》一卷（存）朱震亨彦修撰（明弘治中，周木仁近校刊）。

明

《素问纠略》三卷（未见）杨慎撰（《明·艺文志》）。

按此书，《升庵外集》等不载，与朱氏书同名，可疑。

《内经类考》十卷（未见）阴秉旸撰（《明·艺文志》）。

《黄帝内经始生考》六卷（未见）前人撰（《读书敏求记》）。

钱曾云：秉旸自号卫涯居人，谓原病有式，针灸有经，医疗有方，诊视有诀。运气则全书，药性则本草。独始生之说，所未及闻。因诠次《内经》，条疏图列，收四时敛万化以成章，其用心良苦矣。按《类考》《始生考》，必是一书。

《内经类抄》（佚）洛阳东谷孙应奎纂集（《古今医统》）。

《素问捷径》二卷（佚）浙人高士著（《古今医统》）。

《素问钞》十二卷（存）撄宁生滑寿集。

《续素问钞》三卷（存）《汪机集》。

《素问钞补正》十二卷（存）温州太守京口丁瓒撰。

《素问心得》二卷（存）胡文焕德甫撰（收在《百家名书》中）。

《素问摘语》（佚）海盐郑晓撰（《敕修浙江通志》）。

《难素笺释》八卷（佚）余姚黄渊撰（《敕修浙江通志》）。

《内经素问注》（佚）医巫闾子赵献可撰（《鄞县志》）。

《灵素合钞》十五卷（佚）杭州林澜观子撰（《敕修浙江通志》）。

《内经或问》（佚）鄞吕复元膺撰（《明史本传》）。

《内经直指》（佚）翁应祥撰（《乐清县志》）。

《内经素问注证发微》九卷，附遗一卷（存）会稽玄台马莳仲华撰。

《内经摘粹补注》（佚）常熟李维麟石浮撰（《苏州府志》）。

《素问注》（佚）太医院周箧撰（《聊城县志》）。

《素问辑要》（佚）胡尚礼景初撰（《仪真县志》）。

《素问注》二十四卷（存）仝歙鹤皋吴昆山甫撰。

《素问浅解》（佚）密斋万全撰（《罗田县志》）。

《类经》四十二卷（存）山阴景岳张介宾会卿撰。

《内经知要》二卷（存）云间念莪李中梓撰。

《内经要旨》二卷（存）徐春甫撰（收在《古今医统》中）。

《内经正脉》一卷（存）前人撰（收在《捷径六书》中）。

《内径合类》九卷（存）王九达曰逵撰。

清

《素问灵枢类纂约注》三卷（存）休宁讱庵汪昂撰。

《素问集注》九卷（存）隐庵张志聪撰。

《素问直解》九卷（存）高世拭士宗撰。

《素问悬解》十三卷（未见）黄元御撰（《四库全书总目》）。

《四库总目》云：谓《本病》在《玉机真脏论》中，《刺志论》则误入《诊要》中，《论刺法》误入《通评虚实论》，未尝亡也。又《论经络论》，乃《皮部论》之后半篇。《皮部论》，乃十二经络论之正文。如此则三奇经，与《气府论》之前论正经后论奇经三脉无异。故取以补阙，仍复八十一篇旧。

《医经原旨》六卷（存）薛雪生白撰。

按全元起注本，犹传于宋代。今据新校正所载，考其卷目次第，以备录于下，庶几足窥训解之崖略耶？

卷第一（凡七篇）平人气象论

决死生篇（今三部九候论） 脏气法时论 宣明五气篇 经合论（今离合真邪论） 调经论 四时刺逆从论（连六篇，从春气在经脉，分在第一卷）。

卷第二（凡十一篇）移精变气论

玉版论要篇 诊要经络论 八正神明论 真邪论（重出） 标本病传论 皮部论（篇末，有经络论） 骨空论（自灸寒热之法已下，在六卷刺齐篇末） 气穴论 气府论 缪刺论

卷第三（凡六篇） 阴阳离合论

十二脏相使篇 六节藏象论 阳明脉解篇 长刺节论 五藏举痛（今举痛论）

卷第四（凡八篇） 生气通天论

金匮真言论 阴阳别论 经脉别论 通评虚实论 太阴阳明论 逆调论 痿论

卷第五（凡十篇）五藏别论

汤液醪醴论 热论 刺热论 评热病论 疟论 腹中论 厥论 病能论 奇病论

卷第六（凡十篇）脉要精微论

玉机真脏论 宝命全形论 刺疟论 刺腰痛论 刺剂论（今刺要论，出于此篇） 刺禁论 刺志篇 针解篇 四时刺逆从论（春气在经脉，至篇末，在第一卷）。

卷第七（阙）

卷第八（凡八篇） 痹论

水热穴论　从容别白黑（今示从容论）　论过失（今疏五过论）　方论得失明著（征四失论）　阴阳类论　方论解（今方盛衰论）

卷第九（凡九篇） 上古天真论

四气调神大论　阴阳应象大论　五脏生成篇　异法方宜论　咳论　风论大奇论·脉解篇

凡八卷六十八篇。

目　录

卷　一

上古天真论篇第一…………… 001

四气调神大论篇第二…………… 005

生气通天论篇第三…………… 008

金匮真言论篇第四…………… 017

阴阳应象大论篇第五…………… 024

卷　二

阴阳离合论篇第六…………… 036

阴阳别论篇第七…………… 038

灵兰秘典论第八…………… 045

六节藏象论篇第九…………… 049

五脏生成篇第十…………… 053

五脏别论篇第十一…………… 057

异法方宜论篇第十二………… 059

移精变气论篇第十三………… 060

汤液醪醴论篇第十四………… 063

玉版论要篇第十五…………… 065

诊要经终论篇第十六………… 067

脉要精微论篇第十七………… 071

平人气象论篇第十八………… 080

卷　三

玉机真脏论篇第十九………… 089

三部九候论篇第二十………… 093

经脉别论篇第二十一………… 096

脏气法时论篇第二十二……… 099

宣明五气篇第二十三………… 103

血气形志篇第二十四………… 107

宝命全形论篇第二十五……… 108

八正神明论篇第二十六……… 112

离合真邪论篇第二十七………114　　太阴阳明论篇第二十九………124

通评虚实论篇第二十八………116　　阳明脉解篇第三十…………125

卷　四

热论篇第三十一……………126　　疟论篇第三十五……………139

刺热篇第三十二……………130　　刺疟篇第三十六……………145

评热病论篇第三十三………134　　气厥论篇第三十七…………149

逆调论篇第三十四…………137　　咳论篇第三十八……………152

卷　五

举痛论篇第三十九…………155　　痹论篇第四十三……………172

腹中论篇第四十……………157　　痿论篇第四十四……………177

刺腰痛论篇第四十一………162　　厥论篇第四十五……………180

风论篇第四十二……………168

卷　六

病能论篇第四十六…………186　　刺齐论篇第五十一…………206

奇病论篇第四十七…………189　　刺禁论篇第五十二…………207

大奇论篇第四十八…………194　　刺志论篇第五十三…………212

脉解篇第四十九……………201　　针解篇第五十四……………214

刺要论篇第五十……………206　　长刺节论篇第五十五………216

卷　七

皮部论篇第五十六…………219　　骨空论篇第六十……………231

经络论篇第五十七…………222　　水热穴论篇第六十一………241

气穴论篇第五十八…………223　　调经论篇第六十二…………244

气府论篇第五十九…………227

卷 八

缪刺论篇第六十三…………… 250

四时刺逆从论篇第六十四…… 256

标本病传论篇第六十五……… 259

著至教论篇第六十六………… 262

示从容论篇第六十七………… 264

疏五过论篇第六十八………… 267

征四失论篇第六十九………… 269

阴阳类论篇第七十…………… 270

方盛衰论篇第七十一………… 275

解精微论篇第七十二………… 279

跋 ……………………………………………… 282

卷 一

上古天真论篇第一

吴云：此篇言保合天真，则能长有天命，乃上医治未病也。志云：上古，谓所生之来；天真，天乙所生之真元也。简按《易·系辞》：上古穴居而野处，又上古结绳而治。老子云：其中有精，其精甚真。《庄子·渔父篇》：真者，精诚之至也。《荀子》：真积力久。《黄庭经》曰：积精累气以为真。

昔在 《书·尧典序》：昔在帝尧，聪明文思，光宅天下。孔颖达《正义》云。郑玄云：《书》以尧为始。独云昔在，使若无先之典然也。诗云，自古在昔。言在昔者，自下本上之辞。言昔在者，从上自下为称。故曰使若无先之者，据代有先之，而书无所先，故云昔也。

弱而能言 《史记正义》引潘岳《哀弱子篇》：其子未七旬曰弱。吴云：弱，始生百日之称，未知所本。

幼而徇齐 高云：徇，循同。简按《礼记·曲礼》：十年曰幼。《通雅》云：《史》黄帝幼而徇齐。注：徇，迅也。齐，疾也。《家语》作叡齐。《大戴礼》作慧齐。智按《尔雅》：宣徇，遍也。狥，乃徇之讹，言圣哲遍知而神速也。考王：狥，训疾。马本作狗齐，并非也。《西都赋》注引孔安国《尚书传》注：徇，循也。

长而敦敏 郑注《乐记》：敦，厚也。王注训信，未见所据。

成而登天 成，王注为鼎之成，未允。马云：《史记正义》以十五为成，则不宜曰登天。若训为道之成，则登天亦或有之。张云：谓治功成。登天，《史记》《家语》《大戴礼》，并作聪明。盖从昔在黄帝至此，略记帝始末，为小序，犹《书序》耳。此篇，全元起本在第九卷，王移冠篇首，固宜矣。张以登天为升遐（《礼记·檀弓》：告丧曰天王登遐。《易》明夷：初登于天。《竹书纪年》曰：帝王之殁曰陟。陟，升也，谓升天也），而黄帝登云天，出于《庄子》。《史记·封禅书》载鼎湖骑龙之事，而《论衡》《子华子》辨其虚诞，盖其说之来远矣。故马吴诸注，皆从王说。

天师 马云：天，乃至尊无对之称，而称之为师，又曰天师。简按黄帝称天师，见《庄子·徐无鬼》。《韩诗外传》及《说苑》云：黄帝即位，宇内和平。思见凤凰之象，以召天老。天老，盖天师耳。

皆度百岁 马云：度，越也。简按《玉篇》：度，与渡通，过也。

人将失之耶 《千金》作将人失之耶。

岐伯 《汉·司马相如传》：诏岐伯使尚方。注张揖曰：岐伯者，黄帝太医，属使主方气也。又《艺文志》：大古有岐伯、俞柎。吴云：岐，国名。伯，爵也。简按又有雷公，而未知黄帝时有五等之爵。

对曰 《甲乙·序例》云：诸问，黄帝及雷公皆曰问。其对也，黄帝曰答，岐伯之徒，皆曰对。简按朱子《论语》注云：凡君问，皆称孔子对曰者，尊君也。

其知道者 马云：凡篇内言道者五，乃全天真之本也。

和于术数 马云：法天地之阴阳，调人事之术数。术数所该甚广，如呼吸按跷，及四气调神论，养生养长养收养藏之道。《生气通天论》：阴平阳秘。《阴阳应象大论》：十损八益。《灵枢·本神》篇：长生久视。本篇下文饮食起居之类。简按《广雅》：数，术也。《庄子·天道》：有术数存焉。《释文》引李注云：数，术也。《史记·仓公传》：问善为方数者。《索隐》云：数，音术数之数。《抱朴子》云：夫仙人以药物养身，以术数延命。王注欠详。

起居有常 《家语》王肃注：起居，犹动静也。

以酒为浆 吴云：古人每食，必啜汤饮，谓之水浆。以酒为浆，言其饮无节也。简按《周礼》：有浆人。《孟子》：箪食壶浆。《汉·鲍宣传》：浆酒霍肉。张衡《思玄赋》：斟白水为浆。《孝子传》：华义浆以给过客。皆其证也。

以妄为常 吴云：上古之人，不妄作劳，今则以妄为常，言其不慎动也。

醉以入房 《汉·艺文志》：房中者，情性之极，至道之际。是以圣王制外乐，以禁内情，而为之节文。《说文》：房，室在旁也。

以耗散其真 新校正引《甲乙》：耗，作好，似是。今《甲乙》作耗。

不知持满 范蠡云：持满者与天。《荀子·宥坐篇》子路云：持满有道乎。

夫上古圣人之教下也皆谓之 潘之恒《黄海》云：皆谓之三字，句法甚妙，前人注多不解。愚以为谓之者，语之也。语之，云何也？即下八字是

素问识

也。言圣人之教不择人，而皆语之以避虚邪贼风之有时。惟通文意者自解之，不必令俗辨。时，即八节八风之时，注解是。简按据潘氏此说，不必根据全元起《太素》，而改易字句，自通。

恬澹虚无 《老子》曰：恬澹为上。《庄子》曰：恬澹无为。《淮南子》曰：静漠恬澹，所以养性也；和愉虚无，所以养德也。李善《洞箫赋》注：《广雅》曰：恬，静也。《说文》曰：澹，安也。又曰：淡，安也。盖澹淡通用。

美其食 新校正云：别本，美，一作甘。简按此盖本于老子。《千金》亦作甘。

其民故曰朴 新校正云：曰，作日，为是。又唐人日曰二字，同一书法。详见于顾炎武《金石文本记》。

嗜欲 《甲乙》：嗜，作色。

愚智贤不肖 《灵枢·本脏》篇云：无愚智贤不肖，无以相倚也。

故合于道 新校正云：全元起作合于道数。《千金》同。

人年老 《卫气失常》篇：人年五十以上为老。《曲礼》《说文》并云：七十曰老。

天数然也 吴云：天畀之数。汪云：天癸之数也。

女子七岁 褚氏云：男子为阳，阳中必有阴。阴之中数八，故一八而阳精升，二八而阳精溢。女子为阴，阴中必有阳，阳之中数七，故一七而阴血升，二七而阴血溢。阳精阴血，皆饮食五谷之实秀也。

天癸 张云：天癸者，天一之气也。诸家俱即以精血为解，然详玩本篇，谓女子二七天癸至，月事以时下，男子二八天癸至，精气溢泻，是皆天癸在先，而后精血继之。分明先至后至，各有其义，焉得谓天癸即精血、精血即天癸？本末混淆，殊失之矣。夫癸者，天之水干名也。故天癸者，言天一之阴气耳。气化为水，因名天癸。其在人身，是谓元阴，亦曰元气。人之未生，则此气蕴于父母，是为先天之元气。第气之初生，真阴甚微，及其既盛，精血乃王。故女必二七，男必二八，而后天癸至。天癸既至，在女子则月事以时下，在男子则精气溢泻。盖必阴气足，而后精血化耳。阴气阴精，譬之云雨。云者，阴精之气也；雨者，阴气之精也。未有云雾不布，而雨雪至者，亦未有云雾不浓，而雨雪足者。然则精生于气，而天癸者，其即天一之气乎？可无疑矣。《质疑录》云：天癸者，天一所生之真水，在人身，是谓元阴云云。简按《甲乙》作天水。吴氏《诸证辨疑》妇人调经论云：天癸者，天一生水也，当确张说耳。管子云：人水也，男女精气合，而水流形。

《家语》云：男子八月而生齿，八岁而龀。二八十六岁而化；女子七月生齿，七岁而龀，二七十四而化（又见《大戴礼》）。《韩诗外传》云：男子八岁而龀，十六而精化小通；女子七岁而龀；十四而精化小通（《通雅》云：小通，言人道也）。亦可以互证焉。又按王注：任冲流通，经血渐盈，应时而下，天真之气降，与之从事，故云天癸也。此似指为月事。马氏因讥之。然应象大论，调此二者。王注：调，谓顺天癸性，而治身之血气也。知其意亦似与张意略符焉（马氏直为阴精，张氏已辨其误。志聪、高氏并云：天癸，天一所生之癸水也。乃全本于张注。《薛氏原旨》云：天癸者，非精非血，乃天一之真。故男子亦称天癸。亦复同。）。

太冲脉 新校正云：《太素》《甲乙》作伏冲。简按冲脉起于胞，上循脊里，为经络之海。伏冲之名，盖因此欤？《阴阳离合论》王注：太冲者，肾脉与冲脉合而盛大，故曰太冲。

月事 济人论云：灵秘曰，女子自生日起，至五千四十八日，而天癸至，由是身中血脉周流，如地之水脉浸润，乃一月一经，外应潮候（出《月令广义》每月令，按五千四十八日，约十三年半）。

真牙 简按真与龥通。仪礼既夕礼，右龥左龥。疏云：龥，谓牙两畔最长者也。《释文》：龥：丁千反。《后魏书·徐之才传》：武成生龥牙。之才拜贺曰：此是智牙。生智牙者，聪明长寿。

丈夫 《大戴礼》：丈者长也，夫者扶也，言长制万物者也。王充《论衡》云：人形一丈，正形也。名男子为丈夫。又云：不满丈者，失其正也。

六八阳气衰竭于上 张云：阳气，亦三阳气也。《甲乙》无"竭"字，并似是。

颁白 马云：颁，斑同。简按《孟子》：颁白者。赵岐注：颁，斑也，头半白斑斑者也。

形体皆极 《东京赋》：马足未极。薛注：极，尽也。

受五脏六腑之精 简按此正与"主不明则十二官危""十一脏取决于胆""心者五脏六腑之大主也"文法同。

乃能泻 《白虎通》云：肾之为言，泻也，以窍泻也。

筋骨解堕 马云：懈惰同。简按《甲乙》作懈惰。《礼·月令》：季秋之月行春令，则暖风来至，民气解惰。

不过尽八八 马云：此言年老而有子者。王注以为所生之男女，其寿止于八八七七之数者，非。《韩氏医通》云：男八岁至六十四，女七岁至四十九，即大衍自然之数。简按阳主进、阴主退，天道之常理。盖大衍之数，五十有五，加九之阳数，则为六十四，乃进之极也；减六之阴数，则为四十九，乃退之极也。故男女真阴，至于此而尽矣。亦天地之常数也。

真人 《说文》：真，仙人变形而登天也。从匕目匚八，所吕乘载之。徐锴曰：真者，仙也，化也。匕者，化也。反人为匕，从目，卤莽不能识。匚，隐也。八，乘风云也。《庄子》云：真人，伏戏黄帝不得友。《淮南子》云：真人者，性合于道，能登假于道，精神反于至真，是谓真人。

提挈天地 《淮南子》：提挈天地，而委万物。高诱注：一手曰提。挈，举也。

至人 《庄子》云：不离于真，谓之至人。又云：至人无已，神人无功，圣人无名。文子云：天地之间，有二十五人也。上五，有神人、真人、道人、至人、圣人；次五，有德人、贤人、智人、善人、辨人云云。

淳德 张云：淳，浓也。简按《思玄赋》：何道真之淳纯。注：不浇曰淳。

八远之外 《淮南·地形训》云：九州之外，乃有八殥，亦方千里。八殥之外，乃有八纮，亦方千里。注：殥，犹远也。

被服 高云：服，衣也。章，冠也。张云：五服五章，尊德之服。皋陶谟曰：天命有德，五服五章哉。简按孔安国注云：五服，天子、诸侯、卿、大夫、士之服也，尊卑彩章各异。高注：以章为章甫（殷冠）之义，误也。此三字，新校正为衍文，当然耳。

举不欲观于俗 观，古玩切。高云：其举，动也。不欲观于习俗，是也。

以恬愉为务 《淮南子》云：恬愉无矜。注：恬愉，无所好憎也。

辨列星辰 《书·尧典》：历象星辰。注：辰，日月所交会之地也。《左传》昭七年，日月之会，是谓辰。王注非是。

逆从阴阳 张云：阳主生，阴主死；阳主长，阴主消；阳主升，阴主降。故贤人逆从之。王注近迂。

将从上古 张云：将，随也。简按《汉书》郊祀歌：九夷宾将。

四气调神大论篇第二

高删大论二字，云：君臣问答，互相发明，则曰论。无君臣之问答，则曰篇。余皆仿此。吴云：此篇，言顺于四时之气，调摄精神，亦上医治未病也。简按司马迁云。春生夏长秋收冬藏，此天地之大经也。弗顺则无以为纪纲，故四时之大顺不可失。宋姜锐著《养生月录》一卷，采本篇首一段文，附逐月服饵药方。尊生者宜识之。

发陈 发散陈敷之义。张训陈为故，然据下蕃秀、容平等，则以气象而言。王注为是。

万物以荣 《尔雅》：木谓之华，草谓之荣。

广步于庭 志云：广，宽也、缓也。简按仓公曰：车步广志，以适骨肉血脉。《巢源》作阔步于庭。

被发 《庄子》云：老聃新沐，方将被发而干。《史记》：箕子披发阳狂。

春气之应 吴云：天道发生，人事应，故曰应。

夏为寒变 志云：木伤而不能生火，故于夏月火令之时，反变而为寒病。简按《巢源》作夏变为寒。

华英 张云，言神气也。

秋为痎疟 张云：心属火，王于夏，夏失所养，故伤心。心伤则暑气乘之，至秋而金气收敛，暑邪内郁，于是阴欲入而阳拒之，故为寒；火欲出而阴束之，故为热。金火相争，故寒热往来。而为痎疟。简按痎疟，即疟耳。详见于疟论。

冬至重病 简按据前后文例，四字恐剩文。

容平 志云：容，盛也。万物皆盛实，而平定也。简按容，盛也，见《说文》，即盛受之义，非盛实之谓。王马张并为容状之容，乃与发陈、蕃秀、闭藏自异旨。《圣济经》注云：容而不迫，平而不偏，是谓容平。此说似是。五常政大论，以金平气为审平。《说苑》曰：秋者天之平。

与鸡俱兴 志云：鸡鸣早而出埘晏，与鸡俱兴，与春夏之早起少迟，所以养秋收之气也。

冬为飧泄 张云：肺伤则肾水失其所生，故当冬令，而为肾虚飧泄。简按飧，本作餐。又作飡。《说文》：餐，吞也。《玉篇》：飧，水和饭也。《释名》：飧，散也，投水于中自解散也。《列子说符》注：飡，水浇饭也。盖水谷杂下，犹水和饭，故云飧泄也。

若伏若匿 宋本：匿，作匿。无今详以下七字注。简按匿得押韵。

春为痿厥 吴云：肾气既伤，春木为水之子，无以受气，故为痿厥。痿者，肝木主筋，筋失其养，而手足痿弱也。厥，无阳逆冷也。

清净光明者也 净，马本张本作静。李云：当作静。简按天气清净以下，至未央绝灭。王注为言天以例人。马吴张并同。特志聪云：上节论顺四时之气，而调养其神，然四时顺序，先由天气之和，如天地不和，则四时之气，亦不正矣。故以下复论天地之气焉。今考经文，王注虽取义深奥，却似混淆不明，当以志聪说为得焉。

云雾不精 诗疏云：有云则无露，无云乃有露。《尔雅》云：天气下地气不应曰雾，地气发天不应曰雾。精，晴同。《史·天官书》：天精而景星见。注：精，即晴。《汉书·京房传》：阴雾不精。高云：精，犹极也。未详何义。

交通不表万物命故不施 王吴志高并以表下为句，马张李则以命下为句。吴云：阴阳二气，贵乎交通，若交通之气，不能表扬于外，则万物之命，无所施受。无所施受，则名木先应而多死。张云：独阳不生，独阴不成。若上下不交，则阴阳乖，而生道息，不能表见于万物之命，故生化不施。简按吴说似是。故，固同。

菀藁 张云：菀，郁同。马云：藁，稿同。简按《诗经·小弁》：菀彼柳斯。《释文》：菀音郁。志云：菀，茂木也。藁，禾秆也。误。

未央绝灭 张云：央，中半也。阴阳既失其和，则贼风豪雨，数为残害，天地四时，不保其常，是皆与道相违。故凡禀化生气数者，皆不得其半，而绝灭矣。简按《诗经·小雅》：夜未央。注：夜未半也。王训央为久，未见所出。

身无奇病 吴云：谓无寒变疟疾飧泄痿厥之类也。马云：本经，有奇病论、大奇病论。○简按自"天气者清净"至"生气不竭"，一百二十四字，与四气调神之义不相干，且文意不顺承，疑它篇错简也。

心气内洞 马云：内洞者，空而无气也。《灵枢·五味论》：有辛走气，多食之令人洞心。正与内洞之义相似。简按《外台》引《删繁论》，载本篇文，作"内消"。

肺气焦满 张云：肺热叶焦，为胀满也。简按盖谓肺胀喘满等证。王云：焦，谓上焦。误也。

独沉 《甲乙》：作"浊沉"。新校正云：《太素》作"沉浊"。简按据上文"焦满"，《甲乙》为是。吴云：肾气独沉，令人膝胻重，是也。滑云：沉痼而病也。

太阴不收少阴不藏 简按以太阳少阳例推之，此以时令而言之，乃太阴少阴，疑是互误。灵阴阳系日月云：心为阳中之太阳，肺为阳中之少阴，肝为阴中之少阳，脾为阴中之至阴，肾为阴中之太阴。《春秋繁露》云：春者少阳之选也，夏者太阳之选也，秋者少阴之选也，冬者太阴之选也。

春夏养阳秋冬养阴 高云：夫四时之太少阴阳者，乃万物之根本也。所以圣人春夏养阳，使少阳之气生，太阳之气长；秋冬养阴，使太阴之气收，少阴之气藏。养阳养阴，以从其根。按高氏此解，贯通前章，尤为切当。王注诸家，及朱彦修说，并似失章旨焉。《千金·脾劳门》云：春夏养阳，秋冬养阴，以顺其根本矣。肝心为阳，脾肺肾为阴，逆其根则伐其本云云。与高意符焉。《神仙传》：魏武帝问养生大略，封君达对曰：圣人春夏养阳，秋冬养阴，以顺其根，以契造化之妙，全本此篇。

浮沉生长之门 马云：言生长则概收藏。滑云：浮沉，犹出入也。

苛疾 《礼记》：疾痛苛痒。郑注：苛，疥也。管子：常之巫审于死生，能去苛病。注：烦苛之病。杨慎云：苛，小草也（出《说文》）。今但知为苛刻之苛，盖苛疾，烦苛之小疾。王云：苛者，重也。张云：苛，虐也。皆为苛罚苛政之苛。吴云：痾（kē）同。尤非也。

愚者佩之 李冶《古今黈》云：王注，圣人心合于道，故勤而行之。愚者性守于迷，故佩服而已。冰说非也。佩，背也，古字通用。果能佩服于道，是亦圣人之徒也，安得谓之愚哉？滑云：佩，当作悖。吴云：佩，与悖同，古通用。简按《古今黈》之说是。

不治已病治未病 《灵枢·逆顺》篇：上工治未病，不治已病。七十七难、《金匮要略》首篇、《甲乙经》五脏变篇，皆可参考。

铸兵 宋本："兵"作"锥"。志、高亦同。并误也。

生气通天论篇第三

夫自古通天者 王注《六节藏象》云：通天者，谓元气，即天真也。然形假地生，命惟天赋，故奉生之气，通系于天，禀于阴阳，而为根本也。《宝命全形论》曰：人生于地，悬命于天，天地合气，命之曰人。《四气调神大论》曰：阴阳四时者，万物之终始也，死生之本也。此其义也。简按此解颇明备。

生之本本于阴阳 志云：凡人有生，受气于天。故通乎天者，乃所生之本。天以阴阳五行，化生万物，故生之本本乎阴阳也。简按吴以"生"字接上句。未稳贴。

六合 高诱注《淮南》云：孟春与孟秋为合，仲春与仲秋为合，季春与季秋为合，孟夏与孟冬为合，仲夏与仲冬为合，季夏与季冬为合，故曰六合。一曰：四方上下为六合。

九州　《淮南·坠形训》云：神农大九州，桂州、迎州、神州等是也。至黄帝以来，德不及远，惟于神州之内，分为九州。王注所载九州，见《书·禹贡》。

十二节　志云：骨节也。两手两足，各三大节。简按王注为十二经，非也。《春秋繁露》云：天数之微，莫若于人。人之身有四肢，每肢有三节，三四十二，十二节相待，而形体立矣。天有四时，每一时有三月，三四十二，十二月相受，而岁数终矣。《六节藏象论》无"五脏十二节"五字，此节之义，当考《灵枢·邪客》《淮南·天文训》。

其气三　高云：凡人之生，各具五行，故其生五。五行之理，通贯三才，故其气三。简按《六节藏象论》云：故其生五，其气三，三而成天，三而成地，三而成人。此其气三，成三才，则高注难从。而王、马、吴并云：天气地气运气。张则云：三阴三阳。俱未允焉。《太平经》云：元气有三名，太阳、太阴、中和。出《后汉书·襄楷传》注。其气三，或此之谓与？杨上善《太素》注云：太素分为万物，以为造化。故在天为阳，在人为和，在地为阴。（出《弘决外典钞》）三十一难杨玄操注云：天有三元之气，所以生成万物。人法天地，所以亦有三元之气，以养身形。六十六难虞庶注云：在天则三元五运，相因而成，在人则三焦五脏，相因而成也。《素问》曰"其气三，其生五"，此之谓也。

数犯此者　志云：人禀五行之气而生，犯此五行之气而死，有如水之所以载舟，而亦能覆舟，故曰此寿命之本也。

苍天之气　张云：天色深玄，故曰苍天。简按《诗》：彼苍者天。王为春天误。

传精神　张、吴并云：传，受也。

此谓自伤气之削也　马、吴诸注："伤"下句。简按据王注，八字一句为是。

阳气者若天与日　马云：本篇所重，在人卫气，但人之卫气，本于天之阳气。惟人得此阳气以有生，故曰生气通天。惟圣人全此阳气，苛疾不起，常人则反是焉。《灵枢·禁服》篇云：审察卫气，为百病母者，信哉。本篇凡言阳气者七，谆谆示人以当全此阳气也。

不彰　高云：若失其所，则营运者不周于通体，旋转者不循于经脉，故短折其寿，而不彰着于人世矣。简按《史记·五帝本纪》：帝挚立，不善崩。《索隐》曰：古本，作"不著"，音张虑反，犹不著明。

阳因而上 高云：天气清净，明德惟藏，故天之默运于上也，当以日光明。是故人身之阳气，因之而上。阳因而上，其体如天，卫外者也；其体如日，此阳气之若天与日也。

因于暑汗 王注云：此则不能静慎，伤于寒毒，至夏而变暑病也。此说非也。朱震亨详辨之，当考《格致余论》。

烦则喘喝静则多言 张云：暑有阴阳二证，阳证因于中热，阴证因于中寒。此节所言，言暑之阳者也。故为汗出烦躁，为喘，为大声呼喝。若其静者，亦不免于多言。盖邪热伤阴，精神内乱，故言无伦次也。

汗出而散 张云：《热病篇》曰：暑当与汗，皆出勿止，此之谓也。简按张云此言暑之阴者，非也。志云：天之阳邪，伤人阳气。两阳相搏，故体如燔炭，阳热之邪，得吾身之阴液而解，故汗出而散也。高云：若伤暑无汗，则病燥火之气，故体如燔炭。

因于湿首如裹湿热不攘 朱氏《格致余论》云：湿者土浊之气，首为诸阳之会，其位高而气清，其体虚，浊气熏蒸，清道不通，沉重而不爽利，似乎有物以蒙冒之。失而不治，湿郁为热，热留不去，大筋软短者，热伤血不能养筋，故为拘挛。小筋弛长者，湿伤筋不能束骨，故为痿弱。"因于湿，首如裹"，各三字为句，文正而意明。高云：大筋连于骨内，软短则屈而不伸；小筋络于骨外，弛长则伸而不屈。○朱氏《新定章句》：因于寒，体若燔炭，汗出而散。因于暑，汗，烦则喘喝，静则多言。因于湿，（句）首如裹，（句）湿热不攘，（句）大筋软短，小筋弛长。软短为拘，弛长为痿。因于气为肿云云。简按马、张、志、高并循原文而释。吴及九达，薛氏《原旨》等，从朱氏改定。

弛长 弛，宋本作"㢮"，按弛，㢮同。《说文》：弓解也。张璐曰：先搐瓜蒂散，次与羌活胜湿汤。

因于气为肿 张云：卫气营气脏腑之气，皆气也。一有不调，皆能致病。因气为肿，气道不行也。简按高云：气犹风也。阴阳应象云：阳之气以天地之疾风名之，故不言风而言气。因于气为肿者，风淫末疾，四肢肿也。此注难从。震亨云：脱简，误。

四维相代 高云：四维相代者，四肢行动不能，彼此借力而相代也。简按马、张并以四维为四肢，是也。王注筋骨血肉，未允。志聪、汪昂并云：

四时也。亦未详何据。《痹论》云：尻以代踵，脊以代头，四维相代。与此同义。震亨以为衍文。误。

阳气者，烦劳则张 王氏《溯洄集》云：夫阳气者，人身和平之气也。烦劳者，凡过于动作皆是也。张，主也，谓亢极也。精，阴气也。辟积，犹积叠，谓怫郁。衣褶谓之襞积者，亦取积叠之义也。积水之奔散曰溃。都，犹堤防也。泪泪，水流而不止也。夫充于身者，一气而已，本无异类也，即其所用所病而言之。于是乎始有异名耳，故平则为正，亢则为邪。阳气则因其和以养人而名之，及其过动而张，亦即阳气亢极而成火耳。阳盛则阴衰，故精绝。水不制火，故亢火郁积之甚。又当夏月火旺之时，故使人烦热之极，若煎迫然，气逆上也。火炎气逆，故目盲耳闭，而无所用，此阳极欲绝。故其精败神去，不可复生，若堤防之崩坏。而所储之水，奔散滂流，莫能以遏之矣。夫病至于此，是坏之极矣。王氏乃因不晓都字之义，遂略去此字，而谓之若坏，其可乎哉？又以此病，纯为房患，以胀为筋脉膜胀，以泪泪为烦闷，皆非是也。简按《圣济总录》载人参散，治煎厥气逆、头目昏愦、听不闻、目不明，七气善怒（人参、远志、赤茯苓、防风各二两，芍药、麦门冬、陈皮、白术各一两。上为末，每服三钱，水一盏半，煎至八分，去滓温服，不计时候，日再服）。

辟积 辟与襞同。《司马相如传》：襞积褰绉。师古注：襞积，即今之裙褶。高云：重复也。汪昂云：如衣襞积，并本于王履之解。张云：病也。误。

溃溃乎若坏都 马云：都所以坊水。简按《礼·檀弓》：洿（wū）其宫而猪焉。郑玄注：猪，都也。南人谓都为猪。郦道元《水经注》：水泽所聚，谓之都，亦曰潴。张、高为都城之都，误。

泪泪乎 泪泪，考《韵书·音聿》。从子曰之曰，水流也。又奔泪，疾貌。卷末释音，古没切，音骨，烦闷不止也。此从日月之日。《书·洪范》：泪陈其五行。注：泪，乱也，义盖取于此。又考《韵书》：泪，波浪声，又涌波也。由此观之，泪泪义不太远，然于坏都，则泪字似衬。

大怒则形气绝 马云：形气经络，阻绝不通。《奇病论》云：胞之络脉绝，亦阻绝之义，非断绝之谓。高本形下句，注云：形者，悴悴然见于其面也。气绝者，怒则气上不接于下也。简按高注误。

薄厥 吴云：薄，雷风相薄之薄。汪云：薄，迫也。简按《圣济总录》：赤茯苓汤，治薄厥暴怒。怒则伤肝，气逆胸中不和，甚则呕血衄衊（赤茯苓、人参、桔梗、陈皮各一两，芍药、麦门冬、槟榔各半两。上为末，每服三钱，水一盏，生姜五片，同煎至八分，去滓温服，不计时候）。

其若不容 马云：胸腹䐜胀，真若有不能容物者矣。吴云：纵而不收，其若不能为容止矣。志云：筋伤而弛纵，则四体若不容我所用也。简按吴、志似是。王意亦当如此。

汗出偏沮 马云：人当汗出之时，或左或右，一偏阻塞而无汗，则无汗之半体，他日必有偏枯之患。吴云：沮，止也。张云：沮，伤也，坏也。志、高并云：湿也。简按沮，王为沮泄之义。诸注不一，考《千金》作"祖"，又《养生门》云：凡大汗勿偏脱衣，喜得偏风半身不遂（《巢源》引养生方同）。《灵枢·刺节真邪》云：虚邪偏客于身半，其入深，内居荣卫，荣卫稍衰，真气去，邪气独留，发为偏枯，乃其作祖似是。下文曰汗出见湿、曰高粱之变、曰劳汗当风，皆有为而发疾者，其义可见也。

痤痱 《说文》：痤，小肿也。《玉篇》：疖也。《韩非子》：弹痤者痛。《巢源》云：肿一寸至二寸，疖也。痱，《玉篇》热生小疮。《巢源》云：人皮肤虚，为风邪所折，则起隐疹。寒多则色赤，风多则色白，甚者痒痛，搔之则成疮。又《巢源》：有夏月沸疮，盖痱，即沸，从疒（nè）者。痤，详下文王注。

高粱 《孟子》：膏粱之味。赵岐注：细粱如膏者也。朱注：膏，肥肉。粱，美谷。简按《山海经》：都广之野，爰有膏菽、膏稻、膏黍、膏稷。郭璞注：言味好皆滑如膏。《外传》曰：膏粱之子。刘会孟云：嘉谷之米，炊之皆有膏。盖赵注较优。王注与赵同。

足生大丁 足，新校正读为饶，吴为能，张为多。潘楫《医灯续焰》云：足生者，必生也。并为是。《春秋繁露》云：阴阳之动，使人足病喉痹。足字用法，正与此同。《巢源》云：丁疮初作时，突起如丁盖，故谓之丁疮。令人恶寒、四肢强痛，兼切切然牵疼，一二日疮便变焦黑色，肿大光起，根强，全不得近，酸痛，皆其候也。

受如持虚 张云：热侵阳分，感发最易，如持空虚之器以受物。

皶 王注：俗曰粉刺，粉刺见《肘后》，《千金》作粉滓。《巢源》云：䵟面者，面皮上有滓如米粉者，是也。又《外台》有粉皶。《玉篇》：皶，与皻同。字书，䵟䵢瘥瞅皶，并是查字。《巢源》又云：查疱，隐脉赤起，如今查树子形，亦是风邪客于皮肤，血气之所变生也。是即《外台》所谓面皶。其时生鼻上者，谓之酒皶，与王注粉刺之皶自异。志云：面鼻赤瘰也，此亦面皯。与王注异（王注按豆，即豌豆。见《唐六典》注）。

柔则养筋 高云：上文大怒气绝，至血菀而伤筋。故曰：阳气者，精则养筋，所以申明上文阳气不柔，而筋无所养也。

大偻 吴云：为寒所袭，则不能柔养乎筋，而筋拘急，形容偻俯矣。此阳气被伤，不能柔筋之验。简按《脉要精微》曰：膝者，筋之府。屈伸不能，行则偻附，筋将惫矣。大偻义正同。高云：背突胸窝，乃生大偻。此乃龟背。恐非是。

瘘 马云：鼠瘘之属。志云：《金匮》所谓马刀侠瘿。简按《说文》：颈肿也。慧琳《藏经音义》引《考声》云：瘘，久疮不瘥曰瘘。《巢源》有九瘘三十六瘘。李梴《入门》云：瘘，即漏也。经年成漏者，与痔漏之漏相同。但在颈则曰瘘漏，在痔则曰痔漏。又云：凡痈疽久则脓流出，如缸瓮之有漏。

留连肉腠 王注：久瘀内攻，结于肉理。知肉腠即肉理。《金匮》云：腠者，是三焦通会元真之处，为血气所注；理者，是皮肤脏腑之文理也。《仪礼·公食大夫礼》载体进奏。注：奏，谓皮肤之理也。又乡饮酒礼，皆右体进腠。注：腠理也。《阴阳应象大论》王注：腠理，谓渗泄之门。高云：肉腠或空或突而如崚，而难愈也。汪以四字接下句，而释之云：寒气留连于肉腠之间，由俞穴传化，而薄于脏腑，则为恐畏惊骇。此阳气被伤，不能养神也。此说恐非是。

俞气化薄 吴云：俞、输同，有传送之义。马云：各经皆有俞穴（此非井荣输经合之输。凡一身之穴，皆可曰俞）。邪气变化依薄，传为善畏及惊骇之疾，畏主心肾（《阴阳应象》云：喜伤心，恐胜喜。又恐伤肾，思胜恐）。骇主肝言（《金匮真言》云：其病发惊骇）。简按王以俞为背俞，恐非也。

营气不从 马云：唯阳气不固，则营气者，阴气也。营气不能与卫气相顺，而卫气逆于各经分肉之间，亦生痈肿之疾矣。吴云：不从，不顺也。肉理，腠理也。简按《楼氏纲目》改定，乃生大偻，营气不从，逆于肉理，乃生痈肿。陷脉为瘘，留连肉腠，俞气化薄，传为善畏。楼云：营气不从，逆于肉理，乃生痈肿十二字，旧本元误在及惊骇之下。夫阳气因失卫，而寒气从之为偻，然后营气逆而为痈肿。痈肿失治，然后陷脉为瘘，而陷留连于肉腠焉。盖其所改定，虽不知古文果然否，其说则颇明备，故附存于此。

魄汗 吴云：魄，阴也。阴汗不止。张云：汗由阴液，故曰魄。马云：肺主藏魄，外主皮肤，故所出之汗，亦可谓之魄汗也。简按数说并误，魄白古通。《礼记·内则》：白膜作魄膜。《淮南·修务训》云：奉一爵酒，不知于色。挈一石之尊，则白汗交流。《战国策》鲍彪注：白汗，不缘暑而汗也（《楚策》）。《阴阳别论》：魄汗未藏。王注流汗未止。

形弱而气烁 马云：魄汗未尽，穴俞未闭，形体弱而气消烁，乃外感风寒，致穴俞已闭，当发为风疟。《疟论》言疟之为证，非独至秋有之，四时皆能成疟也。简按王注有至于秋秋阳复收之言，故论及之。

风疟 此即疟耳，必非有一种风疟者。《金匮真言》云：秋善病风疟。又云：夏暑汗不出者，秋成风疟。《刺疟》云：风疟，发则汗出恶风。《疟论》云：夫痎疟皆生于风，俱可证也。

故风者，百病之始也 张云：凡邪伤卫气，如上文寒暑湿气风者，莫不缘风气以入，故风为百病之始。

上下不并 吴云：阳谓之上，阴谓之下，阳中有阴，阴中有阳，谓之并。言风寒为病之久，则邪气传变，阳自上而阴自下。谓之不并，是水火不相济，阴阳相离。简按王解并字为交通，与吴之意符焉。

良医 王充《论衡》云：医能治一病，谓之巧。能治百病，谓之良。故良医服百病之方，治百人之疾。

阳气当隔 马云：隔者，乖隔不通之谓也。简按隔，非噎隔之隔。王、马并引三阳结谓之隔。恐非也。

反此三时 志云：平旦、日中、日西也。

形乃困薄 马云：未免困窘而衰薄矣。

起亟也 吴改为守也。马云：营气藏五脏之精，随宗气以营运于经脉中，而外与卫气相表里。卫气有所应于外，营气即随之而起，夫是之谓起亟也。张云：亟，即气也。《阴阳应象》曰：精化为气，即此藏精起气之谓。亟，音气。志云：阴者主藏精，而阴中之气，亟起以外应。阳者主卫外，而为阴之固也。汪云：起者，起而应也。外有所召，则内数起以应也。如外以顺召，则心以喜起而应之；外以逆召，则肝以怒起而应之之类也。简按数说未知孰是，汪解似易晓焉，且王意亦似当然。

并乃狂 张云：并者，阳邪入于阳分，谓重阳也。简按与王注异义同意。

阳不胜其阴 高云：阴寒盛也，阴寒盛则五脏气争。争，彼此不和也。

素问识

陈阴阳 张云：犹言铺设得所，不使偏胜也。吴云：陈，设也。简按王"陈"读循，未详所据。

气立如故 张云：人受天地之气以立命，故曰气立。然必阴阳调和，而后气立如故。首节所谓生之本于阴阳者，正此两节之谓。简按王云：真气独立，似明切焉。

风客淫气 王注《痹论》云：淫气，谓气之妄行者。简按《说文》：淫，浸淫随理也。徐云：随其脉理，而浸渍也。马云：风来客之，浸淫以乱营卫之气，则风薄而热起，似不妥贴。

因而饱食 张云：此下三节，皆兼上文风客淫气而言也。风气既淫于外，因而饱食，则随客阳明云云。简按下文有三因字，故有此说。

肠澼为痔 吴云：肠中澼沫，壅而为痔。简按《续字汇》：澼，肠间水。盖本于本篇而释者。窃考澼本是癖，以其肠间辟积之水，故从水作澼。《外台》癖饮，或作澼饮，与《庄子》漱澼洸之澼义迥别。肠澼二字，《素》《灵》中凡十见，多指赤白滞痢而言。唯本篇云：肠澼为痔。盖古肠垢脓血，出从谷道之总称。王下一而字，云肠澼而为痔，吴乃扩其意以释之，固是也。张云：为肠澼为痔，而下痢脓血也。此似卤莽读去者。马云：其肠日常澼积，渐出肛门而为痔。此岂以澼为襞之义乎？难从。

因而强力 吴张并从王注，而为强力入房。马志高则为强用其力。简按下文云：肾气乃伤，则王注似为得矣。

阳密乃固 《巢源》：作"阴密阳固"（出十二卷冷热病候）。考下文云：阳强不能密，阴气乃绝。则《巢源》误。志云：此总结上文之义，而归重于阳焉。

是谓圣度 高云：上文云圣人陈阴阳，内外调和，故复言因而和之。志云：是谓圣人调养之法度。

因于露风 马云：此上文见雾露之谓。王注以露为裸体者，非。志云：露，阴邪也。风，阳邪也。在天阴阳之邪，伤吾身之阴阳，而为寒热病矣。张云：因露于风者，寒邪外侵，阳气内拒，阴阳相薄，故生寒热。简按张注与王意稍同。

洞泄 《阴阳应象》作飧泄。《论疾诊尺》作后泄肠澼。知洞泄即是飧泄。《邪气脏腑病形》云：洞者，食不化，下嗌还出。《甲乙》作"洞泄"，盖洞筒同。《说文》：筒，通箫也。徐云：通洞无底。汉元帝吹洞箫，注与筒同。水谷不化，如空洞无底，故谓之洞泄。《巢源》：洞泄者，痢无度也。《水谷痢候》引本篇文详论之，当参考。又见《小儿洞泄下利候》。王氏《准绳》云：餐泄，水谷不化而完出，是也。《史记·仓公传》迥风（《太平御览》作洞风），即此也。或饮食太过，肠胃所伤，亦致米谷不化。此俗呼水谷利也。邪气留连，盖至夏之谓。高云：邪气留连，至夏乃为洞泄。

痎疟 《千金》作瘖瘄（说具于疟论）。

秋伤于湿上逆而咳 张云：湿土用事于长夏之末，故秋伤于湿也。秋气通于肺，湿郁成热，则上乘肺金，故气逆而为咳嗽。简按《溯洄集》云：湿乃长夏之令，何于秋言？盖春夏冬，每一时各有三月，故其令亦各就其本时而行也。若长夏则寄旺于六月之一月耳。秋虽亦有三月，然长夏之湿令，每侵过于秋而行，故曰秋伤于湿（秋令为燥，然秋之三月，前近于长夏，其不及则为湿所胜，其太过则同于火化，其平气则又不伤人，此经所以于伤人，止言风暑湿寒，而不言燥也。或问余曰：五运六气七篇所叙，燥之为病甚多，何哉？余曰：运气七篇，与《素问》诸篇，自是两书，作于二人之手，其立意各有所主，不可混言。王冰以为七篇参入《素问》中，本非《素问》元文也。余今所推之义，乃是《素问》本旨，当自作一意看）。此当只以秋发病为论，湿从下受，故于肺为咳，谓之上逆。夫肺为诸气之主，今既有病，则气不外运，又湿滞经络，故四肢痿弱无力，而或厥冷也。《阴阳应象大论》所谓冬生咳嗽，既言过时，则与本篇之义，颇不同矣（简按安道此论极精，兹揭其要，当熟玩全篇）。

痿厥 张云：《太阴阳明论》曰伤于湿者，下先受之。上文言因于湿者，大筋緛短，小筋弛长。软短为拘，弛长为痿。所以湿气在下，则为痿为厥。痿多属热，厥则因寒也。

温病 《论疾诊尺》作瘅热。《溯洄集》云：寒者，冬之令也。冬感之偶不即发，而至春其身中之阳，虽始为寒邪所郁，不得顺其渐升之性，然亦必欲应时而出，故发为温病也。又云：春为温病者，盖因寒毒中人肌肤，阳受所郁，至春天地之阳气外发，其人身受郁之阳，亦不能出，故病作也（韩祗和曰：冬时感寒郁阳，至春时再有感，而后发。余谓此止可论温病之有恶寒者耳，其不恶寒者，则亦不为再感而论发也。故仲景曰：太阳病发热而渴，不恶寒者，为温病，是也）。马云：《热论》曰：凡病伤寒而成温者，先夏至者，为病暑。《阴阳应象大论》云：冬伤于寒，春必病温。《伤寒论》云：冬感于寒，至春变为温病。则温之为义明矣。杨玄操释五十八难之温病，以为是疫疠之气者，非也。

肝气以津　马云：肝气津淫而木盛。张云：津，溢也。

脾气乃绝　志云：肝多津液，津溢于肝，则脾气乃绝其转输矣。简按即是本王注意。

大骨气劳　马云：即上节之所谓高骨也。《玉机真脏论》亦谓之大骨。汪昂云：高骨，腰间命门穴上有骨高起。张云：劳困剧也。

喘满　《汉·石显传》：忧满不食。注：满，懑同。王注：令人心闷。盖满读为懑也。

胃气乃厚　简按王注：脾气不濡，胃气强厚，此盖脾约证。《伤寒论》曰：趺阳脉浮而涩，浮则胃气强，涩则小便数，浮涩相搏，大便则坚，其脾为约，麻子仁圆（通丸）主之。是也。张云：脾气不濡，则胃气留滞。故曰乃厚。厚者，胀满之谓。已觉欠理。汪昂云：按酸咸甘辛，言其害，而不及其利。味苦，言其利，而未及其害也。古文不拘一例，不必穿凿强解，是以胃气厚为利，甚误。

沮弛　张云：沮，坏也。志云：遏抑也。简按王训润，恐非是。

精神乃央　新校正云：央，乃殃也。马云：央者，半也。《四气调神论》有未央绝灭，此言精神仅可至半也。简按二说并通。王训久，恐误。又按五味偏过生疾，其例不一。言脾气者二，言心气者亦二，肝气、肾气、胃气各一，而不及肺气，未详何理，抑古文误邪？

凑理　《广雅》：凑，聚也。《汲冢周书》：周于中土，以为天下之大凑。盖会聚元真之处，故谓之凑。以其在肌肉中，又从肉作腠。《文心雕龙》：腠理无滞。吴注《举痛论》云：腠，汗孔也；理，肉纹也。《疟论》：汗空疏，腠理开。知是以腠为汗孔者误。

气骨以精　宋本，作骨气。高云：五味和，则肾主之骨以正，肝主之筋以柔、肺主之气、心主之血以流，脾主之凑理以密。诚如是也，则有形之骨、无形之气，皆以精粹，可谓谨道如法，生气通天，而长有天命矣。

金匮真言论篇第四

马云：《灵枢》二十五人篇，有金柜藏之，其柜从木，义盖同也。简按《汉·高帝纪》如淳云：金匮，犹金縢也。师古曰：以金为匮，保慎之义。

天有八风　《灵枢·九宫八风》篇：大弱风、谋风、刚风、折风、大刚风、凶风、婴儿风、弱风也。以上八风，萧吉《五行大义》引太公兵书，与

《吕览》及《白虎通》所载异。

经有五风 马云：《风论》有五脏风，岂八风之外，复有五风乎？八风发其邪气，入于五脏之经，而发病已。简按吴云：经，风论也。非是。

所谓得四时之胜者 吴接上句，云：此所谓得四时之胜，而变病也。简按以下三十二字，文义不顺承，恐他篇错简。此一节，又见《六节藏象论》王氏补文中。

俞 吴云：输同。五脏之气至此，而转输传送也。简按经文，俞输腧通用。《玉篇》：腧，五脏腧也。《史记》：五脏之输。注：经穴也。《项氏家说》云：腧，象水之窦，即窬字也。见《难经汇考》。

病在脏 王、马、张、并云：心脏。志云：夏时阳气发越在外，脏气内虚，故风气乘虚而内薄。

病在四肢 马云：上文言腰股，而此言四肢者，以四肢为末，如木之枝，得寒而凋。故不但腰股为病，而四肢亦受病也。高云：支，肢同。余篇仿此。

素
问
识

018

故春善病鼽衄 志云：以下三故字，皆顶上文东风生于春节而言。高本：衄，作魈。注云：音忸，今讹衄非。简按《诗经·鄘风》：女子善怀。笺，善，犹多也。鼽，作鼽为是。《说文》：鼽，病寒鼻窒也。《释名》鼻塞曰鼽。鼽，久也。涕久不通，遂至窒塞也。《礼·月令》：民多鼽嚏。《吕览》作鼽窒。高诱注：鼽，齆鼻也。《灵枢·经脉》篇：实则鼽窒，虚则鼽衄。王氏乃为洟（姨同，鼻液也。）之义，未详所据。衄，《说文》：鼻出血也。《篇海》：魈，通作衄。《说文》无魈字，高氏改用俗字，非。

秋善病风疟 高云：秋病肩背，俞在肩背，故秋善病风疟。风疟者，寒栗而肩背振动也。简按《疟论》云：邪客于风府，循膂而下，卫气一日一夜，大会于风府，可见疟邪自肩背始也。肩背振动之解欠详。

冬善病痹厥 马云：冬气者，病在腰股，又在四肢，故痹病厥病，从之而生矣。

按跷 《史记·扁鹊传》：镵石挢引。索隐云：挢，谓按摩之法。《说苑》：子越扶形，子游矫摩。《灵枢·病传》篇：乔摩灸熨。盖跷，九兆切，与矫通，挢乔并同。《易·说卦》：坎为矫輮。疏：使曲者直为矫，使直者曲为輮。盖跷乃按摩矫揉之谓，王注似迂。楼氏《纲目》云：按跷二字非衍文，其上下必有脱简，即冬不藏精者，春必温病之义也。

春不病颈项 吴本无"春"字。简按前文无病颈项之言，此五字恐剩文。

仲夏不病胸胁 吴本无"仲"字，非。

飧泄而汗出也 此六字，新校正云：疑剩文，是。○李冶《古今黈》云：按本经《生气通天论》云，春伤于风，夏乃洞泄。夏伤于暑，秋为痎疟。秋伤于湿，冬为痿厥。冬伤于寒，春必病温。由是而言，春夏秋冬，无论启闭，政宜随时导引，以开通利导之，但勿发泄使至于汗出耳。窃疑本经当云冬不按跷，春必鼽衄，或病颈项。春不按跷，仲夏必病胸胁，长夏必病洞泄寒中。夏不按跷，秋必风疟。秋不按跷，冬必痹厥。其飧泄而汗出也一句，飧字当析之为勿令二字，如此则辞旨俱畅，可为通论矣。大抵导引，四时皆可为之，惟不得劳顿至于汗出，而苟劳顿至于汗出，则非徒无益，或反以致他疾。不特于闭藏之时为不可，虽春夏发生长育之时亦不可。王太仆不悟本经舛漏，坚主冬不按跷，谓按跷则四时俱病，盖为纸上语所牵，而肆为臆说也。利害所系甚重，予于是乎有辨。简按李说反似肆为臆说，然其理固不可掩，故备录此。

故藏于精者，春不病温 张云：人身之精，真阴也，为元气之本。精耗则阴虚，阴虚则阳邪易犯，故善病温。此正谓冬不按跷，则精气伏藏，阳不妄升，则春无温病，又何虑乎鼽衄颈项等病。简按《伤寒论》：太阳病，发热而渴，不恶寒者，为温病。程应旄注云：太阳初得之一日，即发热而渴，不恶寒者，因邪气早已内蓄，其外感于太阳，特其发端耳。其内蓄之热，固非一朝一夕矣。盖自冬不藏精而伤于寒，时肾阴已亏，一交春阳发动，即病未发，而周身经络，已莫非阳盛阴虚之气所布濩，所云至春发为温病者，盖自其胚胎受之也。

夏暑汗不出者，秋成风疟 吴云：冬宜闭藏，失之则如上条所论。夏宜疏泄，逆之而汗不出，则暑邪内伏，遇秋风凄切，金寒火热，相战为疟。张云：以上二节，一言冬宜闭藏，一言夏宜疏泄。冬不藏精则病温，夏不汗泄则病疟。阴阳启闭，时气宜然。此举冬夏言，则春秋在其中矣。

此平人脉法也 吴云：脉法，犹言诊法也。马云：此皆因时为病，脉亦宜知，乃平病患之脉法也。张云：脉法者，言经脉受邪之由然也。简按以上三说，并属曲解。新校正云：详此下义，与上文不相接，盖疑其有阙文者，良然。

平旦 《四书脉》云：平者，中分之意，乃天地昼夜之平分也（平明、平晓，义同）。《说文》：旦，明也，从日见一上。一，地也。简按顾炎武《日知录》云：平旦者，寅也。可疑。李云：平旦至日中，自卯至午也。是。

黄昏 《月令广义》云：日落，天地之色玄黄，而昏昏然也，又曰昏黄。简按《日知录》云：黄昏者，戌也。亦可疑。李云：日中至黄昏，自午至酉也。

合夜 简按犹暮夜，言日暮而合于夜也，盖定昏之谓（《淮南子》：日至虞渊，是谓黄昏，至于蒙谷，是谓定昏）。李云：合夜至鸡鸣，自酉至子也。此乃以黄昏合夜为一，其以相去不远，均为酉刻也。马则为《灵枢·营卫生会》篇所云合阴之义，然合阴即人定（亥也）。张则为子前，并不可从。

鸡鸣 张云：子前为阴中之阴，子后为阳中之阳。李云：鸡鸣至平旦，自子至卯也。简按《小学绀珠》《日知录》之类，并以丑为鸡鸣。今张、李二氏，以子为鸡鸣者，因以一日分四时，而子午当二至，卯酉当二分。日出为春，日中为夏，日入为秋，夜半为冬也。虽鸡未尝以子而鸣，然理固不得不然矣。

背为阳，腹为阴 张云：人身背腹阴阳，议论不一，有言前阳后阴者，如老子所谓万物负阴而抱阳，是也；有言前阴后阳者，如此节所谓背为阳腹为阴，是也，似乎相左。观邵子曰：天之阳在南，阴在北，地之阴在南，阳在北。天阳在南，故日处之。地刚在北，故山处之。所以地高西北，天高东南。然则老子所言，言天之象。故人之耳目口鼻动于前，所以应天，阳面南也。本经所言，言地之象，故人之脊骨肩背峙于后，所以应地，刚居北也。矧以形体言之，本为地象，故背为阳、腹为阴，而阳经行于背，阴经行于腹也。天地阴阳之道，当考伏羲六十四卦方圆图。圆图象天，阳在东南；方图象地，阴在西北。其义最精，燎然可见。简按程子曰：一身之上，百理具备，甚物是没底。背在上，故为阳；胸在下，故为阴。至如男女之生，已有此象。

膀胱三焦 王引《灵枢》文，与《宣明五气》注同。今《灵枢》中无所考，《本脏》篇云：肾合三焦膀胱。《本输》篇云：三焦者，足少阳太阴之所将，太阳之别也。此与王所引义略同（三焦详义，出《五脏别论》）。

冬病在阴，夏病在阳 高云：冬病在阴，肾也。下文云：阴中之阴，肾也。夏病在阳，心也。下文云：阳中之阳，心也。知冬病在阴，夏病在阳，则知阴中之阴、阳中之阳矣。

春病在阴，秋病在阳 高云：春病在阴，肝也。下文云：阴中之阳，肝也。秋病在阳，肺也。下文云：阳中之阴，肺也。知春病在阴，秋病在阳，则知阴中之阳、阳中之阴矣。

雌雄 张云：即牝牡之谓。吴云：五行皆有雌雄，如甲为雄，乙为雌，肝为雌，胆为雄也。志云：雌雄，脏腑也。

相输应也 吴云：转输传送，而相应也。志云：输应，交相授受也。

收受 吴云：五方之色，入通五脏，谓之收。五脏各藏其精，谓之受。张云：言同气相求，各有所归也。

东方青色，入通于肝 《白虎通》云：肝，木之精也。东方者，阳也。万物始生，故肝象木色青而有枝叶。

开窍于目 《白虎通》云：肝，目之为候，何？目能出泪，而不能纳物，木亦能出枝叶，不能有所内也。《五行大义》云：肝者，木脏也。木是东方显明之地，眼目亦光显照了，故通乎目。

其病发惊骇 新校正：疑为衍文，是。据下文例，当云故病在头。

其味酸 《洪范》：木曰曲直，曲直作酸。郑注：木实之性。正义云：木生子实，其味多酸，五果之味虽殊，其为酸一也，是木实之性然也。《月令》：春云其味酸。是也。

其畜鸡 《五行大义》云：郑玄云，鸡属木。此取其将旦而鸣近寅木，故又振羽翼，有阳性也。贾谊《新书》云：鸡，东方之牲也。

其谷麦 《月令》郑注云：麦实有孚甲，属木。

上为岁星 《五行大义》云：岁星，木之精，其位东方，主春，以其主岁，故名岁星。简按上，上声。

是以春气在头也 坊本：气，误作风。简按据文例，当云知病之在筋。

其音角 《月令正义》云：角，是扣木之声。《汉·律历志》云：角者，触也。阳气蠢动，万物触地而生也。

其数八 《月令》郑注云：数者，五行佐天地生物成物之次也。《易》曰：天一地二，天三地四，天五地六，天七地八，天九地十。而五行自水始，火次之，木次之，金次之，土为后。木生数三，成数八，但言八者，举其成数。正义云：按《尚书·洪范》云，一曰水，二曰火，三曰木，四曰金，五曰土。故其次如是也。郑注《易·系辞》云：天一生水于北，地二生火于南，天三生木于东，地四生金于西，天五生土于中（按原文此语再见，其一，此下有以益五行生之本句）。阳无耦，阴无配，未得相成。地六成水于北，与天一并。天七成火于南，与地二并。地八成木于东，与天三并。天九成金于西，与地四并。地十成土于中，与天五并也。是郑氏之意。但言八者，举其成数者，金木水火，以成数为功。

是以知病之在筋也 推余方之例，此八字系于错出，当在上为岁星之后。

其臭臊 马云：《礼·月令》：其臭膻。膻，与臊同。简按《月令正义》云：通于鼻者谓之臭，在口者谓之味，臭则气也。《说文》：臊，豕膏臭也。膻，羊气也。《五行大义》云：春物气与羊相类。

南方赤色入通于心 《白虎通》云：心，火之精。南方尊阳在上，卑阴在下，礼有尊卑，故心象火，色赤而锐也。

开窍于耳 汪昂云：耳为肾窍，然舌无窍，故心亦寄窍于耳，是以夜卧闻声，而心知也。简按此似曲说，而亦有理。

其味苦 《洪范》：火曰炎上，炎上作苦。《月令》：夏云其臭焦，其味苦。郑注：焦气之味。正义云：火性炎上，焚物则焦，焦是苦气。

其畜羊 《月令》：春食麦与羊。郑注：羊，火畜也，时尚寒，食之以安性也。简按王云，言其未，非。

其谷黍 志云：黍，糯小米也，性温而赤色，故为心之谷。简按《五行大义》云：黍，色赤性热。又云：黍，舒散属火。

上为荧惑星 《五行大义》云：荧惑，火之精，其位南方，主夏，以其出入无常，故名荧惑。

是以知病之在脉也 张云：心主血脉也。

其音征 《汉·律历志》云：征者，祉也，万物大盛蕃祉也。

中央黄色入通于脾 张云：土王四季，位居中央，脾为属土之义，其气相通。简按《白虎通》云：脾，土之精，故脾象土色黄也。

故病在舌本 志云：《灵枢》曰：脾者，主为卫，使之迎粮，视唇舌好恶，以知吉凶，是脾气之通于舌也。高云：《灵枢·经脉》篇云：脾是动则病舌本强，故病在舌本。简按前文例，当云病在脊。

其味甘 《洪范》：土爱稼穑，稼穑作甘。郑注：甘味生于百谷。正义云：谷是土之所生，故甘为土之味也。月令云：其味甘，其臭香。是也。

其畜牛 《月令》中央郑注：牛，土畜也。正义云：《易》坤为牛，是牛属土也。简按王注牵强。

其谷稷 张云：稷，小米也。粳者为稷，糯者为黍。为五谷之长，色黄属土。简按《月令》中央，食稷与牛。郑注：稷，五谷之长。

上是镇星 《五行大义》云：镇星，土之精。其位中央，主四季。以其镇宿不移，故名镇星。《汉·天文志》：填星中央，季夏土。

其音宫 《汉·律历志》云：宫者，中也，居中央，畅四方，唱始施生，为四声之经。

其数五 志云：五，土之生数也。土居五位之中，故独主于生数。简按沈括《笔谈》云：洪范五行，数自一至五。先儒谓之，此五行生数，各益以土数，以为成数，以谓五行非土不成。故水生一而成六，火生二而成七，木生三而成八，金生四而成九，土生五而成十（简按此皇氏之说，见《月令正义》，云：此非郑义，今所不取）。唯黄帝《素问》，土生数五，成数亦五，盖水火木金，皆待土而成，土更无所待，故止一五而已。画而为图，其理可见。为之图者，设木于东，设金于西，火居南，水居北，土居中央，四方自为生数，各并中央之土，以为成数，土自居其位，更无所并，自然止有五数，盖土不须更待土而成也。合五行之数为五十，则大衍之数也。此亦有理。今考土举生数，而水火金木举成数者，不特本经已，《礼·月令》亦然，沈氏何不及此？

其臭香 《五行大义》云：《元命苞》曰：香者土之乡气，香为主也。许慎云：土得其中和之气，故香。

西方白色，入通于肺 《白虎通》云：肺，金之精。西方亦金成万物也，故象金色白。

开窍于鼻 《白虎通》云：鼻出入气，高而有窍。山亦有金石累积，亦有孔穴，出云布雨，以润天下。雨则云消，鼻能出纳气也。

故病在背 吴云：上言秋气者，病在背。

其味辛 《洪范》：金曰从革，从革作辛。郑注：金之气。正义云：金之在火，别有腥气，非苦非酸，其味近辛，故辛为金之气味。《月令》：秋云其味辛，其臭腥。是也。

其畜马 《周礼》六牲，马其一也。《穆天子传》有献食马之文。郭璞注云：可以供厨膳者。

其谷稻 志云：稻色白而秋成，故为肺之谷（详出《汤液醪醴》）。

太白星 《五行大义》云：太白，金之精。其位西方，主立秋，金色白，故曰太白。

其音商 《汉·律历志》云：商者，章也，物成章明也。

其臭腥 《五行大义》云：西方杀气腥也。许慎云：未熟之气腥也。西方金之气象此。

北方黑色入通于肾 《白虎通》云：肾，水之精。北方水，故肾色黑。

开窍于二阴 《白虎通》云：水阴，故肾双窍为之候，能泻水，亦能流濡。

故病在溪 张兆璜云：溪者，四肢之八溪也。冬气伏藏，故溪为之病（八溪，见《五脏生成篇》，谓肘膝腕也）。简按上文云：冬气者，病在四肢，此说得之。

其味咸 《洪范》：水曰润下，润下作咸。郑注：水卤所生。正义云：水性本甘，久浸其地，变而为卤，卤味乃咸。《月令》：冬云其味咸，其臭朽。是也。

其畜彘 《月令·冬》郑注：彘，水畜也。扬雄《方言》云：猪，北燕朝鲜之间谓之豭，关东西或谓之彘。

其谷豆 《月令·夏》郑注：菽，实孚甲坚合，属水。

上为辰星 《五行大义》云：辰星，水之精，其位北方主冬，是天之执正，出入平时，故曰辰星。

其音羽 《汉·律历志》云：羽者，宇也。物藏聚萃，宇覆之也。

其臭腐 《月令》：冬，其臭朽。郑注云：水之臭。正义云：水受恶秽，故有朽腐之气。《五行大义》云：水受垢浊，故其臭腐朽也。

故善为脉者 吴云：脉，犹言诊也。

一逆一从 马云：反四时者为逆，顺四时者为从。志云：此总结经脉之道，生于五脏，连于六腑，外合五方五行阴阳六气，表里循环，有顺有逆。高云：一逆一从，诊脉法也。由举而按，是为逆；从按而举，是为从。简按数说未知孰是，高注似凿。

非其人勿教，非其真勿授 张云：《气交变大论》曰：得其人不教，是谓失道，传非其人，漫泄天宝，此之谓也。高云：非其人勿教，人难得也；非其真勿授，真难遇也。得人得真，自古难之。勿教勿授。自古秘之。金匮真言，此之谓也。

阴阳应象大论篇第五

吴云：天地之阴阳，一人身之血气。应象者，应乎天地，而配乎阴阳五行也。

阴阳者天地之道也 《淮南子》云：天地之袭精为阴阳，阴阳之专精为四时，四时之散精为万物。

纲纪 《诗经·大雅》：纲纪四方。传：张之为纲，理之为纪。疏：纲者网之大绳，纪者别理丝数。

变化之父母 《月令正义》云：先有旧形，渐渐改者，谓之变；虽有旧形，忽改者，谓之化。又天地阴阳营运则为化，春生冬落则为变。又自少而壮，自壮而老，则为变；自有而无，自无而有，为化。《书·泰誓》曰：天地万物父母。

神明之府也 《淮南·泰族训》云：其生物也，莫见其所养而物长；其杀物也，莫见其所丧而物亡，此之谓神明。

治病必求于本 志云：本者，本于阴阳也。人之脏腑气血表里上下，皆本乎阴阳，而外淫之风寒暑湿，四时五行，亦总属阴阳之二气。致于治病之气味，用针之左右，诊别色脉，引越高下，皆不出乎阴阳之理。故曰治病必求其本。简按此句：诸家并衍王义，而志聪注，最为明备。

积阳为天，积阴为地 高云：阴阳者，天地之道也，故积阳为天，积阴为地。

阴静阳躁 高云：阴阳者，万物之纲纪，故阴静阳躁。静而有常则为纲；躁而散殊则为纪。

阳生阴长，阳杀阴藏 高云：阴阳者，生杀之本始。故阳生而阴长，阳杀而阴藏。简按王注《神农》曰：与《天元纪大论》文同。此二句，诸家殊义，如李氏则举三说，然新校正说，最为确当。

阳化气，阴成形 高云：阴阳者，变化之父母。故阳化气，阴成形，言阳化而为气，阴变而为形。李云：阳无形，故化气，阴有质，故成形。马云：阳化万物之气，而吾人之气，由阳化之；阴成万物之形，而吾人之形，由阴成之。

寒极生热，热极生寒 李云：冬寒之极，将生春夏之热，冬至以后，自复而之乾也；夏热之极，将生秋冬之寒，夏至以后，自垢而之坤也。马云：吾人有寒，寒极则生而为热。如今伤寒而反为热证者，此其一端也。吾人有热，热极则生而为寒。如今内热已极，而反生寒栗者。此其一端也。

清气在下，则生飧泄 马云：热气主阳，阳主上升而不凝，故清气生焉。清气生阳，宜在上，今反在下，则生飧泄，盖有降而无升也。简按《圣济总录》云：《内经》曰：清气在下，则生飧泄。又曰：久风为飧泄。夫脾胃，土也，其气冲和，以化为事，今清浊相干，风邪之气久而干，故冲气不能化，而食物完出。夕食谓之飧，以食之难化者，尤在于夕食。故不化泄出也，谓之飧泄，此俗所谓水谷利也。今考《说文》云：飧，餔也，从夕甫声，是与飧字自异。总录夕食之说，未见所出，详义已见于前。

浊气在上，则生䐜胀：马云：浊气主阴，宜在下，今反在上，则生䐜胀，盖有升而无降也。张云：䐜胀，胸膈满也。简按《圣济总录》云：《内经》曰：浊气在上，则生䐜胀。夫清阳为天，浊阴为地，二者不可相干。今浊气在上，为阴气干扰，而清阳之气，郁而不散，所以䐜塞而胀满常若饱也。《广韵》：䐜，昌真切，肉胀起也。

阴阳反作，病之逆从也 吴云：反作，倒置也。逆从，不顺也。张云：作，为也。志云：此吾人之阴阳反作气之逆从而为病也。此论阴阳体位，各有上下。马云：按自阳化气以下，即当着人身说者，观下清气浊气之为在下在上生病。口气紧顶，则阳化气四句，不得泛说。简按《千金·肾脏门》云：阴阳翻作，阳气内伏，阴气外升，知是反翻通。

雨出地气，云出天气 高云：地气上为云，而曰云出天气，自上而下，然后自下而上也。天气下为雨，而曰雨出地气，从下而上，然后从上而下也。阴阳上下，既神且明。简案《性理大全》朱子云：雨如饭甑有盖。其气蒸郁，而汗下淋漓，则为雨。

清阳出上窍 马云：如涕唾气液之类。

浊阴出下窍 马云：如污秽溺之类。

清阳发腠理，浊阴走五脏 志云：清阳之气，通会于腠理，而阴浊之精血，走于五脏。五脏主藏精者也。

清阳实四肢，浊阴归六腑 志云：四肢为诸阳之本。六腑者，传化物而不藏。此言饮食所生之清阳，充实于四肢，而混浊者归于六腑也。饮食之有形为浊，饮食之精气为清。简按以上三段，对言清阳浊阴，而其义各殊。王注不太明。

阳为气，阴为味 张云：气无形而升，故为阳；味有质而降，故为阴。此以药食气味言也。

味归形，形归气 张云：归，根据投也（出《诗经·曹风》毛传）。五味生精血以成形，故味归于形。形之存亡，由气之聚散，故形归于气。志云：阴为味，阴成形，地食人以五味，以养此形，故味归形。阳化气，诸阳之气，通会于皮肤肌腠之间，以生此形，故形归气。

气归精精归化 张云：气者，真气也。所受于天，与谷气并而充身者也。人身精血，由气而化，故气归于精。精者，坎水也。天一生水，为五行

素问识

之最先。故物之初生，其形皆水。由精以化气，由气以化神，是水为万物之原，故精归于化。简按《家语》云：男子十六，精化小通（《通雅》：小通，言人道也），并为化生之义。又按上文云：阳为气，阴为味。吴云：臊焦香腥腐为气，酸苦甘辛咸为味，此固然矣。故形归气，气归精，精食气，气生形，气伤精之气字，似与五味对言，而为五气之气，然至下文精化为气，气伤于味而穷矣。故姑从张氏之义。

精食气，形食味 张云：食，如子食母乳之义。气归精，故精食气；味归形，故形食味。马云：所谓气归精者，以精能食万物之气也，精赖气而生，犹云食此气耳（主物之气言）。所谓味归形者，以形能食万物之味也，形赖味而滋，犹云食此味耳。

化生精，气生形 马云：所谓精归化者，以化生此精也，化为精之母，故精归于化耳。所谓形归气者，以气生此形也，气为形之父，故形归于气耳（指人身之气言）。简按以上四句，乃解前文四句之义，故马氏下所谓字而释之。

精化为气 张云：谓元气由精而化也。上文既云气归精，是气生精也，而此又曰精化气，是精生气也。二者似乎相反，而不知此正精气互根之妙，以应上文天地云雨之义也。李云：气本归精，气为精母也。此云精化为气者，精亦能生气也，如不好色者，气因以旺也。

气伤于味 张云：上文曰味伤形，则未有形伤而气不伤者，如云味过于酸，肝气以津，脾气乃绝之类，是皆味伤气也。马云：凡物之味，既能伤人之形，独不能伤人之气乎？《左传》晋屠蒯曰：味以行气。

壮火之气衰，少火之气壮 马云：气味太浓者，火之壮也，用壮火之品，则吾人之气，不能当之，而反衰矣（如用乌附之类，而吾人之气，不能胜之，故发热）。气味之温者，火之少也，用少火之品，则吾人之气，渐尔生旺而益壮矣（如用参耆之类，而气血渐旺者，是也）。

壮火食气，气食少火 马云：何以壮火之气衰也？正以壮火能食吾人之气，故壮火之气自衰耳。何以少火之气壮也？正以吾人之气，能食少火，故少火之气渐壮耳。

壮火散气，少火生气 马云：惟壮火为能食人之气，此壮火所以能散吾人之气也，食则必散，散则必衰，故曰壮火之气衰。惟吾人之气，为能食少火之气，此少火所以能生吾人之气也，食则必生，生则必壮，故曰少火之气壮。按此节，分明论万物有阴阳气味，而吾人用之，有为泄为通，为发泄为发热，及衰壮生散之义。王注不明，与前后阴阳气味俱无着，非本篇之大旨也。简按壮火少火，承上文发热以喻之。气薄喻少火，浓喻壮火。马注为稳贴。汪氏则訾马注云：是桂附永无用之期也。盖概论已。再按张氏辈，漫然以火为阳气，其义虽似精微，与前后文，不相承接，故不可从矣。

阴胜则阳病，阳胜则阴病 张云：此下言阴阳偏胜之为病也。阴阳不和，则有胜有亏，故皆能为病。简按马以此以下，接前文，为气味大过生病之义，志同，并不可凭。

重寒则热，重热则寒 张云：此即上文寒极生热，热极生寒之义。盖阴阳之气，水极则似火，火极则似水，阳盛则隔阴，阴盛则隔阳，故有真寒假热、真热假寒之辨。此而错认，则死生反掌。重，平声。

寒伤形，热伤气 张云：寒为阴，形亦属阴，寒则形消，故伤形。热为阳，气亦属阳，热则气散，故伤气。

气伤痛，形伤肿 吴云：气无形病故痛，血有形病故肿。

风胜则动 马云：振掉摇动之类。

寒胜则浮 吴云：寒胜则阳气不运，故坚痞腹满，而为虚浮。

湿胜则濡泻 《集韵》：濡，儒遇切，音孺，沾湿也。《奇效良方》云：泄泻，人为一证耳。岂知泄，泄漏之义。时时溏泄，或作或愈。泻者，一时水去如注泄。《赤水玄珠》云：粪出少，而势缓者，为泄，漏泄之谓也；粪大出，而势直下不阻者，为泻，倾泻之谓也。《简明医要》云：濡泻，粪或若水。考王注，即水谷利，与飧泄无别。

寒暑燥湿风 此五气配四时中央也。《左传》六气：阴阳风雨晦明，乃别是一家之言。《内经》无六气之说，而运气家，五气之外加火，配乎三阴三阳，以为六气。夫火者五行之一，岂有其理乎。

化五气 高云：心气主喜，肝气主怒，脾气主悲，肺气主忧，肾气主恐，以生喜怒悲忧恐。

喜怒伤气，寒暑伤形 张云：喜怒伤内，故伤气。寒暑伤外，故伤形。举喜怒言，则悲忧恐同矣。举寒暑言，则燥湿风同矣。简按《寿夭刚柔》云：风寒伤形，忧恐忿怒伤气。

暴怒伤阴，暴喜伤阳 《庄子·在宥》云：人大喜耶毗于阳，大怒耶毗于阴。阴阳并毗，四时不至，寒暑之和不成。楼英云：此上二节，经旨似有相矛盾，既曰寒暑伤形，又曰寒伤形、热伤气者，何也？盖言虽不一，而理则有归。夫喜怒之伤人，从内出，而先发于气，故曰喜怒伤气也；寒暑之伤人，从外入，而先着于形，故曰寒暑伤形也。分而言之，则怒之气从下上，而先发于阴，故曰暴怒伤阴；喜之气从上下，而先发于阳，故曰暴喜伤阳。寒则人气内藏，则寒之伤人，先着于形，故曰寒伤形；暑则人气外溢，则暑之伤人，先着于气，故曰热伤气也。

满脉去形 张云：言寒暑喜怒之气，暴逆于上，则阳独实，故满脉。阳亢则阴离，故去形。此孤阳之象也。《脉经》曰：诸浮脉无根者死，有表无里者死，其斯之谓。

重阴必阳，重阳必阴 张云：重者，重叠之义。谓当阴时而复感寒，阳时而复感热，或以天之热气，伤人阳分，天之寒气，伤人阴分，皆谓之重。盖阴阳之道，同气相求，故阳伤于阳，阴伤于阴。然而重阳必变为阴证，重阴必变为阳证，如以热水沐浴身反凉，凉水沐浴身反热。因小可以喻大，下文八句，即其征验，此与上文重寒则热、寒极生热，义相上下，所当互求。

故曰 王子芳云：引《生气通天论》之文，以证明之也。

春必病温 宋本作温病。简按论疾诊尺云：寒生热，热生寒，此阴阳之变也。故曰冬伤于寒，春必生瘅热云云，正与此节同义。○张云：按此四节，春夏以木火伤人，而病反寒，秋冬以寒湿伤人而反热，是即上文重阴必阳、重阳必阴之义。

秋伤于湿 汪昂云：喻嘉言改作秋伤于燥，多事。

端络 张云：端，正也。络，联系之义。高云：端，直。络，横也。

论理人形至皆有表里 马云：人有形体，则论理之（如《骨度》《脉度》等篇）；人有脏腑，则列别之（《灵枢》中有经水、肠胃、海论等篇）；人有经脉，则端络之（如《经脉》等篇）；脉有六合，则通会之（如《经别》等篇）。气穴所发，各有其处，且有其名（如《气穴论》）；溪谷属骨，皆有所起（如《气穴》《气府》《骨空》等篇）；分部逆从，各有条理（如《皮部论》等篇）；四时阴阳，尽有经纪（如本篇下节所云）；外内之应，皆有表里（如《血气形志》，有太阴与阳明为表里之谓）。志云：分部者，皮之分部也，皮部中之浮络，分三阴三阳，有顺有逆，各有条理也。

肝生筋 《五行大义》云：《元命苞》曰：筋有枝条，象于木也。

其在天为玄 《易·文言》：天玄而地黄。据下文例，在天以下二十三字，系于衍文，且与肝脏不相干，宜删之。

在色为苍 苍，草色也。王谓薄青色，可疑。

在声为呼 志云：在志为怒，故发声为叫呼。简案王云：亦谓之啸。盖啸，蹙口而出声也。唐孙广有啸旨之书，恐与叫呼不同。

在变动为握 张云：握，同撝搦，筋之病。志云：变动，脏气变动于经俞也。握者，拘急之象，筋之证也。

在志为怒 志云：肝者，将军之官，故其志在怒。

悲胜怒 下文属忧于肺。据文例，此悲当作忧，新校正之说未允当。

心生血 志云：血乃中焦之汁，奉心神而化赤，故血者神气也。

心主舌 《五行大义》云：火于五行不常见也，须之则有，不用则隐，如舌在口内，开口即见，闭口则藏。

在体为脉 《说文》：脉，血理分衺行体中者，从辰从血。脈，衇或从肉。衇，籀文。《玉篇》：脉。莫革切，血理也。一曰筋脉。脉，同上。《五行大义》云：脉，是血之沟渠，通流水气。

在变动为忧 张云：心藏神，神有余则笑，不足故忧。志云：心独无俞，故变动在志，心气并于肺则忧。

在窍为舌 吴云：舌惟有窍，故辨百味。简按此说奇，当从王义。

热伤气，苦伤气 二气字，根据《太素》作脉，义极稳。

脾生肉 《五行大义》云：肉是身上之土地。

在声为歌 志云：脾志思，思而得之，则发声为歌。

在变动为哕 张云：哕，于决切，呃逆也。马云：《灵枢·口问》篇，帝有问哕问噫之异，王注以哕为噫者非。《宣明五气篇》志注：哕，呃逆也。哕哕，车銮声。言呃声之有伦序，故曰哕。简按《说文》：哕，气牾也。杨上善解为气忤，盖同义（气忤，坊本作气折，宋本作忤，是）。

西方生燥 志云：西方主秋金之令，故其气生燥。

肺生皮毛 管子云：肺生革。

在声为哭 虞庶注《难经》云：肺属金。金，商也。商，伤也。主于秋。秋，愁也。故在志则悲哭，此之谓也（秋者愁也，出《尚书大传》）。

热伤皮，毛寒胜热 据《太素》：热作燥，寒作热，热作燥。为是。

在声为呻 张云：气郁则呻吟，肾之声也。志云：呻者，伸也，肾气在下，故声欲太息，而伸出之。

寒伤血，燥胜寒 据《太素》：血作骨，燥作湿。为是。张云：若以五行正序，当云湿胜寒，但寒湿同类，不能相胜，故曰燥胜寒也，诸所不同如此，盖因其切要者为言也，此说却难凭。

咸伤血 据《太素》：血作骨，为是。

左右者，阴阳之道路也 志云：在天地六合，东南为左，西北为右，阴阳二气，于上下四旁，昼夜环转，而人之阴阳，亦同天地之气，昼夜循环，故左右为阴阳之道路。

水火者，阴阳之征兆也 马云：王注释《天元纪大论》云：征，信也，验也。兆，先也。言水火之寒热彰信，阴阳之先兆也。吴云：阴阳不可见，水火则其有征而兆见者也。

阴阳者，万物之能始也 能始二字难解。高云：《易》曰坤以简能，干知大始（出于《系辞》，原文云：干知大始，坤作成物，干以易知，坤以简能。宋注：知，犹主也。文少异），此之谓也。今姑从之。

腠理闭 高：闭，作开。简按若作开，则至下文汗不出而穷矣。

俛仰 马云：喘息粗气，不得其平，故身为之俛仰。俛，俯也。张云：喘粗不得卧，故为俛仰（俛，俯同，音仆，又音免）。

烦冤 马云：冤，音婉。张云：冤，郁而乱也。高云：屈抑也。简按《楚辞》：蹇蹇之烦冤。王逸注：冤，屈也。

能冬不能夏 马云：能，音耐。《礼记·礼运》：圣人耐以天下为一家，其耐作能盖古以能耐通用。《灵枢·阴阳二十五人》篇亦有能作耐。简按《家语》：食水者善游能寒。汉晁错传，能暑能寒。

身寒汗出 张云：阳衰则表不固，故汗出。《脉要精微论》亦曰：阳气有余，为身热无汗；阴气有余，为多汗身寒。

身常清 《集韵》清：与凊同，寒也。

更胜之变 张云：更胜，迭为胜负也，即阴胜阳病，阳胜阴病之义。

病之形能也 吴云：病之见证，谓之病形；能冬能夏，谓之病能。马云：帝以法阴阳为问，而伯以阴阳偏胜为病者言之，正以见阴阳不可不法也。简按吴说误，能与态同，详见病能论。

七损八益 王注欠详，诸家亦无确说。本邦前辈所解，殆似得经旨，因备录于下，曰：《天真论》云：女子五七，阳明脉衰，六七三阳脉衰于上，七七任脉衰，此女子有三损。丈夫五八肾气衰，六八阴气衰于上，七八肝气衰，八八肾气衰齿落，此丈夫有四损也。三四合为七损矣。女子七岁肾气盛，二七天癸至，三七肾气平均，四七筋骨坚，此女子有四益也。丈夫八岁肾气实，二八肾气盛，三八肾气平均，四八筋骨隆盛，此丈夫有四益也。

四四合为八益矣。

不知用此则早衰之节也　吴云：知七损八益盛衰之期，而行持满之道，则阴寒阳热，二者可调，不知用此，则早衰之节次也。下文遂言早衰之节。简按王注：用，谓房色，义难晓。

年四十　吴云：此言早衰之节也。志云：男子以八为期，故四十而居半。简按五八肾气始衰，乃二八、八八之中，故谓半也。

阴痿　吴云：痿，与萎同，草木衰而萎也。阴痿，阴事弱也。简按《巢源》，作阴萎。《汉书·胶西于王端传》：阴痿，一近妇人病数月，师古注。痿：音萎。

气大衰　千金，作气力大衰。

故同出而名异耳　吴云：同得天地之气以成形，谓之同出；有长生不寿之殊，谓之名异。简按《千金》，无故字。《老子》第一章：此两者同出而异名，同谓之玄。

智者察同愚者察异　高云：察同者，于同年未衰之日，而省察之，智者之事也。察异者，于强老各异之日，而省察之，愚者之事也。

身体轻强　王弘义云：上文曰体重耳目不聪明，此节曰耳目聪明，身体强健，又见其阴阳互相资益之妙。

恬憺之能　《千金》：能，作味。

从欲快志于虚无之守　《千金》：作纵欲快志得于虚无之守。张云：从欲，如孔子之从心所欲也。《快志》：如庄子之乐全得志也，虚无之守，守无为之道也。

天不足西北　《淮南·天文训》：昔者共工与颛顼争为帝，怒而触不周之山，天柱折地维绝，天倾西北，故日月星辰移焉，地不满东西，故水潦尘埃归焉。《河图括地象》云：西北为天门，东南为地户。注：天不足西北，是天门；地不满东南，是地户。

天有精地有形　马云：在上为天，其气至精；在下为地，其体成形。简按《春秋繁露》：气之清者为精。《庄子》：形本生于精。

天有八纪　高云：春夏秋冬，二分二至，八节之大纪也。

地有五里　高云：五里，东南西北中，五方之道里也。马云：里，当从理。简按里理，盖古通用，不必改。

上配天以养头　《灵枢·邪客》篇：天圆地方，人头圆足方以应之。

中傍人事　志云：节五味，适五志，以养五脏之大和。

素问识

天气通于肺 张云：天气，清气也，谓呼吸之气。清气通于五脏，由喉而先入肺。《太阴阳明论》曰：喉主天气。

地气通于嗌 《甲乙》：嗌，作咽。张云：地气，浊气也，谓饮食之气。浊气通于六腑，由嗌而先入胃。嗌，咽也。《太阴阳明论》曰：咽主地气，其义皆同。嗌，音益。

谷气通于脾 《甲乙》《千金》及《五行大义》，谷作穀。简按王注，谷空虚，诸家亦为山谷之气，盖地气既为水谷之气。若以谷为穀，则义相重，故从原文。然其说率属牵强，宜从甲乙等，而为水谷之气。穀谷，古通用。《汉·王莽传》：穀风迅疾。注：即谷风也。

为水注之气 张云：言水气之注也。如目之泪、鼻之涕、口之津、二阴之尿秽，皆是也。虽耳若无水，而耳中津气，湿而成垢，是即水气所致。气至水必至，水至气必至，故言水注之气。简按《外台》引《删繁论》，作水注之于气，又五行大义引本经，作九窍为水，法天之纪，用地之理，则灾祸去矣。今由此则注乃法之讹，气乃纪之误。而之上有天字，文义似顺承矣，然法天之纪，用地之理，则灾祸去矣三句，与下文故不法天之纪，不用地之理，则灾祸至矣三句，虽语意相反，然却是重复。萧氏引他书文，极为精核，不知是古文果如此否。张氏以倒字法释之，颇觉允当，姑从之。

暴气象雷 赵府本、熊本：气，作风。马云：一本作暴风，于雷字不通，宜从气字。张云：天有雷霆，火郁之发也。人有刚暴，怒气之逆也。故语曰：雷霆之怒。

水谷之寒热 吴云：五味贵于中和，寒则阴胜，热则阳胜，阳胜生热，阴胜生寒，皆能害乎肠胃也。简按王说执拘。

从阴引阳从阳引阴 志云：阴阳气血，外内左右，交相贯通，故善用针者，从阴而引阳分之邪，从阳而引阴分之气。简按义见《灵枢》终始、禁服、四时气篇，及六十七难。

以右治左以左治右 张云：缪刺之法也。

以我知彼 志云：以我之神，得彼之情。

见微则过 宋本：则，作得。高云：过，失也。病始于微萌，而得其过失之所在。简按张云：则，度也，盖读为测者非。○徐云：从阴引阳二句，言在上者治下，在下者治上，以我知彼，欲体察也，以表知里，达内外也，过与不及，总结上文，观夫阴阳左右表里之过与不及也，善用针者，不待病形已具，方知过与不及，若微见征兆，便知其过，其明如此，用针岂有危殆哉。

善诊者，马云：诊，视验也。诊之为义，所该者广，凡望闻问切等法，皆可以言诊也。简按孔平仲杂说云：诊不止脉也，视物可以为诊。后汉王乔传：诏尚方诊视，是也。

审清浊而知部分　吴云：色清而明，病在阳分；色浊而暗，病在阴分。又面部之中有五部，以五行之色推之。

视喘息，听音声　张、志引《金匮要略》，详解之，当参考。

观权衡规矩而知病所主　《甲乙》：规上，有视字。主，作生。

按尺寸观浮沉滑涩　谓按尺肤而观滑涩，按寸口而观浮沉也。尺，非寸关尺之尺，古义为然。

以治无过　《甲乙》：治下，有则字，为五字一句，是也。

因其轻而扬之　徐云：因，从其所因也。因其邪气轻浮于表，而用气轻薄之剂，而发扬之，如伤寒一二日用葛根之类，是也。

因其重而减之　张云：重者实于内，故宜减之。减者，泻也。

因其衰而彰之　张云：衰者，气血虚，故宜彰之。彰者，补之益之，而使气血复彰也。

形不足者，温之以气　张云：此正言彰之之法，而在于药食之气味也。以形精言，则形为阳，精为阴；以气味言，则气为阳，味为阴。阳者，卫外而为固也；阴者，藏精而起亟也。故形不足者，阳之衰也，非气不足以达表而温之；精不足者，阴之衰也，非味不足实中而补之。简按诸注以形为阴，故于温之之义而支矣。张注详备，今从之。

其高者因而越之　马云：谓吐之使上越也。

竭之　张云：竭，祛除也，谓涤荡之疏利之，可以治其下之前后也。李云：承气抵当之类。徐云：如湿气胜而为濡泻等证，用五苓散之类。又如积痢在下，而为里急后重等证，用承气汤、牵牛散之类，引而竭之也。

中满者泻之于内　吴云：中满，腹中满也，此不在高不在下，故不可越，亦不可竭，但当泻之于内，消其坚满，是也。李云：内字与中字照应。

渍形以为汗　吴云：谓天气寒腠理密，汗不易出，则以辛散之物，煎汤渍其形体，覆而取汗也。徐云：热邪内郁，宜于汗解，因其腠理干燥，而汗不得出者，以温水微渍形体，使之腠理滋润，以接其汗之出也。今用热汤围浴，而出汗者，是也。

其在皮者，汗而发之　张云：前言有邪者，兼经络而言，言其深也；此言在皮者，言其浅也。滑云：二汗只是一义，然溃字轻，发字重也。简按滑注，似与经旨相乖矣。

其慓悍者，按而收之　吴云：悍，卒暴也。按，谓按摩也。言卒然暴痛慓悍之疾，则按摩而收之。收，谓定其慓悍也。简按张以按为察，李为制伏酸收，用如芍药之义，并非。

审其阴阳，以别柔刚　李云：审病之阴阳，施药之柔刚。简按柔剂刚剂，见《史·仓公传》，此说为是。

血实宜决之　张云：决，谓泄去其血，如决水之义。

气虚宜掣引之　《甲乙》：掣作搻。吴云：掣、搻同。气虚，经气虚也，经络之气有虚，必有实处，宜搻引其实者，济其虚者，刺法有此。张云：掣，挽也。气虚者，无气之渐，无气则死矣，故当挽回其气，而引之使复也。如上气虚者，升而举之；下气虚者，纳而归之；中气虚者，温而补之，是皆掣引之义。简按张注虽明畅，不如吴氏之于经旨而切矣（《字书》：掣，音誓，牛两角竖者名掣）。

卷 二

阴阳离合论篇第六

马云：阴阳者，阴经阳经也，其义论离合之数，故名篇，此与《灵枢·根结》篇相为表里。

其要一也 吴云：其要则本于一阴一阳也。张云：一，即理而已。志云：寒暑往来，阴阳出入，总归于太极一气之所生。简按吴注为得矣。

万物方生 方，今也。《诗经·秦风》：方何为期。郑笺：方今以何时为还期也。

命曰阴中之阳 吴云：言天地生物之初，阴阳之判如此。简按此节，举阴中之阴，阴中之阳者，即为次节论人身中有阴中之阴，阴中之阳之起本。

阳予之正 吴云：予、与同。简按予，王读为施，意正同。志云：予，我也，可谓强解矣。

天地四塞 张云：四塞者，阴阳痞隔，不相通也。

亦数之可数 吴云：数，上如字，下上声。张同。简按马云：俱上声，恐非是。张云：凡如上文者，皆天地阴阳之变也，其在于人，则亦有阴中之阳，阳中之阴，上下表里，气数皆然，知其数则无不可数矣。数，推测也。

三阴三阳之离合 张云：分而言之，谓之离，阴阳各有其经也；并而言之，谓之合，表里同归一气也。

圣人南面而立 张云：云圣人者，崇人道之大宗也，南面而立者，正阴阳之向背也。简按《易·说卦》：圣人南面而听天下，向明而治，礼郊特牲，君之南乡，答阳之义也。

后曰太冲 张云：人身前后经脉，任脉循腹里，至咽喉，上颐，循面入目；冲脉，循背里，出颃颡，其输上在于大杼。分言之，则任行乎前，而会于阳明，冲行于后，而为十二经脉之海（出于《动输篇》《海论》《痿论》。又《逆顺肥瘦》云：冲脉者五脏六腑之海也）。故前曰广明，后曰太冲。合言之，则任冲名位虽异，而同出一原，通乎表里，此腹背阴阳之离合也。

结于命门 张云：下者为根，上者为结。志云：按《灵枢·根结》篇曰：太阳根于至阴，结于命门。命门者，目也。阳明结于颡大，颡大者，钳耳也。少阳结于葱笼，葱笼者，耳中也。太阴根于隐白，结于太仓。少阴根于涌泉，结于廉泉。厥阴根于大敦，结于玉英。简按此经余经，不言结，故志详注之。

名曰阴中之阳 张云：此以太阳，而合于少阴，故为阴中之阳。然离则阴阳各其经，合则表里同其气，是为水藏，阴阳之离合也，下仿此。

中身而上名曰广明 吴云：言所谓前曰广明者，指中身而上言之，中身而下则非也。

厥阴之表名曰少阳 志云：太阳之气在上，故曰少阴之上。两阳合明，曰阳明，在二阳之间，而居中土，故曰太阴之前。厥阴处阴之极，阴极于里，则生表出之阳，故曰厥阴之表，盖以前为阳，上为阳，表为阳也。曰上曰前曰表者，言三阳之气也。

名曰阴中之少阳 张云：所谓少者，以厥阴气尽，阴尽而阳始，故曰少阳。

太阳为开，阳明为阖，少阳为枢 张云：此总三阳为言也，太阳为开，谓阳气发于外，为三阳之表也；阳明为阖，谓阳气在于内，为三阳之里也；少阳为枢，谓阳气在表里之间，可出可入，如枢机也。然开阖枢者，有上下中之分，亦如上文出地未出地之义，而合乎天地之气也。志云：开阖者，如户之扉。枢者，扉之转牡也。舍枢不能开阖，舍开阖不能转枢。是以三经者，不得相失也。

抟而勿浮 宋本：抟，作搏。简按王注，搏击于手，当从宋本。《史·仓公传》：三阴俱搏者如法，不俱搏者，决在急期，义与此同。高云：抟，音团，聚凝一而弗浮。志云：抟者，园也。高：勿，作弗。并误。

中为阴 吴云：中，腹中也。腹中为脾，冲脉在脾之下。高云：由外阳内阴之义，而推论之，然则中为阴，中亦内也，太阴坤土在内，而居中也。简按马云：人身之中半，非也。

阴之绝阳，名曰阴之绝阴 马云：乃阴经中之绝阳。绝阳者，纯阴也，名曰阴之绝阴。绝阴者，尽阴也。简按《灵枢·系日月》篇云：两阴交尽，故曰厥阴。厥，通作蹶。《汉·食货志》：天下财产，何得不蹶。师古注：蹶，尽竭也（《史记·仓公传》：厥阴，作蹶阴）。又《晏子春秋》云：阴冰厥阳，冰浓五寸。并为王注之左证矣。徐删"阴之绝阳"四字，似是。○张云：本篇所言，惟足经阴阳，而不及手经者，何也？观上文云：天覆地载，万物方生，未出地者，命曰阴处，名曰阴中之阴，则出地者，名曰阴中之阳。盖言万物之气，皆自地而升也，而人之腰以上为天，腰以下为地，言足则通身上下经气皆尽，而手在其中矣，故不必言手也。然足为阴，故于三阳也，言阴中之阳，于三阴也，言阴中之阴。然则手经亦有离合，其在阳经，当为阳中之阳，其在阴经，当为阳中之阴，可类推矣。

罿罿 熊，音中。高云：罿，冲同。盖本于新校正别本。简按罿，《字书》并引本经，不释其义。《篇海》云：音中。字汇补云：一本作冲冲，非。以罿音冲也。王注为往来之义，必有所据。通雅云：忡忡，犹冲冲也。古《素问》作罿罿。忡忡，忧貌。出《诗经·召南》。冲冲，行也，出《广雅》。义不相涉，盖根据音而漫解者。

阴阳别论篇第七

吴云：此篇言阴阳，与常论不同，自是一家议论，故曰别论。简按有《五脏别论》《经脉别论》，吴义为长。马云：据篇中有别于阳者，知病处也等语，则别当彼劣切，非也。

四经十二从 马云：四经者，肝心肺肾为四经，而不言脾者，寄旺于四经之中也。十二从者，手有三阴三阳，足有三阴三阳，而十二经脉之行，相顺而不悖也。吴云：十二从，十二支也，十二支不复主事，但从顺于四经，故曰十二从也。张云：从者，即手之三阴，从脏走手等义。简按四经虽无明据，当从王注，如十二从，则从王吴之义，为十二辰十二支，则至人有二字而穷矣，若根据马张之说，而为三阴三阳，则至下文云应十二脉而穷矣，宜置于阙如之例。

凡阳有五，五五二十五阳 高云：凡阳有五，肝心脾肺肾，皆有和平之阳脉也。五五二十五阳者，肝脉应春，心脉应夏，脾脉应长夏，肺脉应秋，肾脉应冬。春时，而肝心脾肺肾之脉，皆有微弦之胃脉；夏时，而肝心脾肺肾之脉，皆有微钩之胃脉；长夏，而肝心脾肺肾之脉，皆有微缓之胃脉；秋时，而肝心脾肺肾之脉，皆有微毛之胃脉；冬时，而肝心脾肺肾之脉，皆有微石之胃脉，是五五二十五阳。

所谓阳者，胃脘之阳也 志云：所谓二十五阳者，乃胃脘所生之阳气也。胃脘者，中焦之分，主化水谷之精气，以资养五脏者也。四时五脏之脉，皆得微和之胃气，故为二十五阳也。简按王注，为人迎之气，误。

别于阳者，知病处也 吴云：言能别于阳和之脉，则一部不和，便知其部有病，是能知乎病处也。

别于阴者知死生之期 吴云：别真脏之阴脉者，则知其死于克贼，持于相生。如肝病真阴脉见，死于庚辛；心病真阴脉见，死于壬癸。下文，肝至悬绝急，十八日死之类，皆是也。

三阳在头，三阴在手 张云：三阳在头，指人迎也；三阴在手，指气口也。《太阴阳明论》曰：阳明者，表也，为之行气于三阳，盖三阳之气，以阳明胃气为本，而阳明动脉曰人迎，在结喉两旁一寸五分，故曰三阳在头。又曰：足太阴者，三阴也，为之行气于三阴，盖三阴之气，以太阴脾气为本，然脾脉本非气口，何云在手？如《五脏别论》曰：五味入口，藏于胃，以养五脏气，而变见于气口。气口亦太阴也，故曰三阴在手。上文以真脏胃气言阴阳，此节以人迎气口言阴阳。简按此本于王注，更为详备，而汪心谷则以手足三阴三阳经解之，以毁王注，其理益晦（汪说，出《古今医统·内经要旨》）。滑云：三阳当作二阳，谓结喉两旁人迎脉，以候足阳明胃气，三阴谓气口，以候手太阴肺气也。胃为五脏之本，肺为百脉之宗也。此说亦有所见，故附于此（马、志、高并本于汪氏，以经脉流注解之，吴则为三部九候之义，并不明晰）。

别于阳者，知病忌时；别于阴者，知死生之期 滑云：二句申前说，或直为衍文亦可。

所谓阴阳者 吴云：所谓，世所谓也，意若曰此众谋之阴阳，非吾之所谓阴阳也。简按上文既云所谓阴者真脏也，所谓阳者胃脘之阳也，而此亦云所谓阴阳者，故吴有此解。然考其语势，似不必然矣。

真脉之脏脉 滑作真脏之脉。《要旨》汪氏云：真脉之脏脉者，谓真脏脉之至数，以分五脏之属也。

肝至悬绝急 滑云：愚谓悬绝，如悬丝之微而欲绝也。王注：如悬物之绝去，似指代脉言也。《要旨》汪氏云：至，脉之应也。悬绝，止绝也。急，劲也。张云：悬绝急者，全失和平，而弦搏异常也。志云：悬绝者，真脏孤悬而绝，无意气之阳和也。急者肝死脉，来急益劲，如张弓弦也。简按张志之解似是。

脾至悬绝，四日死 高云：土位中央，灌溉四旁，上火下水，左木右金，土气不能四应，故四日死。简按王注不及脾独死于生数之义，故取高说而补之。马论天干之五行相克，其间多有不合，宜遵王意。

二阳之病发心脾 张云：二阳，阳明也，为胃与大肠二经，然大肠小肠，皆属于胃，故此节所言，则独重在胃耳。盖胃与心，母子也。人之情欲，本以伤心，母伤则害及其子。胃与脾，表里也，人之劳倦，本以伤脾，脏伤则病连于腑，故凡内而伤精，外而伤形，皆能病及于胃。此二阳之病，所以发于心脾也。简按王履云：肠胃有病，心脾受之，发心脾，犹言延及于心脾也。滑云：青田老人谓，心脾当作肺脾，下文风消脾病，息贲者肺病，深为有理。今详经文，张注为是。

不得隐曲，女子不月 张云：不得隐曲，阳道病也。夫胃为水谷气血之海，主化营卫而润宗筋，如《厥论》曰：前阴者，宗筋之所聚，太阴阳明之所合也。《痿论》曰：阴阳总宗筋之会，会于气冲，而阳明为之长，然则精血下行，生化之本，惟阳明为最。今化原既病，则阳道外衰，故不得隐曲，其在女子，当为不月，亦其候也。王氏注曰：夫肠胃发病，心脾受之，心受之，则血不流，脾受之则味不化，然心脾何以受肠胃之病，未免牵强，不可不察，隐曲二字，本经见者凡五，皆指阳道为言，以类察之，可得其义。吴云：俯首谓之隐，鞠躬谓之曲。简按吴说未见明据，今从张注。《要旨》云：汪氏质疑注，肢体为之劲急，而不能伸曲也。吴盖本此。

风消 诸家皆仍王注，为枯瘦之义，独汪心谷为上消渴。风消二字，他无所考，未知孰是，今两存之（《圣济总录》载治方，出第十三卷）。

息贲 马云：贲，奔同。喘息上奔痰嗽无宁，此非肺积之息贲，乃喘息而贲。张云：胃病则肺失所养，故气息奔急。气竭于上，由精亏于下，败及五脏，故死不治。

腨瘨 张云：足肚酸疼，曰腨瘨。简按《列子》：心瘨体烦。瘨，烦郁也。与此义殊。

索泽 楼英云：索泽，即仲景所谓皮肤甲错也。简按诸注，皆从王义。吴独作索睾。注云：睾，音高。索，引也。睾，肾丸也。"控睾"二字，《内经》中凡四见。或云腰脊控睾，未有单言控睾，而为病名者，则吴说不为得矣。

㿗疝 马云：与癫同。简按癫、癀同，本作隤。《诗经·周南》：我马虺隤。《尔雅》作虺颓。《释名》云：阴肿曰隤，气下隤也。又曰：疝言诜也。诜诜然引小腹急痛也。乃经脉篇癀疝，脉解篇㿗疝，五色篇癀阴，并同。《一切经音义》云：丸㿗，又作瘑，阴病也。原病式云：癫疝，小腹控卵，肿急绞痛也。朱震亨云：癫疝，其形阴囊肿缒，如升如斗，不痒不痛，是也。吴云：㿗，顽也。㿗疝，肾丸大而不疼，顽然不害者也。㿗，坠也，今训顽，未见所据。

心掣 吴云：心引而动也。张云：心动不宁，若有所引，名曰心掣。志云：心虚而掣痛。简按《圣济总录》云：心火胥应而不宁，其动若掣者，乃其证也。冯兆张《锦囊秘录》云：古无怔忡之名，名曰心掣者，是也。下文曰：其传为膈，志说似是。

膈 张云：以木乘土，脾胃受伤，乃为膈证。如《邪气脏腑病形篇》曰：脾脉微急为膈中。《风论》曰：胃风之状，食饮不下，鬲塞不通。《上膈篇》曰：食饮入而还出者，皆膈之谓。简按王注欠详。

惊骇 张云：肝胃二经，皆生惊骇。如《金匮真言论》曰：东方通于肝，其病发惊骇。《经脉篇》曰：足阳明病，闻木声则惕然而惊。

背痛 马云：二经之脉，胃自头以行于足，肝自足走腹，皆无与于背者，而此曰背痛，意者阴病必行于阳也。张云：背痛者，手足阳明之筋，皆夹脊也。汪昂云：按四经皆与背无涉，而云背痛。未详。

噫 马云：气转也，又饱出息也。《脉解篇》所谓上走心为噫者，阴盛而上走于阳明，阳明络属心，故上走心为噫也。《口问篇》：寒气客于胃，厥逆从下上散，复出于胃，故曰噫。观此则胃心之病，宜发为噫。张云：噫，嗳气也（详见《宣明五气篇》）。

欠 马云：气相引也。《经脉篇》：胃脉为病，有数欠。《宣明五气》《九针论》皆曰肾为欠。今曰善欠者，胃之病也。张云：欠，呵欠也。简按《说文》：欠，张口气悟也。象气从儿，上出之形。

风厥 张云：风厥之义不一，如本篇者，言二阳一阴发病，名曰风厥，言胃与肝也。其在《评热病论》者，言太阳少阴病也。在《五变篇》者，曰人之善病风厥漉汗者，肉不坚腠理疏也。简按又见《史·仓公传》。

心满 简按满，懑同。

善气 志云：善气者，太息也。心系急则气道约，故太息以伸出之。简按《礼记》：勿气。郑注：谓不鼻息也。乃志聪之义为得矣，马吴张高并不注。

三阳三阴发病 志云：太阳太阴之为病也，太阳为诸阳主气而主筋，阳气虚则为偏枯，阳虚而不能养筋，则为痿，脾属四肢，故不举也。

痿易 张云：痿弱不支，左右相掉易也。马云：左右变易为痿也。简按俱非也。易，是狂易之易，不如平常也，王注是。

鼓一阳曰钩 志云：钩，当作弦。此论四经之脉，以应四时也。鼓，动也。一阳之气初升，故其脉如弦之端直，以应春生之气也。高同。

鼓阳胜急曰弦 志云：弦，当作钩。阳气正盛，故其脉来盛去悠，如钩之急，以应夏热之气也。高同。

鼓阳至而绝曰石 志云：至者为阳，阳气伏藏，故脉虽鼓至而断绝，以应冬藏之气也。滑云：当作鼓，阴至而绝，此四者，盖亦真脏脉也。简按鼓阳，作鼓阴，近是。然以四者为真脏脉，恐非。

阴阳相过曰溜 志云：溜，滑也。阴阳相遇，其脉则滑。长夏之时，阳气微下，阴气微上，阴阳相遇，故脉滑也。此言人有四经，以应四时之气也。张云：阴阳相过，谓流通平顺也，脉名曰溜。其气来柔缓而和，应脾脉也。简按志以溜为滑，本于吴注。马云：溜，作流。《灵枢·本输》篇：溜于鱼际，其义主流。盖溜流古通，不必改字。滑云：如水之溜而不收，即下文关格之类，非。又按鼓一阳以下二十九字，与上下文，不相顺接，是它篇错简在此尔。

起则熏肺，使人喘鸣 张云：此兼表里，以言阴阳之害也。表里不和，则或为脏病，阴争于内也，或为经病，阳扰于外也。魄汗未藏者，表不固也；四逆而起者，阳内竭也。其至正不胜邪，则上熏及肺。今人气喘声鸣，此以营卫下竭，孤阳上浮，其不能免矣。

阴之所生，和本曰和 吴本：上和字下句，注意与王同。张云：阴者，五脏之真阴也。阴之所以生者，以脏气和。脏气之和，以阴阳之和也。不和则为争为扰，为刚为淖，而病由兴矣。志云：阴之所生之阳脉，与所本之阴脉，相和而始，名曰和。高云：独阳不生，独阴不长。阴之所生，和本曰和，言阴之所以能生万物者，以阴和而复，本于阳和也。简按此二句，旨义尤幽深，不能辄领会，故举数说尔。

淖则刚柔不和 吴云：此言偏阴之害。淖，谓阴气太过，而潦淖也。张云：淖，谓寒湿妄行，阴气胜也。简按行针篇：血气淖泽滑利。《春秋繁露》：夫物愈淖，而愈易变动摇荡也。《淮南原道训》：甚淖而滒。注：滒，亦淖也。饘粥多沉者，曰滒。淖，《广韵》：奴教切。《说文》：泥也。《一切经音义》引《字林》：濡甚曰淖。吴张为阴气有余之义，为是。志高并云：淖，和也，误。本经释音，淖，音淖。水朝宗于海，此以淖为淖，即俗作潮，亦误。

不过四日而死 简按马张根据新校正之说，死，作已，是。志高仍原文云：以阳脏相生而传故不过四日之偶数而死，以阴脏相克而传，故不过三日之奇数而死也，以三四奇偶之数，固然死者，犹云生阳，其义不通。

辟阴 简按王注辟并，乃辟读为僻。僻，偏也，而上辟水升之解未允。张云：辟，放辟也。土本制水，而水反侮脾，水无所畏，是谓辟阴，此说似是。马云：乘所不胜，阴以侮阴，谓之辟阴。吴云：辟，邪辟也。肾为水，脾为土，土胜水为正，今肾水反侮于脾，不得其正，故曰辟阴，此解亦未允。

结阳者，肿四肢 马云：结者，气血不疏畅也。吴云：阳，手足六阳也。其脉行于四肢之表，若有结邪，则四肢脉气壅滞，故肿。《圣济总录》云：夫热胜则肿，而四肢为诸阳之本，阳结于外，不得行于阴，则邪热菀于四肢，故其证为肿。况邪在六腑，则阳脉不和，阳脉不和，则气留之，以其气留，故为肿也（犀角汤：犀角、玄参、连翘、柴胡、升麻、木通、沉香、射干、甘草、芒硝、麦门冬，上水煎）。

结阴者，便血一升 马云：营气属阴，营气化血，以奉生身，惟阴经既结，则血必瘀蓄，而初结则一升，再结则二升，三结则三升。结以渐而加，则血以渐而多矣。《圣济总录》云：夫邪在五脏，则阴脉不和，阴脉不和，则血留之。结阴之病，以阴气内结，不得外行，血无所禀，渗入肠间，故便血也（地榆汤：地榆、甘草、缩砂仁，水煎）。

阴阳结斜 马云：斜，邪同。《灵枢·动输》篇，有少阴之大络，循阴股内廉，邪入腘中，则古盖斜邪通用。志云：结斜者，偏结于阴阳之间也。简按志注非，吴、张、高并同马义。

石水 马云：阴气多而阳气少，即阴盛阳虚也，则阳不能入之阴，而内之所聚者，为石水。《灵枢·邪气脏腑病形篇》云：肾脉微大为石水，起脐以下，至小腹䐜䐜然，上至胃脘，死不治。张云：石水，沉坚在下。简按《金匮要略》云：石水，其脉自沉，外证腹满不喘。尤怡注：石水，水之聚而不行也，因阴之盛，而结于少腹，故沉而不喘。《张氏医通》云：越脾加术汤发之。

消 马云：按此篇止谓消。至《脉要精微论》有瘅成为消中，《奇病论》有转为消渴，《灵·邪气脏腑病形》篇、本经《通评虚实论》皆曰消瘅，《气厥论》有肺消膈消，种种不同，其间各有所指。

隔 马云：俗亦谓之干隔。简按上文王注，隔塞不便，而此亦云，隔塞而不便泻，则似云便闭之证，志高作膈。

水 马云：《平人气象论》，颈脉动喘疾咳，曰水。目裹微肿，如卧蚕起之状，曰水。又曰：足胫肿曰水，《灵·水胀篇》水始起也，目裹微肿，如新卧起之状。又《宣明五气论》《灵·九针论》皆曰：下焦溢为水。此皆本篇所谓水也。

喉痹 张云：痹者，闭也。简按《春秋繁露》云：阴阳之动，使人足病喉痹。痹者，闭也，本出于《中藏经》。

阴搏阳别 吴云：此以下论脉也。简按王注以阴阳为尺寸，诸家皆从之。而高特云：言阴气过盛，搏击于内，不与阳和，似乎别出，此不以脉候而解者，盖以经文无脉字也。脉分尺寸，昉乎难经，而灵素所无，故以阴阳为尺寸者，其无稽尤甚，然征之于后世，有与王注符者。《儒门事亲》载胡王之妻，病脐下积块，呕食面黄，肌瘦而不月，或谓之干血气，治之无效，戴人见之曰孕也，其人不信，再三求治于戴人，与之平药，以应其意，终不肯下毒药，后月到果胎也。人问何以别之？戴人曰：尺脉洪大也，《素问·阴阳别论》所谓阴搏阳别之脉，试之于今，往往有验。王义虽与经旨相左，实不可废焉（李云：言阴脉搏动，与阳脉迥别也，阴阳二字，所包者广，以左右言，则左为阳，右为阴，以部位言，则寸为阳，尺为阴，以九候言，则浮为阳，沉为阴。旧说：以尺脉洪实为阴，与寸阳脉迥别，似矣，然则手少阴脉动甚，亦在寸也，何取于阳别之旨乎？故必会通诸种阴阳，而后可决也。○《三因方》云：搏者，近也。阴脉逼近于下，阳脉别出于上，阴中见阳，乃知阳施阴化，法当有子也。简按《妇人良方》亦与此说同，似未妥）。

肠澼 简按王为开肠洞泄之义，拘矣。马吴诸家，并从新校正作澼。吴云：阴阳，指尺寸而言。虚，谓脉来浮而无根也。肠澼，后泄血沫也。是。

阳加于阴谓之汗 张云：阳，言脉体。阴，言脉位。汗液属阴，而阳加于阴，阴气泄矣，故阴脉多阳者多汗。

阳虚阴搏 诸本作阴虚阳搏，是，当改。

夕时死 吴云：水火俱搏，谓之阴阳争。夕时，不阴不阳，邪争之会也，故死。

平旦死 宋本、马本无平旦二字。赵府本、熊本、吴张本，并有之。张云：平旦者，木火王极，而邪更甚，故死。

三日死 张云：三阳，手太阳小肠、足太阳膀胱也。水一火二，故死在三日，其死之速者，以既搏且鼓，阳邪之盛极也。

三阴三阳俱搏　吴云：三阴，脾及肺也。三阳，小肠及膀胱也。四经皆无阳和之气，故脉来俱见急搏。

心腹满发尽　吴云：心病于上，脾病于中，小肠膀胱病于下。故今心腹皆满尽极也，发尽胀满之极也。简按志作心满腹发尽，非。

隐曲不利　简按高释上文云：不得为房帏之隐曲也。而至此章则云：小肠之火气，发泄已尽，不得有所隐曲也。隐，幽隐。曲，曲匿。与上文不得隐曲不同也，未知何义。如王注，亦于上文，则以隐蔽委曲释之。于此章则云：便泻也。如张注则云：阴道不利也。盖推张之意，凡下焦运化之用，总谓之隐曲。然则二便通利，亦在其中欤？王注风论，与前节同。

五日死　吴云：五为土数，万物所归。今四经俱病，三焦俱伤，故不能逃乎五日也。

其病温　高云：以阳明之阳，而见温热之病，阳亢津竭，故死不治。病温二字，熊本、吴本作气滥。吴云：口气臭败，则清阳已绝。简按字书：滥，溢也。故以气滥为口臭，甚奇。

不过十日死　马云：十日者，地四生金，天五生土，止九日，而十则九日之余也。

灵兰秘典论第八

吴云：灵台兰室，黄帝藏书之所。秘典，秘藏典籍也。

十二脏　张云：脏，藏也。六脏六腑，总为十二。分言之，则阳为腑，阴为脏；合言之，则皆可称脏，犹言库藏之藏，所以藏物者。如《宣明五气篇》曰心藏神、肺藏魄之类，是也。简按下编有十一脏之称，《周礼》有九脏，《庄子》有六脏，可见其无定名焉。

相使贵贱　张云：相使者，辅相臣使之谓。贵贱者，君臣上下之分。吴云：清者为贵，浊者为贱。

遂言　简按王注六节藏象云：遂，尽也。遂言二字，见《家语》。

心者君主之官也　简按灵邪客篇云：心者，五脏六腑之大主，精神之所舍。《荀子·解蔽篇》云：心者，形之君也，神明之主也，出令而无所受令。《淮南子》云：夫心者，五脏之主也，所以制使四肢，流行血气。《五行大义》引本经，作主守之官，云：心为主守之官，神明出者。火者，南方阳。光晖，人君之象。神为身之君，如君南向以治。易以离为火，居太阳之位，人君之象，人之运动，情性之作，莫不由心，故为主守之官，神明所出也。《说文》：官，吏事君也。《玉篇》：官，宦也。

肺者相傅之官 《五行大义》云：肺为相傅之官，治节出者。金能裁断，相傅之任，明于治道，上下顺教，皆有礼节。肺于五脏，亦治节所出。

治节 马云：凡为治之节度，从是而出焉。张云：节，制也。《灵枢·五癃津液别》云：五脏六腑，心为之主，肺为之相。

肝者将军之官 《五癃津液别篇》云：肝为之将。《师傅篇》云：肝者主为将。吴云：肝气急而志怒，故为将军之官。简按《奇病论》云：肝者，中之将也，取决于胆。肝胆为表里，故肝出谋发虑，而胆为之断决也。《日知录》云：春秋传昭公二十八年，岂将军食之而有不足。《正义》曰：此以魏子将中军，故谓之将军，及六国以来，遂以将军为官名，盖其元起于此（《管子·立政篇》：将军大夫，以朝官吏）。

膻中者，臣使之官 张云：按十二经表里，有心包络，而无膻中。心包之位，正居膈上，为心之护卫。《胀论》曰：膻中者，心主之宫城也。李云：贴近君主，故称臣使，脏腑之官，莫非王臣，此独泛言臣，又言使者，使令之臣，如内侍也。滑云：膻，徒旱切，上声浊字。《说文》云：肉膻也，音同祖褐之祖。云膻中者，岂以祖褐之祖，而取义耶。简按滑注属曲解。《韩诗外传》：舜甑盆无膻。注：膻，即今甑箅，所以盛饭，使水火之气上蒸，而后饭可熟，谓之膻，犹人身之膻中也。义太明切。李高及汪昂但云：膻中，即心包络，非。盖二者虽在上焦，膻中则无形之宗气，心包络则包心之血络，岂可概而为一乎。薛雪云：膻中，亦名上气海，为宗气所积之处。心包络，包为膜，心君之宫室，络为膜外之巷术，心君之城府也。一为密勿之地，一是畿甸之间，臣使之义着焉，膻中者，宫室外之城府也。此说近是。

喜乐出焉 吴云：膻中气化，则阳气舒，而令人喜乐；气不化，则阳气不舒，而令人悲愁。是为喜乐之所从出也。李云：喜笑属火，此云喜乐出焉，其配心君之府，较若列眉矣。

脾胃者，仓廪之官 《五行大义》无"胃"字。《荀子·富国篇》杨倞注：谷藏曰仓，米藏曰廪。遗篇《刺法论》云：脾为谏议之官，知周出焉（《三因方》作公正出焉）。脾为谏议大夫，出于《千金方》，及胡悟《五脏图说》。

大肠者，传道之官 《本输篇》及《五行大义》引河图，大肠为传道之腑。《韩诗外传》：大肠者，转输之腑也。三十五难：大肠，传泻行道之腑也。马云：道，导同。

小肠者，受盛之官　《本输篇》、三十五难、《韩诗外传》及《五行大义》引河图并云：小肠者，受盛之腑也。

化物出焉　张云：小肠居胃之下，受盛胃中水谷，而厘清浊，水液由此而渗于前，糟粕由此而归于后。脾气化而上升，小肠化而下降，故曰化物出焉。高云：受胃之浊，水谷未分，犹之受盛之官，腐化食物，先化后变，故化物由之出焉。

肾者，作强之官，伎巧出焉　高云：肾藏精，男女构精，鼓气鼓力，故肾者犹之作强之官，造化生人，伎巧由之出焉。吴云：伎，音技。作强，作用强力也。伎，多能也。巧，精巧也。简按高注仍王义，似是。李云：肾处北方而主骨，宜为作强之官。水能化生万物，故曰伎巧出焉。《五行大义》云：肾为作强之官，伎巧出者。水性是智，智必多能，故有伎巧，巧则自强不息也。《古今鲑》云：技虽不至于道，亦游于艺者之所贵，巧虽未至于神，亦妙万物而为言。不作强则何以得之？故知作强者，乃精力之谓。以上三说，略与王旨差，姑存之俟考。

三焦决渎之官　吴云：决，开也。渎：水道也。上焦不治，水滥高原；中焦不治，水停中脘；下焦不治，水蓄膀胀。故三焦气治，则为开决沟渎之官，水道无泛溢停蓄之患矣。简按《本输篇》：三焦者，中渎之腑也，水道出焉。《五行大义》云：三焦处五脏之中，通上下行气，故为中渎腑也。又引《河图》云：三焦孤立，为内渎之腑。《说文》：渎，沟也。今据仓廪传道受盛等之例而考之，决，疑是中。或云：央误。《荀子》入其央渎。注：中渎也，如今人家出水沟也。

膀胱者，州都之官　张云：膀胱位居最下，三焦水液所归，是同都会之地，故曰州都之官。简按《本输篇》、二十五难及《五行大义》引河图云：膀胱为津液之腑。《韩诗外传》：膀胱，凑液之腑也。《周礼·地官》：五党为州。郑注：州，二千五百家，人四县为都。

津液藏焉，气化则能出矣　张云：膀胱有下口，而无上口，津液之入者为水，水之化者由气，有化而入，而后有出，是谓气化则能出矣。《营卫生会篇》曰：水谷俱下而成，下焦济泌别汁，循下焦而渗入膀胱，正此谓也。然气化之原，居丹田之间，是名下气海。天一元气，化生于此。元气足则运化有常，水道自利，所以气为水母。知气化能出之旨，则治水之道，思过半矣。萧京《轩岐救正论》云：夫三焦既主相火，水道之出，无非禀气以为决也。不曰能出而曰出焉，盖气本自化，不待化于气而始能出也。今津液主水，膀胱司水，水不自化，而化于气，此阴以阳为用，未免少费工夫，故不曰出焉，而曰则能出矣。语意之次，又包许多妙用。

十二官 赵献可《医贯》云：玩内经注文，即以心为主，愚谓人身别有一主，非心也。谓之君主之官，当与十二官平等，不得独尊心之官为主。若以心之官为主，则下文主不明则十二官危，当云十一官矣，盖此一主者。气血之根，生死之关，十二经之纲维也。吕东庄评云：十二官各有所司，而惟心最贵，心得其职，则十二官皆得其宜。犹孟子谓耳目之官不思，而蔽于物，心之官则思，思则得之。盖心与百体，分言之则各有所官，统言之则心为百体之主，即此义也。故曰君主之官，曰主明，文义自见。若谓别有一主，则心已不可称君主，岂主复有主乎？又谓下文当云十一官，不当云十二官，此拘牵句字，而不求其义也。即以经文例之，《六节脏象论》云：凡十一脏，取决于胆。五脏六腑，胆已在内，则宜云十脏，而云十一脏，又将别有一胆耶？《灵枢·邪客》篇曰：心者，非其心耶？赵氏欲主张命门为一身之要，未尝无说，而必穿凿经文附会之，却不可为训。凡论学论医，皆不可如此。

其宗大危 高云：宗祧且危。简按《说文》：宗，尊祖庙也。《白虎通》云：宗者，何谓也？宗者尊也，为先祖主。宗，人之所尊也。

至道在微 高云：承上文大危之意而言，至道在微，上文大危，乃人心惟危之义，此至道在微，乃道心惟微之义。道惟微也，故变化无穷，既微且变，则人孰知其原。

窘乎哉，消者瞿瞿 吴云：窘，穷也。乎哉，叹辞。张云：瞿瞿，不审貌。谓十二官相失，则精神日消，瞿瞿然莫审其故，诚哉窘矣。马云：瞿，音履。《礼·檀弓》：瞿瞿如有求而弗得。注云：眼目速瞻之貌，彼不知此养生之法者，有消而无长，瞿瞿然惊顾，拟而议之，窘迫哉，此消者瞿瞿也。简按《诗经·东方未明篇》：狂夫瞿瞿。传：无守之貌。《礼·玉藻》：视容瞿瞿。注：惊遽不审貌。张注本之，张马注义并通。吴志高俱仍王注，以消为消息之义，岂有此理耶？且王以瞿瞿训勤勤，未见所出。《太素》作濯濯。《广雅》：濯濯，肥也。一曰：娱游也。

闵闵之当 马云：闵闵者，说文以为病与伤通也。唯不知其要，则闵闵然独当其病，孰知何法为善耶？张云：闵闵，忧恤也。谓能忧人之忧，而恤人之危者，又孰足以当其明哲之良哉？盖甚言知道之少也。简按马引说文有讹，闵、愍通，故张以忧恤释之，二说并不妥。王为深远之义，必有所本。

毫厘　《孙子算经》：蚕吐丝为忽，十忽为一丝，十丝为一毫，十毫为一厘。

其形乃制　马云：唯心为君主之官，有以制此形耳。张云：积而不已，而形制益多也。高云：道之形体乃制。制，正也。

精光之道，大圣之业　志云：精，纯粹也。光，光明也。高云：心主神明，犹之精光之道也。主明下安，犹之大圣之业也。

斋戒　简按王引韩说，见《易·上系辞》：圣人以此斋戒。注：周礼膳夫，王日一举，斋日三举。《论语》：斋必变食，而不饮酒。不茹荤，出《庄子》。

灵兰之室　马云：《灵枢·刺节真邪》《外揣》，皆藏此室。文王有灵台，语有芝兰之室，俱异常之谓。志云：心之宫也。简按志注非是。

传保　高云：以传后世，而保守弗失焉。

六节藏象论篇第九

马云：篇内首问六六之节，后又问脏象何如，故名篇。高论上加大字，云：大论二字，旧本误传四气调神下，今各改正。简按此篇论运气，与天元纪大论等义同，故高云尔，不可从也。篇内自岐伯对曰昭乎以下，至孰多可得闻乎，七百一十八字。《新校正》云：全元起注本，及《太素》并无，疑王氏之所补也。今考篇中，多论运气，他篇所无，且取通天论，自古通天者云云，其气三三十一字，与三部九候论，三而成天云云四十五字，凑合为说，其意竟不可晓。又且立端于始云云十二字，全袭《左传》文公元年语，明是非旧经之文，故今除之，不及释义。运气别是一家，无益于医术，前贤诸论，详载于汇考，及《解精微论》后。

六六之节　张云：天有上下四方，是为六合；地有正隅中外，是为九宫。此乾坤合一之大数也。凡寰中物理，莫不由之。故节以六六而成岁，人因九九以制会。简按诸家俱仍王注，独张注如此。若果如其言，则当云六之节九制会，而不可云六六九九，王义为得矣。

人以九九制会　吴云：黄钟之数，起于秬黍。以九重之，而制律制度，制量制衡。会，会通也。古者天子巡狩，会诸侯，必同其律、同其度、同其

卷
二

049

量、同其衡、谓之会通，此人之所制也。志云：盖人有九窍九藏，地有九州九野，以合三而成天，三而成地，三而成人，故先言人以九九制会，而后言地以九九制会也。简按王注及吴志解未允。会，盖《周礼》天官少宰要会之会。郑注：月计曰计，岁计曰会。《家语·执辔篇》：天一地二人三，三三如九，九九八十一，盖九九八十一，数之极，故曰人以九九制会。

三百六十五节 《邪客篇》云：岁有三百六十五日，人有三百六十节。《吕览》云：三百六十六日，人亦有四肢五脏九窍三百六十六节。子华子云：一人之身为骨，凡三百有六十，精液之所朝夕也。

大神灵问 吴云：神灵，指天地阴阳而言。志注同。简按王注似允当。

嗜欲不同 吴云：五脏各有嗜欲声色臭味，各有所通，而入五脏也。诸注并同，今从之。

天食人以五气 吴云：五气非徒臊焦香腥腐而已，此乃地气，非天气也。盖谓风气入肝，暑气入心，湿气入脾，燥气入肺，寒气入肾，当其不亢不害，则能养人。人在气交之中，以鼻受之，而养五脏，是天食人以五气也。简按吴注似是而却非。下文云：五气入鼻，藏于心肺。若如吴说，则当云藏于五脏。张仍王注，固有以也（《蠡海集》云：人之水沟穴，在鼻下口上，一名人中，盖居人身天地之中也。天气通于鼻，地气通于口，天食人以五气，鼻受之；地食人以五味，口受之。穴居其中，故名之曰人中）。

五色修明 王注修洁分明，盖以为修饰之修也。《灵枢·小针解》：五色循明。古书修循多通用。

以养五气 张云：胃藏五味，以养五脏之气。

神之变也 新校正云：全元起本，并《太素》，作神之处，为是。《灵枢·本神》篇云：生之来谓之精，两精相搏谓之神。《五行大义》云：心藏神者，神以神明照了为义。言心能明了万事，神是身之君，象火。《淮南子》云：神者，心之宝也。

其华在面 张云：心主血脉，血足则面容光彩，脉络满盈，故曰其华在面。

阳中之太阳 《九针十二原》篇云：阳中之太阳，心也。《阴阳系日月》篇云：心为阳中之太阳。

魄之处也 《灵枢·本神》篇云：并精而出入者，谓之魄。

阳中之太阴 《十二原》篇云：阳中之少阴，肺也。新校正为是。

精之处也 《本神》篇云：生之来谓之精。

阴中之少阴 《十二原》篇云：阴中之太阴，肾也。《系日月》篇云：肾为阴中之太阴。新校正为是。简按张注引《刺禁论》，规《新校正》之说，为强解焉。

魂之居也 《本神》篇云：随神往来者，谓之魂。简按左传昭七年，子产曰：人生始化曰魄，既生魄阳曰魂。用物精多则魂魄强，是以有精爽至于神明。杜注：魄，形也。阳，神气也。孔颖达《正义》云：人禀五常以生，感阴阳以灵，有身体之质，名之曰形。有嘘吸之动，谓之为气。形气合而为用，知力以此而强，故得成为人也。其初人之生也，始变化为形，形之灵者，名之曰魄也。既生魄矣，魄内自有阳气，气之神者，名之曰魂也。魂魄，神灵之名。附形之灵为魄，附气之神为魂也。附形之灵者，谓初生之时，耳目心识，手足运动，啼呼为声，此则魄之灵也。附气之神者，谓精神性识，渐有所知，此则附气之神也。《孝经说》曰：魄，白也。魂，芸也。白，明白也。芸，芸动也。形有体质，取明白为名。气唯嘘吸，取芸动为义。盖精亦神也，爽亦明也。精是神之未着，爽是明之未昭。关尹子云：魂藏肝，魄藏肺（《五行大义》引老子经亦同）。《韩诗外传》云：精藏肾，神藏心，魂藏肝，魄藏肺，志藏脾。《说文》：魂，阳气也。魄，阴神也。俱与本经之义相发焉。

以生血气，简按上文云：心其充在血脉。又云：肺者，气之本。而又于肝云：以生血气，最可疑。宜根据上文例，删此四字。从《太素》，而补入其色与味。

三焦膀胱 简按《五脏别论》云：夫胃大肠小肠三焦膀胱，此五者，天气之所生也。《本脏》篇云：肾合三焦膀胱。又云：密理浓皮者，三焦膀胱浓，粗理薄皮者，三焦膀胱薄。经文并言三焦膀胱如此。又《五行大义论·肾命门》云：犹如三焦膀胱俱是水腑。不妨两号，今以大义之言，参诸经文，三焦膀胱，乃是一腑。《灵兰秘典》云：三焦者，决渎之官，水道出焉。膀胱者，州都之官，津液藏焉。盖以通行水道之用，谓之三焦。其实专指下焦而言，以收藏津液之体，谓之膀胱，此云名曰器。则正有名有状之三焦，与《灵枢》如沤如渎如雾之三焦（此乃与三十一难所论同）、手少阳三焦经脉所行之三焦，各各不同。凡经论中有三三焦，详见于张氏《质疑录》，当参考（王三阳亦有三焦论，其旨略与张意同，出于伤寒纲目）。

营之居也 张云：营者，水谷之精气也。水谷贮于六腑，故为营之所居。简按《灵枢·营气》篇云：营气之道，内谷为宝。谷入于胃，气传之肺，流溢于中，布散于外。精专者行于经隧，常营无已。《痹论》云：营气者，水谷之精气也。《营卫生会篇》云：营气出于中焦。皆其义也。

入出者也 李云：胃受五谷，名之曰入。脾与大小肠三焦膀胱，皆主出也。

四白 简按李杲云：四白，当作四红。非。

四盛以上为格阳 《灵》终始、禁服并云：人迎四盛，且大且数，名曰溢阳。溢阳为外格（王引正理论，与《伤寒论·平脉法》之文同）。

四盛以上为关阴 《终始》《禁服》并云：脉口四盛，且大且数，名曰溢阴。溢阴为内关。

四倍以上为关格 《终始》《禁服》并云：人迎与太阴脉口俱盛，四倍以上，命曰关格。关格者，与之短期。张云：俱盛四倍以上，谓盛于平常之脉四倍也。物不可以过盛，盛极则败，凡脉盛而至于关格者，以阴阳离绝，不能相营，故致羸败（此本吴注，诸家作赢，为盈义）。极，尽也。精气，天禀也。言不能尽其天年，而夭折也。《脉度篇》曰：邪在腑则阳脉不和，阳脉不和，则气留之。气留之，则阳气盛矣。阳气大盛，则阴不利。阴脉不利，则血留之。血留之，则阴气盛矣。阴气大盛，则阳气不能荣也，故曰关。阳气大盛，则阴气弗能荣也，故曰格。阴阳俱盛，不得相荣，故曰关格。关格者，不得尽期而死也，世人病此不少。历代医师，相传谬甚。夫所谓关格者，阴阳痞绝，不相营运，乖赢离败之候也。故人迎独盛者，病在三阳之腑也；寸口独盛者，病在三阴之脏也。或见于人迎，或见于气口，皆孤阳之逆候，实真阴之败竭也。无阴则无根，而孤阳浮露于外耳。凡犯此者，必死无疑，是皆酒色伤精所致。又以人迎在头，系阳明表脉，故人迎倍大者，曰格阳；寸口在手，系太阴里脉，故寸口倍大者，曰关阴。阴阳互极，抗拒不通，故名关格，不可易也。若在尺为关，在寸为格（《难经平脉法》及李杲、朱震亨，并从前诸注，皆如此），关则不得小便，格则吐逆（《丹溪纂要》竟立关格门，为病名），特言膈食与癃闭耳，非此之谓也。简按盖关格，言表里阴阳痞绝之候，张氏仍马注，发其余义，尤为明确。然《脉要精微论》曰：阴阳不相应，病名曰关格。《史记》仓公曰：切其脉，肝气浊而静，此内关之病也。则谓之关格为脉体，而非病名，可耶？（《张氏医通》立关格门，辨马、张二家之误尤详，当参考）。

不能极于天地之精气 滑云：过乎中也，盖极者，中也。不及则不得为中，太过亦不得为中。简按此说太异。

五脏生成篇第十

心之合脉也 张云：心主血，血行脉中，故合于脉。吴云：心主血而藏神，脉则血体而神用，故心合脉。

其主肾也 吴云：其以之为主，而畏者肾也。志云：心主火，而受制于肾水，是肾乃心脏生化之主，故其主肾也。

凝泣 熊音，上兼陵反，结也。下音涩，不滑也。马云：泣，涩同。吴同。《杨慎外集》云：《素问》脉泣则血虚。又云：寒气入经而稽迟，泣而不行。又云：多食咸，则脉凝泣而变色。泣音义与涩同。按《说文》：沴（音丽），水不利也。沴与泪同。泣，亦水不利也泣，与涩同。亦可互证。

胝膲而唇揭 吴云：肉粗疏胝膲，而唇掀揭也。张云：胝，皮浓也，手足骈胝之谓。《通雅》云：胝，皮肉生茧不仁也。膲，脯也。简按《巢源》：有四肢发胝候。《广韵》：胼胝，皮上坚也。膲，《集韵》：仄遇切，皱也。盖胝膲者，敛缩之义。肉在皮里，肉之敛缩，不可得而见。唇为肉之外候，以其掀揭，而知肉之敛缩，故言肉胝膲而唇揭。若为胼胝之类，则不通。

此五味之所合也，五脏之气 简按当从《太素》，也字移气下。

故色见 吴：故，改败。非。

草兹 志云：兹，蓐席也。草兹者，死草之色，青而带白也。简按《尔雅·释器》：蓐谓之兹。郭注：《公羊传》曰属负兹。兹者，蓐席也。《史记·仓公传》：望之杀然黄，察之如死青之兹。俱可以确志聪之解耳，马、王诸家，以滋释之果然，则岂枯泽之色乎？并不可从。

黄如枳实 张云：黄黑不泽也。

黑如炲 《千金翼》炲下有煤字。《五行大义》作水苔，非。

赤如衃血 《说文》：衃，凝血也。

蟹腹 蟹黄，见本草（李时珍云：腹中之黄，应月盈亏）。

如以缟裹朱 《脉经》：缟，作绵。《禹贡》：厥篚玄纤缟。孔传：玄，黑缯。缟，白缯。纤，细也。《小尔雅》：缯之精者，曰缟。《通雅》：缟，子虚赋注：缟，鲜支，今所谓素砑，以石辗缯，色光泽也。《诗经·豳风》：我朱孔阳，为公子裳。毛传：朱，深纁也。孔氏疏：《士冠礼》裳注云：凡染绛，一入谓之縓，再入谓之赪，三入谓之纁，朱则四入矣。朱色深于纁，故云朱深纁也。志云：荣色隐见于皮肤之间，有若缟裹者也。

裹红 《说文》：红，帛赤白色。《释名》：红，绛也，白色之似绛者。

裹绀 《说文》：绀，帛深青扬赤色。《释名》：绀，含也，青而含赤色也。简按王注薄青，不知何据，马注本于《说文》。

栝楼实 马云：楼，蒌同。

裹紫 《说文》：紫，帛青赤色。《论语》皇疏：北方间色。

诸脉者，皆属于目 《大惑论》云：五脏六腑之精气，皆上注于目，而为之精。《口问》篇云：目者，宗脉之所聚也。

此四肢八溪之朝夕也 张云：四肢者，两手两足也。八溪者，手有肘与腋，足有髀与腘也。此四肢之关节，故称为溪。朝夕者，言人之诸脉髓筋血气，无不由此出入，而朝夕营运不离也。《邪客》篇曰：人有八虚，皆机关之室。真气之所过，血络之所游，即此之谓。一曰：朝夕，即潮汐之义。言人身血气往来，如海潮之消长。早曰潮，晚曰汐者，亦通。吴云：朝夕，会也。古者君臣朝会谓之朝，夕会谓之夕。谓脉髓筋血气五者，与四肢八溪，相为朝夕，而会见也。简按张前说似允当，盖溪者，筋骨罅隙之谓。王充《论衡》云：投一寸之针，布一丸之艾，于血脉之溪，笃病有瘳。

肝受血而能视，李氏《脾胃论》：肝，作目。

指受血而能摄，《说文》：摄，引持也。《庄子·胠箧》云：必摄缄縢，固扃鐍。摄字之义与此同。张云：按血气者，人之神也。而此数节，皆但言血，而不言气，何也？盖气属阳而无形，血属阴而有形，而人之形体，以阴而成。如《九针》篇曰：人之所以生成者，血脉也。《营卫生会》篇曰：血者，神气也。《平人绝谷》篇曰：血脉和则精神乃居。故皆言血者，谓神根据形生，用自体出也。

为痹 王注瘝字，《释音》：音顽。《广韵》：痹也。《字汇》：手足麻痹也。简按痹病所指极广，故加瘝字，明其麻痹之痹（后世顽麻顽痹之顽，本是瘝字，盖根据音同，而称之者）。志云：《金匮要略》曰：血痹病从何得之？师曰：汗出，卧不时动摇，加被微风遂得之。汗出者，言卫气之虚于外也。卧则卫归于阴，出则血行于外，加被风吹，则血凝于皮肤，而为痹矣。要略云：血痹，外证身体不仁，如风痹状。志以痹为血痹，王则为瘝痹，义互相发焉。

不得反其空 马云：空，与孔同，不得反其空穴。志云：空，骨空也。骨空者，节之交三百六十五穴会，络脉之渗灌诸节者也。血行于皮肤，不得反循于穴会，故为痹厥也。吴张仍王注，简按志注似与下文相顺承。

大谷十二分　张云：大谷者，言关节之最大者也。在手者肩肘腕，在足者踝膝腕。四肢各有三节，是为十二分。分，处也。按此即上文八溪之义。夫既曰溪，何又曰谷？如《气穴论》曰：肉之大会为谷，小会为溪。肉分之间，溪谷之会。以行荣卫，以会大气。是溪谷虽以小大言，而为气血之会则一，故可以互言也。上文单言之，故止云八溪，此节与下文小溪三百五十四名，相对为言，故云大谷也。诸注（王马吴同）以大谷十二分，为十二经脉之部分者，皆非。志：分者，肉分而有纹理也。

小溪三百五十四名　张云：小溪者，言通身骨节之交也。《小针解》曰：节之交三百六十五会者，络脉之渗灌诸节者也。简按子华子云：一身之为骨，凡三百六十五节，即此义也。志云：名，穴名也，盖肉分之间，而有交会。交会之处，而有穴名也。马、吴、张俱根据王注，四改三，志高仍旧文，非是。

少十二俞　吴云：俞，十二经之俞也。十二俞，不在三百五十三名之内，故言少十二俞。张云：谓十二脏之俞，如肺俞心俞之类，是也。此除十二俞，皆通于脏气者，不在小溪之列。马同。高云：十二俞，即大谷十二分，是也。简按《新校正》云：别本、及全元起本、《太素》，俞作关。知高注尤是。

卫气之所留止　张云：凡此溪谷之会，本皆卫气留止之所。若其为病，则亦邪气所客之处也。简按诸家仍王义，张注似允。

缘而去之　张云：治以针石，必缘其所在，取而去之。缘，因也。简按诸家仍王义，张注似允。

先建其母　吴云：建，立也。母，应时胃气也。如春脉微弦，夏脉微钩，长夏脉微软，秋脉微毛，冬脉微石，谓之中和，而有胃气。土为万物之母，故谓之母也。若弦甚，则知其病始于肝；钩甚，则知其病始于心；软甚，则知其病始于脾；毛甚，则知其病始于肺；石甚，则知其病始于肾，故曰：欲知其始，先建其母。马云：母者，五脏相乘之母也。张云：母，病之因也，不知其母，则标本弗辨。故当先建其母，如下文某脏某经之谓。高云：母，病本也。简按吴主王义，似是。

五脉　《经脉别论》云：五脉气少，胃气不平，三阴也。《征四失论》云：诊不中五脉。

巅疾　《脉要精微论》云：厥成为巅疾。

过在　马云：过者，病也。凡内经以人之有病，如人之有过误，故称之曰过。《脉要精微论》云：故乃可诊有过之脉，此非过与不及之过，亦非经过之过，乃指病而言也。吴云：过，责其过也，言有上件病证，责其过在少阴巨阳。志云：实者邪实，虚者正虚，是以头痛巅疾，乃邪气实于上，而使正气虚于下也。盖邪之中人，始于皮毛气分，留而不去，则转入于经，是以过在巨阳少阴之经。而甚则入肾，盖经络受邪，则内干脏腑矣。简按下文云：病在膈中，过在手巨阳少阴，则知吴义长矣。

徇蒙招尤 吴：徇作眴。云：眴，音眩，目动也。目半合谓之蒙，全合谓之冥。尤、旐同。招尤，摇动不定也。张云：徇，亦作巡，行视貌。蒙，茫昧也。招，掉摇也。尤，甚也。目无光则朦昧不明，头眩动则招尤不定。滑云：徇蒙招尤，当作眴蒙招摇。眴蒙，谓目瞬动而蒙昧，下文目冥，是也。招摇，谓头振掉而不定也（要旨同）。简按《本事方》，招尤作招摇。沈承之云：尤，与摇同。徇蒙者，如以物蒙其首，招摇不定，皆晕之状也。志高并云：徇、眴同。眴眩，古字通。见扬雄《剧秦美新》文。盖徇、眴同，眩也。尤、摇同，不必改字也（《张氏医通》云：徇蒙招尤，目瞑耳聋，肝虚风动也。六君子加钩藤、羌、防、芎、归、甘菊）。

目冥 高云：冥，瞑同。

支膈胠胁 吴云：支，支离而痛也。张云：支，隔塞也。志云：支，支络。膈，内膈也。简按支、技同。王注《六元正纪》支痛云：支，挂妨也。诸注并非。《广雅》：胠，胁也。

咳嗽上气 吴云：声出于肺，谓之咳；咳而连声，谓之嗽。上气，浮肿也。张云：上气，喘急也。简按《周礼》天官疾医职：嗽上气。郑注：上气，逆喘也。吴以上气为浮肿，误。咳嗽详义，见于咳论。

脉之小大滑涩浮沉 简按《邪气脏腑病形》云：调其脉之缓急小大滑涩。四难云：浮沉长短滑涩，俱举脉之大纲而言之耳。

五脏相音 张云：相，形相也。音，五音也。相音，如阴阳二十五人篇所谓木形之人，比于上角之类。又如肝音角、心音征、脾音宫、肺音商、肾音羽。若以胜负相参，臧否自见，五而五之，二十五变。凡耳聪心敏者，皆可意会而识也。简按王不释相字，得张注而义明。志云：五脏之相，合于五音，发而为声。此亦主王注也。马云：人有相与音，虽见于外，而五脏主其中。吴云：相音，五音相为循环也。俱义未允。

赤脉之至也 吴：赤下句。马云：赤白青黄黑之下，俱当读，诊人之色已赤矣，及其脉之至也，涌盛如喘之状。张云：此下即所以合脉色也。

心痹 简按郑玄《易通卦验注》云：痹者，气不达为病，王注盖本于此。

喘而浮 《脉经》：浮下有大字。注云：喘，疑作濡。

惊有积气 吴云：上虚，肺自虚也。下实，心在肺下而为邪，谓之实也。盖肺金不足，则心火乘其虚，而克贼之。惊，心实而惊，肺受火邪，失其治节，故有积气在胸中。简按诸注以惊为上虚，吴独以为实，恐非。《甲乙》作为积气在胸中，盖积气在胸中，心神不安，故惊。似义易通。

喘而虚 马云：其脉喘，当为虚。吴云：有积气在胸中，令人喘而虚也。志云：膻中之正气反虚，故为虚喘也。简按王注以喘为病，吴志从之，为是矣。

寒热 张云：金火相争，金胜则寒，火胜则热也。吴同。志云：脏真高于肺，主行荣卫阴阳，阴阳虚乘，则为往来之寒热也。

使内 高云：得之醉而使邪气之内入也，简按此解不通。

长而左右弹 《甲乙》：而下有弦字。《脉经》：弹下有诊曰二字。张云：言两手俱长，而弦强也。弹，搏击之义。

厥疝 高云：腹中，脾部也。有厥气，乃土受木克。土气厥逆，而不达也。土受木克，故不名曰脾痹，名曰厥疝。疝，肝病也。简按脾痹，见《四时刺逆从论》。

女子同法 高云：女子无疝，肝木乘脾之法则同也。志云：男女气血相同，受病亦属同法，故于中央土脏，而曰女子同法者，欲类推于四脏也。简按志注凿矣。

得之疾，使四肢汗出当风 吴云：脾主四肢，胃主四末，疾使四肢，则劳而汗易出。风乘土虚，客于其部，故见上件诸证。高云：得之疾，犹言得之外疾。简按高注牵强。

上坚而大 张云：上，言尺之上，即尺外以候肾也。志云：上坚者，坚大在上，而不沉也。汪昂云：上字未解。简按诸注未允，汪以为未详，实然。

五色之奇脉 简按据《甲乙》，衍之奇脉三字。

面青目青 目青，诸本作目赤，当改。

五脏别论篇第十一

马云。别：如字，此乃五脏之别是一论，故名篇。吴同。

方士 《文选·七发》：方术之士。李善注：孔安国《论语注》云：方，道也。

女子胞 张云：子宫，是也。简按汉外戚传，善臧我儿胞。师古注：谓胎之衣也，此即胞衣。又仓公传：风瘅客脬。《正义》：脬，亦作胞。此即膀胱，而其为子宫之义者，史传无所考。然胞衣每儿化成，膀胱不限女子，明是子宫矣。《质疑录》云：《阴阳别论》云女子胞，《气厥论》云胞移热于膀胱；《五味》篇云冲脉任脉，皆起于胞中。凡此胞字，皆音包，以子宫为言也。《灵枢》云：膀胱之胞薄以懦，音抛，以溲脬为言也。

奇恒之腑 高云：奇，异也。恒，常也。言异于常腑也。

其气象天 张云：转输运动，象天之气。高云：传导水谷，变化而出，犹之天气之所生也。从上而下，故其气象天。从上而下，故泻不藏。

魄门 魄：粕通。《庄子·天道》篇：古人之糟魄已夫，音义。司马云：烂食曰魄。一云：糟烂为魄。本又作粕，盖肛门传送糟粕，故名魄门。王注恐凿矣。

气口 张云：气口之义，其名有三：手太阴肺经脉也，肺主诸气，气之盛衰见于此，故曰气口。肺朝百脉，脉之大会聚于此，故曰脉口。脉出太渊，其长一寸九分，故曰寸口。是名虽三，而实则一耳。简按《仓公传》：太阴之口，亦谓寸口。

为五脏主 《经脉》篇曰：经脉者，常不可见也，其虚实也，以气口知之。《经脉别论》曰：权衡以平，气口成寸，以决死生之分。《难经·一难》曰：十二经皆有动脉，独取寸口，以决五脏六腑死生吉凶之法，何谓也？然寸口者，脉之大会，五脏六腑之所终始，故法取于寸口也。

六腑之大源也 《灵枢·五味》篇云：胃者，五脏六腑之海也。《玉版论》云：胃者，水谷气之海也。《甲乙》林亿等注云：称六腑，虽少错于理，相发为佳。

气口亦太阴也 马云：五味入口藏于胃，而得脾以为之运化，致五脏之气，无不藉之资养，则是脾者足太阴也，肺者手太阴也，其气本相为流通，而气口亦手太阴耳。张云：气口属肺，手太阴也，布行胃气，则在于脾，足太阴也。《经脉别论》曰：饮入于胃，游溢精气，上输于脾，脾气散精，上归于肺，然则胃气必归于脾，脾气必归于肺，而后行于脏腑营卫，所以气口虽为手太阴，而实即足太阴之所归，故曰气口亦太阴也。简按马张所解，其理虽详备，而考之经文，似不太明。李中梓《诊家正眼》删亦字。

出于胃，变见于气口 吴云：五脏六腑之气味，皆出于胃，熏蒸于肺，肺得诸脏腑之气，转输于经，故变见于寸口。高云：五脏六腑之气味，始则五味入口藏于胃，继则脾气转输气味，皆出于胃，循经脉而变见于气口。简按出字，全本作入，而王注亦云。谷入于胃，然据吴高注意，不必改入字，其义自明。

五气入鼻藏于心肺　张云：上文言五味入口藏于胃者，味为阴也。此言五气入鼻藏于心肺者，气为阳也。鼻为肺之窍，故心肺有病，而鼻为之不利。观此两节，曰味曰气，皆出于胃，而达于肺，既达于肺，亦必变见于气口，故气口独为五脏主。简按吴云：风暑湿燥寒，天之五气也，误。

察其下适其脉　吴云：下，谓二便也。张云：适，测也。简按当从《太素》，补上字候字，下文其病下，补能字。

拘于鬼神者　《史记》扁鹊云：信巫不信医，六不治也。

异法方宜论篇第十二

吴云：异法者，治病不同其法。方宜者，五方各有所宜。

砭石　《南史·王僧孺传》：全元起欲注《素问》，访王僧孺以砭石。答曰：古人以石为针，必不用铁。《说文》有此砭字。许慎云：以石刺病也。《东山经》云：高氏之山多针石。郭璞云：可以为砥针，治痈肿。《春秋》：美疢不如恶石。服子慎注：石，砭石也，季世无复佳石，故以铁代之耳。简按《山海经》：高氏之山，其上多玉，其下多箴石。吴任臣《广注》：程良孺曰：或云金刚钻，即其物也。

陵居　马云：倚高陵以为居，而耐受乎风。志云：高平曰陆，大陆曰阜，大阜曰陵（出《尔雅·释地》）。根据山陵而居，故多风。简按当从志注。

褐荐　吴云：荐，草褥也。简按《诗经·豳风》，无衣无褐，何以卒岁？注：褐，毛布也。《古今黈》云：荐，席也，草亦得以言荐。《庄子·齐物论》：麋鹿食荐。荐，即草也。王注细草，盖本《庄子》。

华食　简按王注：酥酪骨肉之类。骨，当作膏（张志并作膏）。

毒药　张云：毒药者，总括药饵而言，凡能除病者，皆可称为毒药。汪机云：药，谓草木虫鱼禽兽之类，以能攻病，皆谓之毒。简按《说文》：毒，浓也，害人之草，往往而生。药，治病草，从艸乐声。而《周礼·天官》：医师聚毒药以共医事。郑注：毒，药之辛苦者，药之物恒多毒。贾疏：药之辛苦者，细辛、苦参，虽辛苦而无毒，但有毒者多辛苦。药中有毒者，巴豆、野狼牙之类，是也。药中有无毒者，人参、芎䓖之类，是也。直言聚毒药者，以毒为主也。以上皆与王注同。吴志高为有毒之药，误矣。考本草，药物产于川蜀者极多，此从西方之一证。

其地高陵居 张云：地高陵居，西北之势也。

其民乐野处而乳食 张云：野处乳食，北人之性，胡地至今犹然。高云：居，常居也。处，暂处也。其民乐野处有时，不欲居高也，旷野多兽，故乐野处而乳食。

脏寒主满病 张云：地气寒，乳性亦寒，故令人脏寒。脏寒多滞，故生胀满等病。简按脏寒不必生满病。《甲乙》无满字，为是。

灸焫 简按诸本：焫，作炒焫，当改。熊音：如劣反，烧也。张云：如瑞切。玉篇：焫，而悦切，烧也，与爇同。

水土弱 冢语云：坚土之人刚，弱土之人柔。

食胕 张云：胕，腐也，物之腐者，如豉鲊曲酱之属，是也。

致理 熊音：致，音治，密也。

九针 高云：《灵枢·九针论》：黄帝欲以微针通其经脉。微针，小针也。岐伯论小针，而及于九针，故曰九针者亦从南方来。简按《九针十二原》：帝问无用砭石，欲以微针通其经脉，而岐伯答以始于一终于九，则微针即是九针，对砭石而言，非九针之外有微针。志云：微针者，其锋微细，浅刺之针也，恐非是。

痿厥寒热 高云：不劳则四肢不强，故其病多痿厥。食杂则阴阳乖错，故其病多寒热。

导引按跷 张云：跷，即阳跷、阴跷之义，盖谓推拿溪谷跷穴，以除疾病也。熊音：跷，音乔。简按张注牵强不可从（详义见《金匮真言论》)。《庄子》陆氏释文：李云：导气令和，引体令柔。

从中央出也 高云：四方会聚，故曰来，中央四布，故曰出。

移精变气论篇第十三

吴云：移易精神，变化脏气，如悲胜怒、恐胜喜、怒胜思、喜胜悲、思胜恐，导引营卫，皆其事也。高云：导引之谓移，振作之谓变。简按当从王注。

祝由 熊音：祝，去声，音咒。马云：郑澹泉《吾学编》述我朝制云：太医院使，掌医疗之法，院判为之贰。凡医术十三科：曰大方脉、曰小方脉、曰妇人、曰疮疾、曰针灸、曰眼、曰口齿、曰接骨、曰伤寒、曰咽喉、曰金镞、曰按摩、曰祝由。按摩，以消息导引之法，除人八疾。祝由，以祝禁祓除邪鬼之为厉者。二科今无传。愚今考巢氏病源，各病皆有按摩之法。《三国志》：孙策时于吉言知祝由法，今民间亦有之。张云：祝咒同。由，病所从生也，故曰祝由。志云：对神之辞曰祝。由，从也。言通祝于神明，病从而可愈已。简按王注：祝说病由，盖亦取义于祝说于神明也，书无逸疏，以言告神谓之祝，请神加殃谓之诅，或作咒。《灵·贼风》篇云：先巫者，因知百病之胜，先知其病之所从生者，可祝而已也。《说苑》云：上古之为医者，曰苗父。苗父之为医也，以菅为席，以刍为狗，北面而祝，发十言耳，请扶而来，舆而来者，皆平复如故。隋唐有咒禁博士、咒禁师（详见《六典》）。《千金翼》载禁咒诸法。《圣济总录》云：符禁，乃祝由之法，然上古治病，祝由而已，以其病微浅，故其法甚略。后世病者滋蔓，而所感既深，符印祝诅，兼取并用，禳却厌胜，而不可以已。要之精神之至，与天地流通，惟能以我齐明，妙于移变，是乃去邪辅正之道也。据以上数说，其为祝诅病由之义可知也。而元陈栎着《素问祝由辨》云：《书·泰誓篇》曰：祝降时丧。孔氏注：祝，断也。今以祝训断，谓但断绝其受病之由，正与上文移精变气相照应，转移自己之精神，变改其所感受阴阳风雨晦明之六气，而断绝其受病之由，则其病自已。如病由于寒，则断其寒而暖之，病由于热，则断其热而凉之。祝断其由，如所谓拔其本塞其源，意义岂不显然明白乎？祷祈祝诅，自是《素问》之大禁，如曰拘于鬼神者，不可与言至德，亦是无知者之所为，岂医家事耶？此说似有理而却非，实儒者之见耳（陈辨，见《新安文献志》三十五卷）。

内无眷慕之累 高云：眷慕，眷恋思慕也。

外无伸宦之形 吴云：伸宦，求进于官也。张云：伸，屈伸之情。宦，利名之累。高云：引伸五官，以为恭敬也。简按吴注近是。

今之世不然 宋本：今上有当字，志本、高本同。

决嫌疑 《曲礼》云：夫礼者，所以定亲疏决嫌疑。

僦贷季 王《六节藏象》注：引《八素经·序》云：天师对黄帝曰：我于僦贷季理色脉，已三世矣。罗泌《路史》云：神农立方书，乃命僦贷季理色脉，对察和剂，以利天下。

色以应日，脉以应月 张云：色分五行，而明晦是其变。日有十干，而阴晴是其变。故色以应日，脉有十二经，而虚实是其变。月有十二建，而盈缩是其变。故脉以应月。

常求其要，则其要也 张云：常求色脉之要，则明如日月，而得其变化之要矣。高云：色主气，为阳，故色以应日。脉主血，为阴，故脉以应月。以阴阳之常，求其色脉之要，则得其大要也。

草苏草荄之枝，本末为助 马云：苏者，叶也。荄者，根也。枝者，茎也。荄为本，枝叶为末，即后世之煎剂也。张同。志云：苏，茎也。荄，根也。草苏之枝，茎之旁枝也。草荄之枝，根之旁根也。盖以苏荄为本，而旁枝为末也。简按《方言》：苏，草芥也。江淮南楚之间曰苏，自关而西，或曰草，或曰芥。陆氏《释文》云：苏，草也。《考声》云：荄，草茎也。《方言》：东齐谓根曰荄。《说文》：草根也。《通雅》云：紫者曰紫苏，荏曰白苏，水苏曰鸡苏，荆曰假苏，积雪草曰海苏，石香薷曰石苏，苏亦辛草之总名。今详经文，马注似允当，而王注苏字下句，释苏为煎，未见所据。

不知日月 张云：王注即以日月为解，然本篇所言者，原在色脉，故不知色脉，则心无参伍之妙，诊无表里之明。色脉不合者，孰当舍证以从脉？缓急相碍者，孰当先此而后彼？理趣不明，其妄孰甚？此色脉之参合不可少，故云日月也。

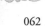

不审逆从 张云：有气色之逆从（见《玉版要论》），有四时脉急之逆从（出《平人气象论》《玉机真脏论》），有脉证之逆从（同上）。

凶凶 张云：好自用而孟浪也。简按《左传》僖二十八年，曹人凶惧。杜云：凶凶，恐惧声。《汉书·翟方进传》：群下凶凶。

用之不惑 张云：察病之要道，在深明色脉之精微，而不至惑乱。简按极脉惑则得国，并押韵。

逆从到行 马云：到，当作倒。张云：到，倒同。

去故就新乃得真人 吴云：去故，去其故日之邪；就新，养其新生之气。即移精变气之事也。如此，是得上古真人之道。张云：此戒人以进德修业，无蹈暮世之辙，而因循自弃也。去故者，去其旧习之陋；就新者，进其日新之功。新而又新，则圣贤可以学至，而得真人之道矣。简按张注与王意略同，似稳帖，新人亦押韵。

者因得之 张云：一者，本也。因者，所因也。得其所因，又何所而不得哉？志聪云：因其情意，而得之也。简按下文云：数问其情，以从其意。王注似有所据。

得神者昌，失神者亡 高云：一似闭户塞牖，其心专系之病者，数问其病情，以从其志意。情意之中，神所居也。有病而得神则生，失神则死，故得神者昌，失神者亡。审察其神，则得其因。得其因，则得其要矣。马云：天年篇云失神者死，得神者生。《师传》篇云：帝曰：守一勿失。岐伯曰：生神之理。与此义同。简按昌亡押韵。《灵·终始》篇：敬之者昌，慢之者亡。《吕览·古乐篇》：贤者以昌，不肖者亡。

汤液醪醴论篇第十四

五谷 简按五谷其说不一：《金匮真言论》：麦、黍、稷、稻、豆；《脏气法时论》：粳米、小豆、麦、大豆、黄黍；《九针论》：无小豆，有麻。《周礼》：五谷养其病。郑注：麻、黍、稷、麦、豆。《月令》：春食麦，夏食菽，中央食稷，秋食麻，冬食黍。如医经，当以金匮真言论所载为正。

汤液及醪醴 熊音：醪醴，上音劳，下音礼。酒味浓曰醪，味薄曰醴。张云：汤液醪醴，皆酒之属。《韵义》云：醇酒浊酒曰醪。《诗诂》云：酒之甘浊而不沛者，曰醴。然则汤液者，其即清酒之类欤。简按《扁鹊传》：上古之时，医有俞跗（应邵注：黄帝时医也），治病不以汤液醴酒（按酒、醨通。《说文》：醨下酒也。一曰：醇也），盖酒与醴无太异。汤液醪醴，连称者如此。则张以为清酒之类，似不诬焉。何剡云：汤液，谓煎煮汤药。然下文明言当今之世，必齐毒药，则汤液非煎煮汤药可知也。而《汉书·艺文志》：《汤液经法》十六卷：未知所谓汤液何物。至皇甫谧甲乙序则云：伊尹以元圣之才，撰用神农本草，以为汤液，此乃为煎煮汤药之义也。后世汤药之说本于此。醪，《说文》：汁滓酒也。《广韵》：浊酒。醴，《说文》：酒一宿熟也。《玉篇》：甜酒也。《前汉·楚元王传》：元王每置酒，常为穆生设醴。颜注：醴，甘酒也。少鞠多米，一宿而熟。

稻米 杨泉《物理论》：稻者，溉种之总称。颜师古《刊谬正俗》云：稻是有芒之谷，故于后通呼粳秫，总谓之稻。孔子曰：食夫稻。周官有稻人之职，汉置稻米使者，此并非指属稻秫之一色。简按《说文》及《本草》专指糯以为稻，得师古之说始明。志云：帝以五谷为问，是五谷皆可为汤液醪醴，以养五脏，而伯答以中央之稻米稻薪，盖谓中谷之液，可以灌养四脏故也。考《金匮真言论》：以稻为秋谷，则此说不知何据。

炊以稻薪 以，宋本作之，马张本同。

高下之宜 此下宋本及诸本，有故能至完，伐取得时八字。此本系脱落，当补。简按《诗经·豳风》：十月获稻。《吕览·孟冬纪》：命大酋，秫稻必齐，曲糵必时，湛饎必洁，水泉必香，陶气必良，火齐必得。王注：稻以冬采，盖本于此。

镵石针艾 熊音：镵，上衫反，小针也。马云：镵，沮衔反。《灵·九针论》，第一曰镵针。张云：镵，锐也。简按《扁鹊传》：镵石桥引。注：仕咸反，谓石针也。此连言针艾，当从史注。

针石道也 吴云：言用针石者，乃治病之道。道，犹法也。若精神不加进，志意不舒展，则徒法不能以自行，故病不可得而愈也。简按志聪以精神不进之精神，为工之精神，以今精神坏去之精神，为病者之精神，高则为工之与病者之精神，并不可从。盖此段当从全元起本改数字，义尤明备。

极微极精 吴云：言微渺易治之时。张云：极微者，言轻浅未深。极精者，言专一未乱。斯病也，治之极易。高云：微，犹轻也。精，犹细也。

守其数 吴云：数，度也。简按《吕览》高注：数，术也。

兄弟远近 吴云：远近，犹言亲疏也。高云：或疏而远，或相亲而近，其音声可以日闻于耳，五色可以日见于目，而病至不愈者，亦何其闲暇之甚，而不早为之计，以至病成而逆乎。

五脏阳以竭 马云：以、已同。吴张：以，作已。

津液充郭 张云：郭，形体胸腹也。胀论云：夫胸腹，脏腑之郭也。吴云：郭，当作辜。高云：郭、廓同，空廓也。简按《上膈》篇云：积聚守于下管，卫气不营，则肠胃充郭，由此则高注为是。

其魂独居 张云：魄也，阴之属，形虽充，而气则去，故其魄独居也。简按王注未允。

四极急 吴云：四肢肿急。简按王注脉数，恐非。

形施于外 简按《玉篇》：施，张也。王注施张本于此。新校正非。

平治于权衡 张云：平治之法，当如权衡者，欲得其平也。且水胀一证，其本在肾，其标在肺，如五脏阳已竭，魄独居者，其主在肺，肺主气，气须何法以化之？津液充郭，孤精于内，其主在肾，肾主水，水须何法以平之？然肺金生于脾，肾水制于土，故治肿胀者，必求脾肺肾三脏，随盛衰而治得其平，是为权衡之道也。高云：权，秤锤也。衡，平也。腐秽充塞，五脏不和，故当平治于权衡，如秤物而得其平也。简按张高虽与王义异，亦当存一说。

去宛陈莝 马云：宛，积也。陈莝，陈草也。吴云：积者谓之菀，久者谓之陈，腐者谓之莝也。张云：斩草也。吴云：其水气之陈积，欲如斩草，而渐除之也。简按音释：莝，音锉，斩也。熊音：莝，粗卧反，斩草也。《说文》：莝，斩刍也。当从张义。王注原本，盖作茎字，故引全本校之。

温衣 滑云：当作温之，微动四肢，令阳气渐次宣行，乃所以温之也。或云：作温表，谓微动四肢，令阳气渐次宣行，而温于表也。张云：温衣，欲助其肌表之阳，而阴凝易散也。简按张注是。

鬼门 张云：汗空也。肺主皮毛，其藏魄。阴之属也，故曰鬼门。简按《通天论》：气门乃闭。王注：气门，谓玄门。盖气鬼古通。

净腑 张云：膀胱也。上无入孔，而下有出窍，滓秽所不能入，故曰净腑。○《张氏医通》云：开鬼门之剂，麻黄、羌活、防风、柴胡、葱白，及柳枝煎洗。洁净腑之剂，泽泻、木通、通草、防己、葶苈、茯苓、猪苓、秋石、代盐。去菀陈莝之剂，商陆、大戟、甘遂、芫花、牵牛。宣布五阳之剂，附子、肉桂、干姜、吴茱萸。

精以时服 张云：服，行也。志云：精以时复矣。

巨气乃平 马云：巨气大气也，即正气也。志云：巨气者，太阳之气也。简按当从马注。

玉版论要篇第十五

吴云：古之帝王，闻一善道，着之方策，以纪其事，谓之玉版。简按贾谊新书云：书之玉版，藏之金柜，置之宗庙，以为后世戒。《汉·司马迁传》：金柜玉版，图籍散乱。如淳注：玉版，刻玉版，书为文本也。

揆度奇恒 马云：病能论云：揆度者，切度之也。奇恒者，言奇病也。所谓奇者，使奇病不得以四时死也。恒者，得以四时死也。所谓揆者，方切求之也，言切求其脉理也。度者，得其病处，以四时度之也。

道在于一 马云：一者何也？以人之有神也。吴张同。

神转不回 马云：回者，却行而不能前也。《玉机真脏论》云：帝曰：吾得脉之大要，天下至数，五色脉变，揆度奇恒，道在于一，神转不迴，迴则不转，乃失其机。至数之要，迫近以微。着之玉版，藏之脏腑。每旦读之，名曰玉机。此篇用回字，彼从迴，义当参考。张云：回，逆而邪也。简按回、迴同字。

至数之要，迫近以微 高云：至数之要，迫近而在于色脉，以微而在于神机。色脉神机，可以着之玉版。

容色 吴云：容，面容也。简按全本作客色。近是。

在其要 高云：在，察也。所谓色变者，面容之色，见于上下左右，当各察其浅深顺逆之要。简按在，察也。见《尔雅释诂》。

汤液主治，十日已 高云：汤液者，五谷之汤液。十日已者，十干之天气周，而病可已，即《移精变气论》所谓汤液十日以去八风五痹之病者，是也。

必齐主治，二十一日已 高云：齐，合也，即《汤液醪醴论》所谓必齐毒药攻其中者是也。二十日，则十干再周。二十一日，再周环复，其病可已。马云：齐，后世作剂。

醪酒主治，百日已 马云：醪酒者，入药于酒中，如腹中论有鸡矢醴之谓。高云：醪酒，乃熟谷之液，其性慓悍滑疾，营运荣卫，通调经脉，故百日病已。百日则十干十周，气机大复也。

百日尽已 吴云：言至于百日之期，则命尽而死。张云：百日尽则时更气易，至数尽而已。上节言病已，此言命已也，不可混看。高云：尽已，气血皆终也。简按王、林二家注并误。

上为逆，下为从 马云：色见于上，病势方炎，故为逆。色见于下，病势已衰，故为从。《灵枢·五色》篇云：其色上行者，病益甚，其色下行，如云彻散者，病方已。

女子右为逆，左为从 志云：按《方盛衰论》云：阳从左，阴从右。盖男子之血气从左旋，女子之血气从右转。是以男子之色见于右，而从左散者，顺也；女子之色见于左，而从右散者，顺也。

阴阳反他 张云：作，旧作他，误也，今改之。反作，如《四气调神论》所谓反顺为逆也。

在权衡相夺 张云：谓度其轻重，而夺之使平，犹权衡也。高云：夺其逆于右者从左，逆于左者从右。如汤液主治，必齐主治，醪酒主治，皆权衡相夺之义。简按马为察脉之浮沉之义，非。

奇恒事也，揆度事也 张云：阴阳反作者，即奇恒事也。权衡相夺者，即揆度事也。

搏脉痹躄，寒热之交 张云：搏脉，为邪盛正衰，阴阳乖乱之脉，故为痹、为躄、为或寒或热之交也。简按王以寒热之交。为搏脉痹躄之病由，然与下文之例不合，当从张注。

脉孤为消气　张云：脉孤者，孤阴孤阳也。孤阳者，洪大之极，阴气必消。孤阴者，微弱之甚，阳气必消。故脉孤为消气也。高云：脉者气血之先，脉孤则阳气内损，故为消气。孤，谓弦钩毛石少胃气也。

虚泄为夺血　张云：脉虚兼泄者，必亡其阴，故虚泄为夺血也。高云：虚泄，谓脉气内虚不鼓动也。简按吴本：泄，作涩。非。

孤为逆，虚为从　高云：脉孤而无胃气而真元内脱，故为逆。虚泄而少血液，则血可渐生，故为从。

行奇恒之法　高云：人有奇恒之病，而揆度其脉，是行奇恒之法也。

八风四时之胜　吴云：八风，八方之风。四时，春夏秋冬也。胜，各以所王之时而胜也。终而复始，主气不变也，言天之常候如此。高云：八方之风主四时，各有所胜，如东风主春木而胜土、南风主夏火而胜金、西风主秋金而胜木、北风主冬水而胜火，四隅中土而胜八风。四时之胜，各主其时，循环无端，故终而复始。

逆行一过，不复可数　吴云：过，差也。张云：设或气令失常，逆行一过，是为回则不转，而至数繁乱，无复可以数计矣。过，失也，喻言人之色脉，一有失调，则奇恒反作，变态百出，亦不可以常数计也。此则天人至数之论，要在逆从之间，察其神而毕矣。

诊要经终论篇第十六

天气始方　吴云：方，谓气方升也，岁方首也，人事方兴也。高云：方，犹位也。正月二月，天气从阴而阳，故天气始位。简按《广雅》：方，大也，正也。王注盖本此。

天气正方　吴云：正方者，以时正暄也，生物正升也，岁事正兴也。高云：天气由东而南，始正其位。

水伏　宋本作冰复，诸本同。吴云：冰复者，冰而复冰，凝寒之极也。志云：冰复者，一阳也。高云：复，犹伏也，水冰气伏，故冰复。简按王注伏藏于水，明是古本作水伏。

地气合　吴云：合，闭而密也。志云：地出之阳，复归于地，而与阴合也。

散俞　马云：各经分散之穴也，四时刺逆从论云：春气在经脉，此散俞者，即经俞也。以义推之，春之经脉，当在肝胆经也。肝之经穴，在中封穴，胆之经穴，在阳辅穴。张云：即诸经之散穴也。简按马注恐拘。高云：络脉之散俞，盖与王意同。

分理 马云：纹理也，亦肝胆经之分理也。吴云：谓黑白分肉之理。高云：分肉之腠理也。

甚者传气，间者环也 吴云：病甚者，久留其针，待其传气日一周天而止，少瘥而间者，暂留其针，伺其经气环一周身而止。张云：传，布散也。环，周也。病甚者，针宜久留。故必待其传气，病稍间者，但候其气行一周于身，约二刻许，可止针也。简按王马以传气，为传其所胜之义。高以间为虚实相间之谓。并误。

络俞 张云：谓诸经浮络之穴，以夏气在孙络也。

尽气闭环 吴云：扪闭其穴，伺其经气循环，一周于身，约二刻许。张云：闭环，谓去针闭穴，须气行一周之顷也。高云：夏气开张，故浅刺络俞。若尽传其气，反闭其环转之机，而痛病必下入矣。简按高注非是。

痛病必下 吴云：盖夏气在头，刺之而下移也。

循理 吴云：循理，以指循其肌肉之分理也。高云：循皮肤之纹而刺之，简按王注为是。

刺俞窍于分理 于，马本作于。注云：于字，当与字。张云：孔穴之深者曰窍，冬气在骨髓中。故当深取俞窍于分理间也。志云：分理者，分肉之腠理，乃溪谷之会，溪谷属骨，而外连于皮肤，是以春刺分理者，外连皮肤之腠理也。冬刺俞窍于分理者，近筋骨之腠理也。简按不必于作与。

散下 吴云：以指按之，散其表气，而后下针。张云：或左右上下，散布其针，而稍宜缓也。简按张仍王注，是。

法其所在 马云：正以法其人气之所在，以为刺耳。

入淫骨髓 高云：春刺夏分，心气妄伤。心合脉，故脉乱。脉乱则气无所附，故气微。脉乱气微，邪反内入，故入淫骨髓。志云：少阳主骨，厥阴不从。标本从少阳中见之化，故入淫骨髓也。○简按以下四时刺逆之变，犹是月令春行夏政等之灾异，不过示禁戒于人耳。

不嗜食又且少气 高云：夫脉乱必令人不嗜食，盖食气入胃，浊气归心，淫精于脉也，不但气微，又且少气。

筋挛逆气环为咳嗽 高云：春刺秋分，肺气妄伤。筋挛，肝病也。筋挛逆气，肝病而逆于肺也。张云：逆气者，肝气上逆也。环，周也。秋应肺，故气周及肺，为咳嗽也。

时惊又且哭 张云：肝主惊，故时惊。肺主悲忧，故又且哭。

邪气着脏 张云：冬应肾，肾伤则邪气内侵而着脏，故令人胀。马云：著、着同。高云：着，旧本讹著，今改。简按着，著俗字。

又且欲言语 志云：肝主语，故欲言语也。简按《宣明五气篇》曰：五气所病，肝为语。

解堕 马云：解，懈同。堕，惰同。

心中欲无言 吴云：肺主声，刺秋分而伤肺，故欲无言。

惕惕如人将捕之 吴云：恐也。恐为肾志，肺金受伤，肾失其母，虚而自恐也。

少气时欲怒 张云：夏伤其肾，则精虚不能化气，故令人少气。水亏则木失所养，而肝气强急，故欲怒也。志云：阳气外张，故令人少气善怒也。

惕然欲有所为，起而忘之 张云：伤肝气也。心失其母，则神有不足，故令人惕然，且善忘也。志云：秋主下降，刺春分，是反导其血气上行，故令人惕然，且善忘也。

洒洒时寒 志云：冬主闭藏，而反伤之，则血气内散，故令人寒栗也。简按志注本于《四时刺逆从论》，为是。

眠而有见 马云：而，当作如。张云：肝藏魂，肝气受伤，则神魂散乱，故令人欲卧不能眠，或眠而有见，谓怪异等物也。简按而如古通，如《诗经·小雅》：垂带而厉。笺云：而，如也。《春秋》星陨如雨是也，必改字。

环死 吴云：心为天君，不可伤损，刺者误中其心，则经气环身一周，而人死矣。凡人一日一夜，营卫之气，五十度周于身。以百刻计之，约二刻，而经气循环一周也。简按诸注以环为环周一日之义，然据上文间者环也，则吴义似长矣。○张云：按《刺禁论》所言，五脏死期，尤为详悉，但与本节，稍有不同，此节止言四脏，独不及肝，必脱简耳。

中鬲者皆为伤中 张云：鬲膜，前齐鸠尾，后齐十一椎，心肺居于鬲上，肝肾居于膈下，脾居在下，近于鬲间。鬲者，所以鬲清浊分上下，而限五脏也。五脏之气，分主四季。若伤其鬲，则脏气阴阳相乱，是为伤中，故不出一年死。

知逆从也 张云：知而避之者为从，不知者为逆，是谓反也。

布憿 马云：憿，当作檄，布巾也。张吴本作檄，高作缴。志云：憿，定也，以布定着于胸腹。滑云：檄，如缠缴也。简按《字书》，檄，又作缴，音皎。玉篇：胫行縢也。《集韵》：胫布也。本草有缴脚布。李时珍云：即裹脚布，古名行縢。乃滑注似是。字书无懱字，志聪根据王注形定之解，牵强。

瘈疭 熊音：瘈，胡计反。疭，子用反。马云：反折瘈疭，谓手足身体反张，而或急为瘈，或缓为疭。高云：手足抽掣也。简按瘈又作瘛，《玉机真藏论》曰：筋脉相引而急，病名曰瘛。王注：筋脉受热，而自跳掣，故名曰瘛。熊音：尺世反，瘈同。《说文》：瘛，小儿瘈瘲病也。又瘈，引纵曰瘈，别作瘌。《汉·艺文志》，有金创瘛瘲方。王符《潜夫论》：掣纵，皆与此同义。《明理论》云：瘈者，筋脉急也。疭者，筋脉缓也。急者则引而缩，缓者则纵而伸。或缩或伸，动而不止者，名曰瘈疭，俗谓之搐者，是也。此说得之。

其色白 吴本：白，作黑。志云：色白者，亡血也，津液外脱，则血内亡矣。张云：《灵·终始》篇曰：其色白绝皮，乃绝汗。

目睘绝系 马云：目睘者，犹俗云眼圈也，其所谓系者，即《大惑》篇之所谓系也。吴：睘，作环，注云：目环，转旁视也。高作瞏，注云：谓目之瞏字，与眼系相绝，不相维系也。简按睘，音释：音琼。说文作瞏，目惊视也（《韵会》：葵营切，音琼）。张志并根据王注，为是。

先青白 高云：《刺禁论》云，刺中胆者，一日半死。色先青白者，日半之前，先见木受金刑之色，乃死矣。

口目动作 张云：牵引歪斜也。志高同。简按王注，目眣眣（字典晶荧貌。韩愈《东方半明诗》：太白眣眣）而鼓颔也，未详何义。

善惊 《阳明脉解篇》云：阳明之病，闻木音则惕然惊。

不仁 吴云：不知疼痛，若不仁爱其身者。高云：不仁者，身冷肤硬。马云：不知痛痒也。简按王注《痹论》云：不仁者皮顽不知有无也。《程氏遗书》云：医家以不认痛痒，谓之不仁。人以不知觉，不认义理，为不仁，譬最近。马注本于程子。

上下不通 吴云：肾开窍于二阴，故令闭。既胀且闭，则上不得食，下不得便。上下不通，心肾隔绝而终矣。高云：手经足经，不相贯通，则上下不通。简按当从吴义。

腹胀闭 张云：足太阴脉，入腹属脾，故为腹胀闭。手太阴脉，上膈属肺，而主呼吸，故为不得息。胀闭则升降难，不得息则气道滞，故为噫为呕。呕则气逆于上，故为面赤。不逆则痞塞于中，故为上下不通。

不逆则上下不通 张云：不逆则痞塞于中，故为上下不通。脾气败则无以制水，故黑色见于面。

中热 据王注：谓胸热也。

此十二经之所败也 张云：手足六经，各分表里，是十二经也。《灵·终始篇》文与此同。

脉要精微论篇第十七

平旦 张云：平旦者，阴阳之交也。阳主昼，阴主夜，阳主表，阴主里。凡人身营卫之气，一昼一夜，五十周于身。昼则行于阳分，夜则行于阴分。迨至平旦，复皆会于寸口。《营卫生会》篇曰：平旦阴尽，而阳受气矣。日中而阳陇，日西而阳衰，日入阳尽，而阴受气矣。故诊法当于平旦初寤之时。

阴气未动，阳气未散 滑云：愚谓平旦未劳于事，是以阴气未扰动，阳气未耗散。

有过之脉 马云：盖人之有病，如事之有过误，故曰有过之脉，全经仿此。张云：有过，言脉不得中，而有过失也。

切脉动静 张云：切者，以指按索之谓。切脉之动静，诊阴阳也。简按望闻问三者，临病患乃可知焉，唯脉非切近其体肤，不能诊之，故谓之切脉。王以切近解之，为是。杨玄操《难经注》：切，按也。

精明 马云：王注为足太阳经睛明穴，由下文所以视万物别黑白等语观之，则主目言为正。盖精明主神气言，舍目亦无以见之，况末云则精衰矣，岂精衰之精，尚可以穴言乎？孟子曰：存乎人者，莫良于眸子。胸中正则眸子瞭焉者，是也。吴云：目中眸子，精神也。

参伍 张云：以三相较，谓之参。以伍相类，谓之伍。盖彼此反观，异同互证，而必欲搜其隐微之谓。易曰：参伍以变，错综其数。通其变，即此谓也（出《上系辞》）。滑云：以色脉脏腑形气，参合比伍也。简按《荀子》曰：窥敌制胜，欲伍以参。又曰：参伍明谨施赏刑。杨倞注云：参伍，犹错杂也。

血之府也 李云：营行脉中，故为血府。然行是血者，实气为之司也。逆顺篇云：脉之盛衰者，所以候血气之虚实，则知此举一血，而气在其中，即下文气治气病。义益见矣。

上盛则气高，下盛则气胀 吴云：脉之升者为上，上盛则病气高。高，粗也。脉之降者为下，下盛则病气胀。张云：上盛者，邪壅于上也。气高者，喘满之谓。下盛者，邪滞于下。故腹为胀满。简按诸家以上下，为寸尺之义，而内经有寸口之称，无分三部而为寸关尺之说，乃以《难经》以降之见读斯经，并不可从。此言上下者，指上部下部之诸脉。详见《三部九候论》。气高，全本作气鬲。《史记·仓公传》：气鬲病，使人烦懑，食不下，时呕沫。

代则气衰 马云：脉来中止，不能自还者，为代。代则正气已衰，故不能自还也。犹人负重，以至中途，而力乏不前，欲求代于人者耳。张云：脉多更改不常者曰代，气虚无主也。简按马注仍王义，而申明《伤寒论》《脉经》之旨者。史仓公云：不平而代。又云：代者，时参击，乍躁乍大也。张守节《正义》云：动不定曰代。此可确张说也。代脉有三义，见张氏脉神章。

涩则心痛 马云：脉来如刀刮竹（出虞庶），而往来甚难者曰涩。涩则心血不足，而有时作痛也。张云：涩为血少气滞，故为心痛。

浑浑革至如涌泉 张云：革至，如皮革之坚硬也。志云：革至者，扁易于平常也。高云：革至如涌泉，应指杂还之意。汪机云：愚谓此则溢脉类也，与仲景弦大虚芤之革不同。简按《文选·七发》注：浑浑，波相随貌。革，《集韵》：音殛，急也。《礼檀·弓》：夫子之病革矣。《甲乙》《脉经》，乍绰绰（诗传：宽也），义相乖。

绵绵 张云：绵绵如写漆（出《辨脉篇》），及如弓弦之断绝者，皆真气已竭，故死。高云：软散无伦之意。《诗经·大雅疏》：微细之辞。

精明五色 吴云：精明见于目，五色显于面，皆为气之光华。

白裹朱 宋本《脉经》：白作帛。沈本《脉经》作绵。马云：白，当作帛。诸本作白，非。张云：白裹朱，隐然红润而不露也。

赭 张云：代赭也，色赤而紫。《说文》：赭，赤土也。

苍璧 《白虎通》：璧者，外圆象天，内方象地。《尔雅》：肉倍好谓之璧。

地苍 《脉经》：作炭。张云：地之苍黑，枯暗如尘。

其寿不久也 吴云：精微象见，言真元精微之气，化作色相，毕见于外，更无藏蓄，是真气脱也，故寿不久。○高本，夫精明者所以视万物云云二十九字，移其去如弦死下，非。

伤恐者 吴云：伤，悲伤。恐，惧也。伤为肺志，恐为肾志，盖肺气不利则悲，湿土刑肾则恐也。张云：伤恐者，肾受伤也。志云：恐为肾志，如肾气不藏，而反胜于中，则伤动其肾志矣。简按推下文例，者字，当在言下。

终日乃复言　志云：气不接续也。《伤寒论》曰：实则谵语，虚则郑声。郑声者，重语也。

门户不要　张云：要，约束也。幽门（胃下口）、阑门（大肠小肠之会）、魄门，皆仓廪之门户。门户不能固，则肠胃不能藏，所以泄利不禁，脾脏之失守也。

五脏者，身之强也　吴本作五腑。注云：下文所言五腑者，乃人身恃之以强健。简按吴注似是。高接前段，为五脏者中之守也之结语，恐非。

头者，精明之府　张云：五脏六腑之精气，皆上升于头，以成七窍之用，故头为精明之府。高云：人身精气，上会于头。神明上出于目，故头者，精明之府。

头倾视深　吴云：视深，视下也，又目陷也。张云：头倾者，低垂不能举也。视深者，目陷无光也。

背者，胸中之府　马云：胸在前，背在后，而背悬五脏，实为胸中之府。张云：背乃脏俞所系，故为胸中之府。

肩随　《楼氏纲目》作肩垂。

肾将惫矣　熊音：惫，蒲拜反，病也。吴云：惫，与败同，坏也。

偻附　吴云：偻，曲其身也。附，不能自步，附物而行也。简按马：附读为俯，为是。左传昭七年，正考父一命而偻，再命而伛，三命而俯。杜注：俯共于伛，伛共于偻。又俯同。《说文》：俯，俛病也。《广雅》：俯，短也。

岐伯曰反四时者云云　张云：此言四时阴阳脉之相反者，亦为关格也。禁服篇曰：春夏人迎微大，秋冬寸口微大，如是者，命曰平人。以人迎为阳脉，而主春夏，寸口为阴脉，而主秋冬也。若其反者，春夏气口当不足，而反有余；秋冬人迎当不足，而反有余，此邪气之有余。有余者，反为精也，春夏人迎当有余，而反不足，秋冬寸口当有余，而反不足，此血气之不足。不足者，曰为消也。如春夏人迎应太过，而寸口之应不足者，反有余，而为精。秋冬寸口应太过，而人迎之应不足者，反有余，而为精，是不足者为精也。春夏寸口应不足，而人迎应有余者，反不足，而为消。秋冬人迎应不足，而寸口应有余者，反不足，而为消。是有余者为消也，应不足而有余者，邪之日盛，应有余而不足者，正必日消。若此者，是为阴阳相反，气不相营，皆名关格。简按此一项三十九字，与前后文，不相顺承，疑是它篇错简，且精消二字，其义不大明。姑从张注。

脉其四时动 《甲乙》无其字。

请言其与天运转大也 高云：人之阴阳升降，如天运之环转广大，故曰请言其与天运转大也。

彼秋之忿为冬之怒 成无己注《伤寒例》云：秋忿为冬怒，从肃而至杀也。马云：按彼春之暖四句，又见《至真要大论》，张仲景《伤寒论》引之。

脉与之上下 马云：上下者，浮沉也。

以春应中规 高云：所以与之上下者，春时天气始生，脉应软弱浮滑，则圆转而中规之度矣。马云：规者，所以为圆之器也。春脉软弱轻虚而滑，如规之象，圆活而动。

夏应中矩 马云：矩者，所以为方之器也。夏脉洪大滑数，如矩之象，方正而盛。

秋应中衡 张云：衡，平也。秤，横也。秋气万物俱成平于地面，故应中衡，而人脉应之。所以浮毛而见于外也。

冬应中权 张云：权，秤锤也。冬气闭藏，故应中权，而人脉应之，所以沉石而伏于内也。凡兹规矩权衡者，皆发明阴阳升降之理，以合乎四时脉气之变象也。简按《淮南·时则训》云：制度阴阳。大制有六度：天为绳，地为准，春为规，夏为衡，秋为矩，冬为权。虽与此章有不同者，而以规矩权衡配四时，当时已有其说，不唯医经也。

知脉所分 张云：期而相失者，谓春规夏矩秋衡冬权，不合于度也。知脉所分者，谓五脏之脉，各有所属也。分之有期者，谓衰王各有其时也。知此者，则知死生之时矣。

故知死时 时，别本作期。

始之有经 吴云：始之有经常之道。简按始之以下三十三字，《甲乙》无之，又是知阴盛则梦以下七十八字亦同，新校正有误置之说。今删此一百字，则文意贯通，似《甲乙》为正。论梦一节，见《灵枢·淫邪发梦篇》，及《列子·穆王篇》。

与天地如一 《易》曰：天道亏盈而益谦，地道变盈而流谦。

上盛 简按王注：上，上声，诸家读如字。

下盛 简按王注：下，去声，诸家读如字。

梦予　熊音：予，上声，与同。

虚静为保　简按《甲乙》作宝，盖保、葆、宝，古通用。《史记·留侯世家》：见谷城山下黄石，取而葆之。注：《史记》珍宝字皆作葆。征四失论：从容之葆。

泛泛乎　吴云：泛泛然充满于指。简按《说文》：泛，浮也，通作汎。

蛰虫　熊音：蛰，直力反，虫藏也。

知外者，终而始之　马云：能观其色而验之，有终始生克之异（此仍王意）。吴云：切脉之道，有终有始。始则浮取之，终则沉取之。浮以候外，沉以候内。终而始之，谓既取其沉，复察于浮，浮沉相较。高注同。张云：内，言脏气，脏象有位，故可按而纪之。外，言经气，经脉有序，故可终而始之。简按《灵枢·终始篇》：终始者，经脉为纪。张义似允。

故曰　熊本、吴本，无此二字。

此六者　马云：春夏秋冬内外六者。张同。高云：内外按纪终始。

持脉之大法　法下，《甲乙》有也字。

当消环自已　马云：若软而散，则刚脉渐柔，当完一周之时，而病自已矣。吴，消下句。志高同。志云：《灵枢》云：心脉微小为消瘅。盖心液不足，则火郁而为消渴之病。心藏神，得神机环转，而病自已也。按《甲乙》，环，作渴（《脉经》同）。高同。张云：软散者，心气将和也。消，尽也。环，周也。谓期尽一周，而病自已矣。愚按搏击之脉，皆肝邪盛也。肝本属水，而何五脏皆畏之？盖五脏皆以胃气为本，脉无胃气则死，凡木强者土必衰，脉搏者胃多败，故坚搏为诸脏所忌。兹心脉搏坚而长者，以心脏之胃气不足，而邪有余也，搏之微，则邪亦微，搏之甚，则几于真脏矣。故当以搏之微甚，而察病之浅深，后四脏者仿此。汪昂云：志聪注：消，谓消渴。非。《徐氏要旨》云：搏坚皆为大过，软而散，皆为不及，五脏各因大过不及而病也。

当病灌汗　灌，《脉经》作漏。吴云：汗多如灌水也。张云：肺虚不敛，汗出如水。

至令不复散发也　张云：汗多亡阳，故不可更为发散也。《脉经》发下无也字。注云：六字疑衍。

色不青　滑云：当作其色青。简按此说非是，当从王注。

色泽　张云：肝木不足，脾湿胜之，湿在肌肤，故颜色光泽。志云：《金匮要略》云：夫病水人，面目鲜泽，盖水溢于皮肤，故其色润泽也。

溢饮 《金匮要略》云：饮水流行，归于四肢，当汗出而不汗出，身体疼重，谓之溢饮。

易入肌皮肠胃之外 滑云：易，当作溢。简按以理推之，宜云肌皮之中，肠胃之外，而肌皮即是肠胃之外，故云尔。《脉经》亦易作溢。

折髀 吴云：折伤其髀，筋损血伤，故见肝木之脉，诸注仍王义。

食痹 痹下，《脉经》有髀痛二字。吴云：谓食积痹痛也。简按《至真要大论》王注云：食痹，谓食已心下痛，阴阴然不可名也，不可忍也，吐出乃止，此为胃气逆，而不下流也。又张云食痹者，食入不化，入则闷痛呕汁，必吐出乃止。李氏《医宗必读》有治法。

其软散 《脉经》：软下，有而字。

色不泽者 志云：五脏元真之气，脾所主也。湿热太过，则色黄脉盛，而少气矣。其不及，当病足胫肿。脾气虚，故足肿也。若水状而非水病，故其色不泽。

其色黄而赤 张云：邪脉干肾，肾必衰，其色黄赤，为火土有余，而肾不足。

折腰 吴云：伤折其腰，损其肉与脉，肉病故黄，脉病故赤也。简按《刺腰痛论》云：解脉，令人腰痛，如引带，如折腰状。以此观之，吴说似是，但以黄赤，分肉与脉，恐非。

心疝 《圣济总录》云：夫脏病必传于腑，今心不受邪，病传于腑，故小肠受之，为疝而痛，少腹当有形也。世之医者，以疝为寒湿之疾，不知心气之厥，亦能为疝。心疝者，当兼心气以治之，方具于九十四卷。《大奇论》云：心脉搏滑急，为心疝。《四时刺逆从论》云：滑则病心风疝。《邪气脏腑病形》篇云：心疝，引脐小腹鸣。

心为牡脏 《灵枢·顺气一日分为四时》篇亦有此文。张云：牡，阳也。心属火，而居于膈上，故曰牡脏。简按吴本：牡，作牝。注云：牝，阴也。大误。《灵枢》肺为牝脏。

寒热 简按寒热，盖虚劳寒热之谓，即后世所称风劳。下文云：沉细数散者，寒热也。次篇云：寸口沉而喘，曰寒热。及《灵》论疾诊尺篇、寒热病篇、风论等，所论皆然。又喻昌《医门法律》，以以下五条，为胃风变证，各处一方。误甚。

瘅成为消中 马云：瘅者，热也。吴云：瘅，热邪也。积热之久，善食而饥，名曰消中。简按王注《奇病论》云：瘅，谓热也。此章冠湿字。非是。《汉书·严助传》：南方暑湿，近夏瘅热（师古注：瘅，黄病也。误）。王充《论衡》云：人形长七尺，形中有五常，有瘅热之病，深自克责，犹不能愈。又云：天地之有湛也，何以知不如人之有水病也？其有旱也，何以知不如有瘅疾也？《左传》：苟偃瘅疽（哀三年）。《史记》风瘅、肺消瘅，及本经消瘅、瘅疟之类，皆单为热之义。熊音：瘅，多满反，俗作疸，病黄也。尤误。

厥成为巅疾 吴云：巅、癫同，古通用。气逆上而不已，则上实而下虚，故令忽然癫仆，今世所谓五痫也。张云：或为疼痛，或为眩仆，而成顶巅之疾也。一曰：气逆则神乱，而病癫狂者，亦通。简按杨玄操注《难经》云：癫，颠也，发即僵仆倒地，故有癫蹶之言。《楼氏纲目》云：以其病在头巅，故曰癫疾。是知癫痫之癫、厥成癫疾、眩冒癫疾之巅，一疾也。王太仆误分癫为二疾，独孙真人始能一之，楼以癫巅为一疾，固是。以巅为头巅之义，不可从。《五脏生成篇》：头痛巅疾，下虚上实。《奇病论》云：人生而有病巅疾者。《方盛衰论》：气上不下，头痛巅疾，并是癫疾。当从吴注。

久风为飧泄 志云：风乃木邪，久则内干脾土，而成飧泄矣。故曰：春伤于风，邪气留连，乃为洞泄。

筋变骨痛 变，诸本作挛，当改。张云：此言诸病痛肿，而有兼筋挛骨痛者也，诸家以痛肿筋挛骨痛，释为三证，殊失经意。观下文曰：此寒气之肿，则其所问在肿，义可知矣。

寒气之肿，八风之变也 张云：惟风寒之变在经，所以兼筋骨之痛。今有大项风、蛤蟆瘟之属，或为头项咽喉之痛，或为肌肉之肿，正此类也。高云：此寒气之肿，言痛肿之生于寒也。八风之变，言筋挛骨痛之生于风也，以明病之所生，即病之所变也。

以其胜治之愈也 志云：以五行气味之胜治之而愈也，如寒淫于内，治以甘热。如东方生风，风生木，木生酸，辛胜酸之类。

征其脉 吴云：征，验也。

其色苍赤 张云：苍者，肝肾之色，青而黑也。赤者，心火之色，心主血也。脉见弦沉，而色苍赤者，筋骨血脉俱病，故必当为毁伤也。简按苍：《说文》：草色也，青而黑，未知何据。

湿若中水也 张云：凡毁伤筋骨者，无论不见血已见血，其血必凝，其经必滞，气血凝滞，形必肿满，或如湿气在经，而同于中水之状也。高云：毁伤筋骨，应不见血，若已见血，则心气并伤，如汗出身湿。若中于水，水

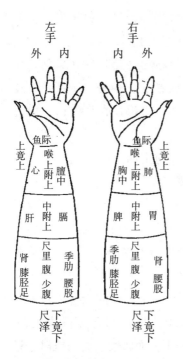

从汗孔，而伤其心气也。吴本：肝与肾以下二十五字，移于肾脉搏坚而长云云，至令不复也下。注云：肝与肾脉并至，谓搏坚而长，又沉石也，其色当苍黑，今见色苍赤，则非肝肾病，当病毁伤不见血。盖筋伤则色苍，脉伤则色赤。若已见血，则其搏坚而长，或为湿饮。其脉沉下，或为水也。简按此一节，与上下文，不相顺承，疑有脱误。

尺内两旁则季胁也 简按王注：尺内，谓尺泽之内也，此即诊尺肤之部位。《平人气象论》云：尺涩脉滑，尺寒脉细。王注亦云：谓尺肤也。《邪气脏腑病形》篇云：善调尺者，不待于寸。又云：夫色脉与尺之相应，如桴鼓影响之相应也。《论疾诊尺篇》云：尺肤泽。又云：尺肉弱。十三难云：脉数尺之皮肤亦数，脉急尺之皮肤亦急。《史记·仓公传》亦云：切其脉，循其尺。仲景云：按寸不及尺，皆其义也，而其所以谓之尺者，《说文》：尺，十寸也。人手却十分动脉为寸口，十寸为尺，尺所以指。尺，规矩事也。从尸从乙。乙，所识也。周制，寸尺咫寻常仞诸度量，皆以人之体为法。徐锴曰：家语曰：布指知尺，舒肱知寻（《大戴礼》云：布指知寸，布手知尺，舒肱知寻）。明是尺即谓臂内一尺之部分，而决非寸关尺之尺也，寸口分寸关尺三部。昉于《难经》，马、张诸家，以寸关尺之尺释之，与经旨差矣，今据王义考经文，图上方。

以候腹中 张、志、高并以中字属下句，为中附上，是也。

左外以候肝内以候膈 何梦瑶《医碥》云：按心肺肝肾，脏也，反候于外，胸中膈膜，包裹此脏者也，反候于内，恐传写之误，当以胃外脾内例之，易其位为是。简按此说有理。然旧经文果如此否？亦难必矣。

前以候前后以候后 简按前者，臂内阴经之分也。后者，臂外阳经之分也。《论疾诊尺篇》云：肘前独热者，膺前热；肘后独热者，肩背热。即其义也。王以左为前，以右为后。诸家并从其说，非也。

上附上，右外以候胃 宋本：胃，作肺，诸本同，当改。

膝胫足中事也 《甲乙》无足字。

粗大者 简按此下，以脉象而候阴阳邪正之盛虚，与尺肤之义自别。

来疾去徐 滑氏《诊家枢要》云：来者，自骨肉之分，而出于皮肤之际，气之升也；去者，自皮肤之际，而还于骨肉之分，气之降也。简按吴张仍滑氏。

上实下虚 吴云：脉自尺部，上于寸口，为上，自寸口下于尺部，为下。简按寸尺亦《难经》以后之见，不可从。

厥巅疾 马云：其病当为厥疾，及巅疾焉。吴云：为厥逆癫仆之疾。高云：气惟上逆，上而不下，故为巅疾。犹言厥成为巅疾也。

为恶风也故中恶风者 吴云：阴实阳虚，不任风寒，故令恶也。张云：恶，上去声，下入声。志云：风为阳邪，伤人阳气，在于皮肤之间。风之恶厉者，从阳而直入于里阴，是以去疾下实。阳虚阴盛，为恶风也。高云：恶风，疠风也。简按二恶字入声，志注是。

少阴厥也 张云：沉细者，肾之脉体也，兼数则热，阴中有火也，故为少阴之阳厥。

寒热也 高云：热有阴阳。申明有脉沉细，而数散者，非粗大有余之阳热，为阴盛阳虚之寒热也。简按此亦虚劳寒热也，高注为是。而又有阴虚火动，其脉沉细数散者，必不可执一矣。

诸浮不躁者 张云：脉浮为阳，而躁则阳中之阳，故但浮不躁者，皆属阳脉，未免为热。若浮而兼躁，乃为阳极，故当在手。在手者，阳中之阳，谓手三阳经也。此与《终始》篇人迎一盛，病在足少阳，一盛而躁，病在手少阳，义同。

诸细而沉者 张云：沉细为阴，而静则阴中之阴。故脉但沉细者，病在阴分，当为骨痛，若沉细而静，乃为阴极，故当在足。在足者，阴中之阴，谓足三阴经也。

数动一代 吴云：数，阳脉也。阴固于外，阳战于内，则脉厥厥动摇，名曰动。脉五来一止，七来一止，不复增减，名曰代，是为阳结。故病为滑泄下利，又为便脓血也。汪昂：数，读为去声。注云：马注：数字，读作入声。数为热，故便血，非。志云：阳热在经，故脉数动，热伤血分，故便脓血，经血下泄，故一代也。

诸过者 吴云：过，脉失其常也。

阴阳有余 马云：若滑涩兼见，而阴阳俱有余，则阳有余为无汗，阴有余为身冷，宜二证皆见也。简按滑涩相反，岂有二脉俱见之理乎。

推而外之内而不外　张云：此下言察病之法，当推求于脉，以决其疑似也。凡病若在表，而欲求之于外矣，然脉则沉迟不浮，是在内而非外，故知其心腹之有积也。推，音吹。诸释作推展之推者，非。简按吴马诸家，仍王注，以推为推展之义。汪机遂以推为诊脉之一法（见于《脉诀刊误》，附录），并不可从。

推而内之外而不内　张云：凡病若在里，而欲推求于内矣，然脉则浮数不沉，是在外而非内，故知其身之有热也。

推而上之上而不下　张云：凡推求于上部，然脉止见于上，而下部则弱，此以有升无降，上实下虚，故腰足为之清冷也。

推而下之下而不上　张云：凡推求于下部，然脉止见于下，而上部则亏，此以有降无升，清阳不能上达，故为头项痛也。按此二节，《甲乙经》以上而不下，作下而不上，下而不上，作上而不下，似与上文相类而顺。但既曰下而不上，则气脉在下，何以腰足反清？且本经前二节反言之，后二节顺言之也，一反一顺，两得其义，仍当以本经为正。简按以上四节，张注明备，今从之。志云：推，详也，推详其脉气之偏于外内上下也。是亦本于张义耳。

按之至骨，脉气少者　高云：若按之至骨，不应于指。脉气少者，此阴盛阳虚，生阳之气，不能上行，当腰脊痛，而身有痹病也。承上文上下外内之病，而言诊脉亦有外内上下之法也，以上答帝知病乍在内乍在外之问者，如此。

平人气象论篇第十八

吴云：平人，气血平调之人。气，脉气。象，脉形也。

平人　《调经论》云：阴阳匀平，以充其形，九候若一，命曰平人。《终始篇》云：形肉血气，必相称也，是谓平人。

一吸脉亦再动　高本删亦字，医统同。简按灵动输篇：一呼脉再动，一吸脉亦再动。《甲乙》引作一呼脉亦再动，一吸脉亦再动。

闰以大息　张云：常人之脉，一呼两至，一吸亦两至，呼吸定息，谓一息既尽，而换息未起之际也，脉又一至，故曰五动。闰，余也，犹闰月之谓。言平人常息之外，间有一息甚长者，是为闰以太息，而又不止五至也。简按张注详备，与《难经》符，但难经以一呼再动，一吸再动，呼吸之间又一动，为定息五动，张则以一息四动，两息之间又一动，为五动。此为少异焉。李云：一息四至，呼吸定息脉五动者，当其闰以大息之时也。马及志高并同。此说不可从。果如其言，则宜云闰以大息，呼吸脉五动。噫，何倒置经文，而释之也。

常以不病 《甲乙》病下有之人二字。

以调之为法 《甲乙》无为法二字。

曰少气 马云：《难经》以为离经脉，由正气衰少，故脉如是也。吴云：是为虚寒。

三动而躁 马云：《难经》亦以为离经脉，是六至而躁。躁者，动之甚也。王注以躁为烦躁。《灵枢》终始、禁服等篇，有一倍而躁、二倍而躁等语，则躁本言脉，不言病也。张云：躁者，急疾之谓。

尺热曰病温 张云：言尺中近臂之处有热者，必其通身皆热也。脉数躁而身有热，故知为病温。高云：脉躁疾而尺肤热，则曰病温。简按王注：以尺为寸关尺之尺。马亦从之，非。

脉滑曰病风 张云：数滑而尺不热者，阳邪盛也，故当病风。然风之伤人，其变不一，不独在于肌表，故尺不热者，脉法曰滑，不涩也。往来流利，为血实气壅。简按《寿夭刚柔篇》云：病在阳者，命曰风；病在阴者，命曰痹。此章与痹对言，亦谓偏风之属。

脉四动以上曰死 张云：一呼四动，则一息八至矣，况以上乎？《难经》谓之夺精，四至曰脱精，五至曰死，六至曰命尽，是皆一呼四至以上也，故死。

乍疏乍数 高云：一呼脉四动以上，则大过之极，脉绝不至则不及之极。乍疏乍数，则错乱之极，故皆曰死。

人无胃气曰逆 张云：如《玉机真脏论》曰：脉弱以滑，是有胃气。《终始》篇曰：邪气来也，紧而疾，谷气来也，徐而和，是皆胃气之谓。大都脉代时宜，无太过无不及，自有一种雍容和缓之状者，便是胃气之脉。

胃而有毛 《脉经》作有胃而毛。下并同。张云：是为贼邪，以胃气尚存，故至秋而后病，后皆仿此。

脏真散于肝 吴云：肝气喜散，春时肝木用事，故五脏天真之气，皆散于肝。

但代无胃曰死 张云：长夏属土，虽主建未之六月，然实兼辰戌丑未四季之月为言也。代，更代也。脾主四季，脉当随时而更，然必欲皆兼和软，方得脾脉之平。若四季相代，而但弦但钩、但毛但石，是但代无胃，见真脏也，故曰死。简按吴、马并仍王注，以代为止，恐与经旨左矣。

软弱有石曰冬病　张云：石为冬脉，属水。长夏阳气正盛，而见沉石之脉，以火土气衰，而水反乘也，故至冬而病。简按推前文例，石当是弦，冬病当是春病。

弱甚曰今病　马云：弱，当作石。张同，云：长夏石甚者，火土大衰，故不必至冬，今即病矣。《新校正》云：按《甲乙经》，弱，作石。简按今《甲乙》：弱，作软。《脉经》作石。推前文例，弱当是弦。志、高从王义。

脏真濡于脾　吴云：濡，泽也，脾气喜濡泽。长夏之时，脾土用事，故五脏真气，皆濡泽于脾。

毛而有弦曰春病　吴本：毛，作胃。张云：弦为春脉，属木，秋时得之，以金气衰，而木反乘也，故至春木王时而病。简按推前文例，当是胃而有钩，曰夏病。

弦甚曰今病　张云：秋脉弦甚，是金气大衰，而木寡于畏，故不必至夏，今即病矣。简按推前文例，当是钩甚。

以行营卫　《甲乙》以作肺。

石而有钩曰夏病　张云：钩为夏脉，属火，冬时得之，以水气衰，而火反侮也，故至夏火王时而病。汪昂云：钩，当作软弱。简按推上文例，当是胃而有弱，曰长夏病。

钩甚曰今病　张云：冬脉钩甚，是水气大衰，而火寡于畏，故不必至夏，今即病矣。简按推上文例，当是弱甚曰今病，而软弱有石曰冬病以下，与春夏其例不同。盖错综其意，欲人彼此互推，知其由也，必不文字讹误焉。

其动应衣脉宗气也　《甲乙》：衣，作手。脉下，有之字。沈氏《经络全书》曰：虚里，乳根穴分也，俗谓之气眼。顾英白曰：乳根二穴，左右皆有动气，经何独言左乳下？盖举其动之甚者耳，非左动而右不动也，其动应手，脉宗气也。《素问》本无二义，马玄台因坊刻之误，而谓应衣者，言病患肌肉瘦弱，其脉动甚而应衣也，亦通。始读《素问》，则心窃疑之，至读《甲乙经》，而疑遂释然。简按《五味篇》曰：大气积于胸中，命曰气海。《邪客篇》曰：宗气积于胸中，皆此义也。《通雅》云：宗尊一字。《孝经》：宗祀。注：尊祀。王云：宗，尊也。此乃古训，应衣。当从《甲乙》，而作应手。若应衣则与下文何别？张云：前言应衣者，言其微动似乎应衣，可验虚

里之胃气，此言应衣者，言其大动。真有若与衣俱振者，此臆度之见，不考
甲乙之失耳。

盛喘数绝　张云：若虚里动甚而如喘，或数急而兼断绝者，由中气不守
而然，故曰病在中。简按马吴志：以喘为病证，非。

结而横有积矣　张云：胃气之出，必由左乳之下，若有停阻，则结横
为积。故凡患癥者，多在左肋之下，因胃气积滞而然。如五十六难，曰肝之
积名曰肥气，在左胁下者，盖以左右上下，分发五行而言耳，而此实胃气所
主也。吴云：脉来迟，时一止，曰结。横，横格于指下也，言虚里之脉结
而横，是胃中有积。简按横，盖谓其动横及于右边。张注以结横不为脉象，
恐非。

绝不至曰死　志云：胃腑之生气绝于内也。

宗气泄也　吴云：宗气宜藏不宜泄，乳下虚里之脉，其动应衣，是宗气
失藏，而外泄也。马云：乳下之动应衣者，予曾见其人病终不治。张云：虚
里跳动，最为虚损病本，故凡患阴虚劳怯，则心下多有跳动，及为惊悸慌张
者，是即此证。人止知其心跳，而不知为虚里之动也。但动之微者，病尚
微，动之甚者，病则甚，亦可因此以察病之轻重。凡患此者，当以纯甘壮水
之剂，填补真阴。夫谷入于胃，以传于肺，五脏六腑，皆以受气，是由胃
气，而上为宗气也。气为水母，气聚则水生，是由肺气而下生肾水也。今胃
气传之肺，而肾虚不能纳，故宗气泄于上，则肾水竭于下。肾愈虚，则气愈
无所归，气不归则阴愈虚矣。气水同类，当求相济。故凡欲纳气归原者，惟
有补阴以配阳一法。简按许氏《本事方》云：王思和曰：今心怯非心怯也，
胃之大络，名曰虚里，络胸膈及两乳间，虚而有痰则动。此张注所未论及，
故表而出之。

中手促上击者　马云：寸口之脉，中医人之指，而促上来击者，是肩
背在上，故其脉促上也。名曰肩背痛。简按据马注：促上，谓促于鱼上而搏
击。吴以为结促之促，志以为浮而搏击，并乖经旨。

寒热及疝瘕少腹痛　马云：下文脉急者，曰疝瘕少腹痛。据理此处及疝
瘕少腹痛六字为衍。简按当从《新校正》。

沉而横曰胁下有积　《甲乙》横下有坚字，无有积二字。张云：横，急
数也。志云：横，横逆，言脉之形象，非谓病也。简按横，谓寸口脉位，横
斜于筋骨间。张志恐非。

沉而喘　《甲乙》沉作浮。

脉滑浮而疾者 《甲乙》作脉浮滑实大。

脉急者 吴云：急，弦急也，是为厥阴病脉。张云：弦急者，阴邪盛，故为疝瘕少腹痛。

疝瘕 《甲乙》作疝。

曰病无他 张云：虽曰有病，无他虞也。高云：无他变也。

不间脏 张云：五十三难曰：七传者死，间脏者生。七传者，传其所胜也；间脏者，传其所生也，皆此之谓。考之吕氏注，曰：间脏者，间其所胜之脏，而相传也。心胜肺，脾间之；脾胜肾，肺间之；肺胜肝，肾间之；肾胜心，肝间之；肝胜脾，心间之。此谓传其所生也。今不间脏，而传其所克，故曰死。间，去声。

臂多青脉 张云：血脱则气去，气去则寒凝，凝泣则青黑，故臂见青色。言臂则他可知矣。即诊尺之义。志云：诊，视也。论诊尺必先视臂之脉色。

解㑊 释音：㑊，音亦。熊同。高云：解，懈同。㑊，音亦。余篇解㑊同，犹懈怠。志云：懈惰也。杭世骏《道古堂集》云：解㑊二字，不见他书。解，即懈。㑊，音亦。倦而支节不能振耸，惫而精气不能检摄。筋不束骨，脉不从理。解解㑊㑊，不可指名，非百病中有此一症也。《内经》言此者凡五：《平人气象论》云：尺脉缓涩，谓之解㑊。王氏注：亻不可名。亻，困弱也（按《宋书·明恭王皇后传》：后在家，为亻弱妇人）；《玉机真脏论》云：冬脉太过，则令人解㑊。此从脉起见也。《刺疟论》云：足少阳之疟，令人身体解㑊。寒不甚，热不甚，恶见人，见人心惕惕然，热多汗出甚，此从疟起见也。《刺要论》云：刺骨无伤髓，髓伤则销铄胻酸，体解㑊然不去矣。《四时刺逆从论》云：夏刺经脉，血气乃竭，令人解㑊。此从刺而究其极也。要皆从四末以起见，如经所言堕怠，小变其辞。而意较微眇尔。宋景濂送葛医师序，不得其解。篁南江氏，辑名医类案，引叶氏录验方，以为俗名发痧之证，别列一门，武断极矣。余尝见有此病，发必神思躁扰，少腹痛，灵素未尝言及，与解㑊之义，毫不干涉，殆大缪矣。简按王注据《刺疟论》解之，然此少阳疟之状，而非解㑊之义。马吴张并仍王注，皆不可从。但志高及杭氏之说为稳贴。解㑊字，亦见《论疾诊尺篇》云：尺肉弱者，解㑊也。盖解㑊，即懈惰懈倦之谓。《四时刺逆从论》解㑊、《诊要经终论》作解惰、《刺疟论》解㑊、《巢源》作解倦，此可以证也。㑊，即亦字从人者，与易通。王注《气厥论》云：食亦者，谓食入移易而过，不生肌肤。亦，易也。《甲乙》引《气厥论》作食㑊。《骨空论》：易髓无孔。王注云：易，亦也。此可以证㑊亦同，而与易通也。而易，谓变易其平常。《神农本草》蜣螂条：狂易（《证类》音羊，误。《汉书·外戚传》云：素有狂易病。师古注：狂易者，狂而变易常性也）。《阴阳别论》：偏枯痿易。王注：易，谓变易常用，而痿弱无力也。《大奇论》：跛易偏枯。王注：血气变易，为偏枯也。知是解㑊即解惰，变易平常之义矣。滑云：一说作解极，谓懈倦之极也，未知何据。《虞氏正传》云：解者，肌肉解散。㑊者，筋不束，俗呼为砂病。《内经》名解㑊，实非真砂病也，此说亦太误。

安卧脉盛曰脱血　马云：安卧者，不能起也。脉盛者，火愈炽也。火热则血妄行，故谓之脱血。高云：安卧，犹嗜卧。

尺涩脉滑谓之多汗　吴云：尺部肌肤涩，是皮毛失其津液也。脉来滑，阴火盛也。阳盛阴虚，故为多汗。《阴阳别论》曰：阳加于阴谓之汗。简按王以脉为尺脉，张同。并误。

脉尺粗　熊本无脉字，吴同。当删。

谓之热中　简按王注：谓下焦中也，非。马云：热气在腹，谓之热中也。

目裹微肿　宋本：裹，作里。吴同。志高作内，并非。

胃疸　简按疸、瘅同，即前篇所谓消中，后世所称中消渴也。马云：谷疸。志云：黄胆，并非。

面肿曰风　马云：水证有兼风者，其面发肿，盖面为诸阳之会，风属阳，上先受之，故感于风者，面必先肿，不可误以为止于水也。《评热论》《水热穴论》《论疾诊尺篇》皆名曰风水，王注以为胃风者非。及考《风论》，胃风之状，并无面肿之说。简按《金匮要略》云：面目肿大有热，名曰风水。又云：腰以上肿，当发汗。

足胫肿曰水　吴云：脾胃主湿，肾与膀胱主水。其脉皆行于足胫，故足胫肿者为水。简按《金匮要略》云：腰以下肿，当利小便。

妇人手少阴脉动甚者妊子也　赵府本：妊，作任。熊吴张并同。张云：心脉动甚者，血王而然。王启玄云：盖指心经之脉，即神门穴也，其说甚善。任、妊同，孕也。简按《论疾诊尺》亦曰：女子手少阴脉动甚者妊子，知是全本作足少阴者，未为得。王以动为厥厥动摇之动脉，马以妊子为男子，皆误。

未有脏形　马云：未有正脏之脉相形，而他脏之脉反见。春夏脉宜浮大，今反沉细而瘦；秋冬脉宜沉细，今反浮大而肥，此即所谓逆四时也。《玉机真脏论》云：未有脏形于春夏，而脉沉涩，秋冬脉浮大，名曰逆四时，与此义同。志云：未有春弦夏钩秋毛冬石之脏形。简按吴张为真脏之脉形，非。

命曰反四时也 吴删"四时"二字。马云：是皆难治之证，犹脉之反四时也。王注为衍文。殊不知古人以彼形此，则未必非取譬之意（王注：当是新校正）。简按马注似傅会。

肝不弦肾不石也 张云：人生所赖者水谷，故胃气以水谷为本，而五脏又以胃气为本，若脉无胃气，而真脏之脉独见者死。即前篇所谓但弦无胃，但石无胃之类，是也。然但弦但石，虽为真脏，若肝无气则不弦，肾无气则不石，亦由五脏不得胃气而然，与真脏无胃者等耳。志云：弦钩毛石，胃气所生之真象也。真象见者，谓胃气已绝，故死。然五脏之真象，乃胃腑精气之所生，精气绝，则肝不弦，肾不石，而又带钩弹石之死脉见矣。高云：至春而肝不微弦，至冬而肾不微石也。简按高仍王义，近是。谢缙翁及袁表校本《脉经》，作肝但弦，心但钩，脾但弱，肺但毛，肾但石也，未知据何本。

太阳脉至 张云：此言人之脉气，必随天地阴阳之化，而为之卷舒也。太阳之气，王于谷雨后六十日。是时阳气太盛，故其脉洪大而长也。马云：按王注扁鹊脉法，亦后世假托之言耳（王注：当是新校正）。简按《新校正》扁鹊脉法，出于《脉经》。吕广说：出于七难注。太阳脉云云八字，吴本移于阳明后，仿于七难之例也。

少阳脉至 张云：少阳之气，王于冬至后六十日。是时阳气尚微，阴气未退，故长数为阳，疏短为阴，而进退未定也。

阳明脉至 张云：阳明之气，王于雨水后六十日。是时阳气未盛，阴气尚存，故脉虽浮大，而仍兼短也。此论但言三阳，而不及三阴，诸家疑为古文脱简者，是也。及阅七难所载，则阴阳俱全，三阳与此皆同。至，谓太阴之至，紧大而长；少阴之至，紧细而微；厥阴之至，沉短而敦。此三阴三阳之辨，乃气令必然之理，盖阴阳有更变，脉必随于时也。

琅玕 张云：符瑞图曰：玉而有光者。《说文》曰：琅玕似珠。简按禹贡：厥贡惟球琳琅玕。孔传：琅玕，石而似珠。《尔雅·释地》：西北之美者，有昆仑虚之璆琳琅玕焉。郭注：琅玕，状如珠也。《山海经》曰：昆仑山，有琅玕。附：李时珍云：在山为琅玕，在水为珊瑚。

微曲 汪机云：偃曲，乃略近低陷之意，数至之中，而有一至似低陷，不应指也。张云：喘喘连属，急促相仍也，其中微曲，即钩多胃少之义。吴云：不能如循琅玕之滑利矣。

前曲后居 吴本：居，作倨。张云：前曲者，谓轻取则坚强而不柔；后居者，谓重取则牢实而不动，如持革带之钩，而全失充和之气，是但钩无胃也，故曰心死。简按丁德用注十五难云：后居，倨而不动，劲有故曰死也。王注居为不动，盖读为倨，故吴直改之。倨、踞同。《汉书》：高祖箕踞。《张耳传》：作箕倨。踞，蹲也。故为不动之义。

厌厌聂聂 吴云：翩翩之状，浮薄而流利也。马云：恬静之意。

如落榆荚 十五难：落，作循。荚，作叶。《甲乙》同。马云：轻虚以浮之意。张云：轻浮和缓貌，即微毛之义也。李时珍云：榆有数十种。荚榆，其木甚高硕，未生叶时，枝条间先生榆荚，形状似钱而小，色白成串，俗呼榆钱，后方生叶。

不上不下如循鸡羽 吴云：不上下，则非厌厌聂聂翩翩流利之形矣。如循鸡羽，涩而难也。高云：如循鸡羽，极轻极虚，不若榆荚之落也。马云：鸡羽两旁虽虚，而中央颇有坚意，所以谓之病也。简按《玉机真脏论》：秋病脉曰：其气来毛，而中央坚两旁虚，此谓太过。王注盖本于此，而马衍其义。

如风吹毛 简按毛，草也。左传隐三年，涧溪沼沚之毛。丁德用十五难注云：风吹毛者，飘腾不定，无归之象。

招招 马云：招，迢同，迢迢然，长竿末梢，最为软弱。揭之则似弦而甚和，所以谓之平也。张云：揭，高举也。高揭长竿，梢必柔软，即和缓弦长之义。招招，犹迢迢。吴意同。志云：以手相呼曰招，招招乍伏之象。高云：柔和而起伏也。简按《集韵》：迢迢，高貌。义难叶。志注本于《诗经·邶风》招招舟子之疏，尤得其解。

急益劲 《甲乙》《脉经》：急下有而字。

和柔相离如鸡践地 张云：和柔，雍容不迫也。相离，匀净分明也。如鸡践地，从容轻缓也。此即充和之气，亦微软弱之义，是为脾之平脉。

实而盈数如鸡举足 张云：实而盈数，强急不和也。如鸡举足，轻疾不缓也。前篇言弱多胃少，此言实而盈数，皆失中和之气，故曰脾病。汪机云：鸡践地，形容其轻而缓也。如鸡举足，言如鸡走之举足。形容脉来实而数也，践地与举足不同。践地，是鸡不惊而徐行也。举足，是被惊时疾行也。况实数与轻缓相反，彼此对看，尤见明白。《难经》以此为心病。志云：鸡足有四爪，践地极和缓，形容脾土之灌溉四脏。鸡举足，拳而收敛，不能灌溉于四脏也。简按汪、志并凿。

如鸟之喙 宋本：鸟，作乌。《甲乙》同。张云：喙，音诲，嘴也。

如鸟之距 张云：距，权与切，鸡足钩距也。

如屋之漏如水之流 《脉经》：流，作陷。张云：如屋之漏，点滴无伦也，如水之流，去而不反也。是皆脾气绝，而怪脉见。

如钩 张云：冬脉沉石，故按之而坚。若过于石，则沉伏不振矣，故必喘喘累累。如心之钩，阴中藏阳，而得微石之义。莫善昌云：琅玕，石之美者。钩，乃心之脉也。心脉如循琅玕，肾脉如钩者，心肾水火之气，互相交济者也。

如引葛 马云：葛根相附，而引之不接，按之大坚，则石而不和，所以谓之病也。张云：坚搏牵连也。高云：如引葛藤之上延，散而且蔓，不若钩之有本矣。

如夺索 吴云：两人争夺其索，引长而坚劲也。志云：如引葛，而更坚劲矣。

辟辟如弹石 高云：辟辟，来去不伦也。如弹石，圆硬不软也。此但石无胃，故曰肾死。张云：《难经·十五难》所载：平病死脉，视之本经。异同颠倒，意者其必有误，或别有所谓耶？且难经之义，原出本论，学人当以本经为主。〇高本：上文肝见庚辛死云云三十二字，移于如弹石曰肾死之后，似文脉顺承。

卷 三

玉机真脏论篇第十九

马云：第六节，有曰名曰玉机，内又论真脏脉，故名篇。

春肝如弦　肝，诸本作脉，当改。下同。

善忘　志云：经曰：气并于上，乱而喜忘。高云：肝脉太过，则令人善忘。《伤寒论》云：本有久瘀血，故令喜忘。简按马、吴、张仍王注，作善怒，是。

巅疾　《甲乙》作癫疾（详义见于《脉要精微》）。

其气来不盛去反盛　张云：言来则不足，去则有余，即消多长少之意。故扁鹊于春肝夏心秋肺冬肾，皆以实强为太过。病在外，虚微为不及；病在内，辞虽异，而意则同也。简按《新校正》引《难经》文，谓与《素问》不同，故张有此说。

肤痛为浸淫　《甲乙》：肤，作骨。非。吴云：浸淫，热不得去。浸渍而淫，邪热渐深之名。今之蒸热不已，是也。简按宋玉《风赋》：夫风生于地，起于青蘋之末，浸淫溪谷。《汉书·五王传》师古注：浸淫，犹渐染也。当从王义。志云：浸淫，肤受之疮，火热盛也。此据金匮浸淫疮为解，亦非。

气泄　张云：心气不足而烦，心虚阳侵肺而咳唾，下为不固而气泄。高云：气泄，后气下泄也。

中央坚两旁虚　吴云：中央坚，浮而中坚也。张同。简按何氏《医碥》云：虚，犹散也，惟两旁散，而中央不散，与上所谓去散者异矣。

愠愠然　《脉经》作温温。熊音：愠愠，音醖，含怒意。马云：不舒畅也。简按盖此方书所谓背膊倦闷之谓。吴、张并云：悲郁貌。非。

下闻病音　张云：谓喘息则喉下有声也。志云：虚气下逆，则闻呻吟之病音。吴：下，改及字。简按下字不稳，姑从张义。

沉以抟故曰营　抟，当作搏，诸本作搏。注同。吴云：营，营垒之营，兵之守者也。冬至闭藏，脉来沉石，如营兵之守也。马、张并同。简按王注如营动，未详。高本：搏，作抟。云：抟，聚也。误。

其去如数 吴云：其实未数也，盖往来急疾，类于数耳。张云：动止疾促，营之不及也。盖数本属热，而此真阴亏损之脉，亦必紧数。然愈虚则愈数，原非阳强实热之数，故云如数，则辨析之意深矣。

心悬如病饥 张云：真阴虚，则心肾不交，故令人心悬而怯，如病饥也。

眇 释音：音蒸。熊本作眇，音亡沼反，一目小也。误。马、吴：音缈。张：音秒。《甲乙》注：音停。《通雅》云：今《唐韵》《韵会》《字汇》《日月灯》，皆遗眇字，当音渺。

小便变 《甲乙》"变"下有"黄赤"二字。张云：变者，谓或黄或赤，或为遗淋，或为癃闭之类，由肾水不足而然。

逆从之变异也 马云：循四时之序，谓之曰从。其有过与不及，而为诸病者，谓之曰逆。吴云：脉逆其顺，则变异为病。高同。

如鸟之喙 新校正云：喙，别本作啄。简按《难经》：脾者，中州也，其平和不可得见，衰乃见耳。来如雀之啄，如水之下漏，是脾之衰见也。据《平人气象论》：锐坚如鸟之喙，作喙为是。

重强 马云：重，平声。脾不和平，固为强矣。而九窍不通，则病邪方盛，名曰重强，此皆脾之恶可见也。吴云：其不及则无冲和土气，五脏气争，而令九窍不通，名曰重强，言邪胜也。张云：重强，不柔和貌，沉重拘强也。高云：是脾病，而上下四旁皆病，故名曰重强。强，不和也。简按诸说不知孰是。

瞿然 《礼·檀弓》：曾子闻之瞿然。郑注云：惊变也。高云：惊顾貌。

再拜而稽首 吴本删而字。

玉机 吴云：以玉为机，象天仪者也。其机斡旋不息，今曰神转不回，则亦玉机之斡旋耳。是故名之。张云：玉机，以璇玑玉衡，可窥天道，而此篇神理，可窥人道，故以并言，而实则珍重之辞也。

舍于其所生 张云：舍，留止也。

三月若六月，若三日若六日 张云：病不早治，必至相传，远则三月六月，近则三日六日。五脏传遍，若三月而传遍，一气一脏也。六月而传遍，一月一脏也。三日者，昼夜各一脏也。六日者，一日一脏也。脏惟五，而传遍以六者，假令病始于肺，一也；肺传肝，二也；肝传脾，三也；脾传肾，四也；肾传心，五也；心复传肺，六也。是谓六传。

是顺传所胜之次 简按据新校正：此七字，王注错出，宜删去。马吴诸家，以为原文，非。

风者百病之长也 《风论》《骨空论》《灵·五色》篇、《通天》篇，亦有此语。

出食 志云：食气入胃，散精于肝。肝气逆，故食反出也，高同。

发瘅 马云：发而为瘅。瘅者，热也。吴云：瘅，热中之名。所谓瘅成为消中，是也。腹中热烦心，而出黄，亦详瘅之为证耳。志云：瘅，火瘅也。风淫湿土而成热，故湿热而发瘅也。简按志聪盖以瘅为丹。《广韵》：火瘅，小儿病也。危氏得效方以瘅为丹毒，知是起于宋元，则不可从。

出黄 张云：肌体出黄。志云：火热下淫则溺黄。简按下文有出白之语，志注似是。

冤热 马云：烦冤作热。高云：冤热，热极无伸也。简按高以冤为冤屈之义，非。

出白 吴云：白，淫浊也。简按《痿论》云：入房太甚，宗筋弛纵，发为筋痿，及为白淫，此即出白也。

蛊 吴云：虫蚀阴血之名。虫蚀阴血，令人多惑，而志不定，名曰蛊惑。故女惑男，亦谓之蛊，言其害深入于阴也。此名曰蛊，其亦病邪深入，令人丧志之称乎。简按《左传》昭元年，医和曰：疾不可为也，是谓近女室。疾如蛊，非鬼非食，惑以丧志。又曰：女阳物而晦时，淫则生内热惑蛊之疾。赵孟曰：何谓蛊？对曰：蛊，淫溺惑乱之所生也，于文皿虫为蛊，谷之飞亦为蛊。在《周易》，女惑男、风落山，谓之蛊。皆同物也。

瘛 熊音，尺世反，瘈同（详义见《诊要经终篇》）。马云：音异，后世作瘈。吴云：心主血脉，心病则血燥，血燥则筋脉相引而急，手足拘挛，病名曰瘛。张同。简按马以瘈为后世字，非。

满十日法当死 吴云：天干一周，五脏生意皆息，故死。

法当三岁死 滑云：三岁，当作三日。夫以肺病而来，各传所胜，至肾传心，法当十日死，及肾传之心，心复传肺，正所谓一脏不复受再伤者也，又可延之三岁乎？吴本：岁，作啰。注云：当五岁气衰之时，三啰则死。昂云：此亦言其大较耳。吴注：改三岁作三啰，欠理。

怒则肝气乘矣 志云：肝，当作肺。

悲则肺气乘矣 志云：肺，当作肝。悲，当作思。简按悲，不必改。

及其传化 赵府本、熊本：及，作反。吴同。

大骨枯藁，大肉陷下 张云：大骨大肉，皆以通身而言，如肩脊腰膝，皆大骨也，尺肤臀肉，皆大肉也。肩垂项倾，腰重膝败者，大藏之枯藁也。尺肤既削，臀肉必枯，大肉之陷下也。马云：大骨者，即《生气通天论》所谓高骨也。愚尝见一人有肾衰之疾，果于腰骨，高起寸余，此大骨枯藁故也。简按张注是。

期六月死 张云：三阴亏损，死期不出六月。六月者，一岁阴阳之更变也。若其真脏已见，则不在六月之例。可因克贼之日，而定其期矣。简按大骨枯藁云云，凡五项。王注配于五脏释之，诸家则漫然为五脏败注。今细玩之，不若王义为得矣。

内痛引肩项 吴云：心脏又坏矣。张云：病及心经，较前已甚。

破䐃 释音：䐃，音郡。《集韵》：渠陨切，音窘。马云：䐃者，肉之分理也。吴云：䐃，肘膝髀厌高起之处，病患为阴火所灼，昼夜不安其身，转侧多则䐃肉磨裂。简按《灵枢·寿夭刚柔》篇云：肉䐃坚而有分者肉坚。王注似是。史崧音释，腹中䐃脂（原出《玉篇》）。高云：肌腠曰肉，脂膏曰䐃。

真脏见十月之内死 滑云：真脏见，恐当作未见。若见则十月之内，当作十日之内。马吴诸家并云：月，当作日。

肩髓内消 志云：肩髓者，大椎之骨髓，上会于脑，是以项骨倾者，死不治也。

真脏来见 诸家从新校正：来，作未。

急虚身中卒至 吴云：急虚，暴绝也。中，邪气深入之名。卒至，卒然而至，不得预知之也。高云：急虚，正气一时暴虚也。身中，外邪陡中于身也。卒至，客邪卒至于脏也。

五脏绝闭 吴云：绝，气绝也。闭，九窍塞也。

毛折 吴云：率以毛折死者，皮毛得卫气而充。毛折则卫气败绝，是为阴阳衰极，故死。志云：夫脉气流经，经气归于肺，肺朝百脉，输精于皮毛，毛脉合精，而后行气于脏腑，是脏腑之气欲绝，而毛必折也。

责责然 高云：不流通也。

如循薏苡子 张云：短实坚强，而非微钩之本体。《本草图经》云：薏苡，实青白色，形如珠子而稍长，故人呼为薏苡珠子，小儿多以线穿如贯珠为戏。陶氏云：交趾者最大，彼土呼为簳珠。

辟辟然 高云：硬而呆实，无胃气也。简案辟辟如弹石，又见《平人气象论》。

色泽以浮 张云：泽，润也。浮，明也。颜色明润者，病必易已也。

明告之 张云：明告病家，欲其预知吉凶，庶无后怨。

悬绝沉涩 高云：悬绝无根，或沉涩不起者，是无胃气。

病在中，脉实坚，病在外，脉不实坚 张云：与上文《平人气象论》者，似乎相反。但上文云：病在中脉虚，言内积之实者，脉不宜虚也。此云病在中脉实坚，言内伤之虚者，脉不宜实坚也。前云病在外脉涩坚，言外邪之盛者，不宜涩坚，以涩坚为沉阴也。此言病在外，脉不实坚，言外邪方炽者，不宜无力，以不实坚为无阳也。四者之分，总皆正不胜邪之脉，故曰难治。词若相反，理则实然。新校正以谓经误，特未达其妙耳。简按马吴诸家，亦从原文。为与《平人气象论》别一义，然考经文，不若《新校正》以为误之妥贴矣。

五实死 薛云：五实五虚具者皆死。然气虚至尽，尽而死者，理当然也。若五实者，何以亦死？盖邪之所凑，其气必虚，不脱不死，仍归于气尽耳。然虚实俱有真假，所当辨耳。

闷瞀 释音：瞀，音茂。吴：音务。张云：昏闷也，一曰目不明。高云：闷，郁也。瞀，目不明也。简按《灵枢·经脉》篇，交两手理瞀。铜人注：引《太素》注云：瞀，低目也。《玉篇》：目不明貌。《楚辞·九章》：中闷瞀之忳忳。王逸注：烦乱也。考数义，张为昏闷，似是。

三部九候论篇第二十

吴据全元起，改为决死生论。

众多博大 志云：《离合真邪论》曰：余闻九针九篇，夫子乃因而九之，九九八十一篇，余尽通其意矣，此盖言先立针经八十一篇，论九针之道，然众多博大，不可胜数，故愿闻要道。○吴以黄帝问曰余闻九针于夫子以下九十九字，为冗文。

属子孙 马云：属，嘱同。张云：属，付也。

著之骨髓 马云：著，着同。张云：著，纪也。

歃血 马云：歃，孟子云：束牲载书，而不歃血。简按《左传·正义云》：凡盟礼，杀牲歃血，告誓神明。若有背违，欲令神加殃咎，使如此牲也。《礼曲》礼疏：割牲左耳，盛以珠盘。又取血，盛以玉敦，用血为盟书。

书成乃欭血读书。熊音，欭，音霎。

更立 宋本：立，作互。马志并同。

九野 吴云：九州之分野。张云：即洛书九宫，禹贡九州之义。简按《淮南·原道训》：上通九天，下贯九野。高诱注云：九天，八方中央也，九野亦如之。又《天文训》：天有九野，九千九百九十九隅，去地五亿万里。注云：九野，九天之野也。王注据《尔雅》，未允。

有下部有中部有上部 吴本作有上部有中部有下部。

指而导之乃以为真 张云：必受师之指授，庶得其真也。高云：必以指循切，而按导之，乃为部候之真。简按张注似是：真，当质。王注：《有礼》曰疑事无质质成也之文，明是字之误。吴本：直改作质。盖据王注。

两额之动脉 张云：额旁动脉，当额厌之分，足少阳脉气所行也。简按马以为瞳子髎听会等处。非。

两颊之动脉 张云：即地仓大迎之分，足阳明脉气所行也。

耳前之动脉 张云：即和髎之分，手少阳脉气所行也。

形藏四 志云：胃与大肠小肠膀胱，藏有形之物也。高同。简按形藏四，诸家并仍王义，然头角耳目口齿，理不宜谓之藏。考《周礼·天官疾医职》云：参之以九藏之动。郑注：正藏五，又有胃膀胱大肠小肠。志注有所据，今从之。

去其血脉 马云：去其脉中之结血。吴云：谓去其瘀血之在脉者，盖瘀血壅塞脉道，必先去之，而后能调其气之虚实也。

如参舂 高云：此上彼下，彼上此下，不相合也。

目内陷者死 张云：五脏六腑之精气，皆上注于目，而为之精。目内陷者，阳精脱矣，故必死。吴移下文足太阳气绝者，其足不可屈伸，死必戴眼十六字，次于目内陷者死之下。

独热者病独寒者病 简按诸家不注，盖热乃滑之谓，寒乃紧之谓。志云：寒热者，三部皮肤之寒热也，恐非是。

独陷下者病 志云：沉陷而不起也。独大独疾独热者，大过也。独小独迟独陷下者，不及也。

以左手足上上 《甲乙》手下有于左二字，无一上字。吴改作以左手于病者足上上去踝。

庶右手足 《甲乙》庶作以，无足字。并与新校正所引异。吴改作以右手取病者足，诸家皆仍原文释之。志云：此候生阳之气，以知病之死生也。

张云：手足之络，皆可取而验之。手踝之上，手太阴肺络也。足踝之上，足太阴脾络也。肺藏气，而主治节。脾属土，而主灌溉。故可取之以察吉凶。简按诸家随文诠释，虽其义略通，然不若文本甲乙为正，而注意以吴为允。

其应 马云：凡曰应者，应医工之指下也。

蠕蠕然 熊音，蠕，而兖切，虫行貌。张云：谓其软滑而匀和也。

浑浑然 马云：当作混混，不清也。简按混、浑，古通用，淆杂也。《老子》：浑兮其如浊。不必改字。

是以脱肉 《甲乙》无"是以"二字。似是。

身不去者 简按马注《刺要论》，体解㑊然不去矣，云不能行动而去也。张云：不能动摇来去也，乃并仍王注。志云：邪留于身，而不去者死也。非。

其脉代而钩 高云：代者，乍疏之象也。代而钩者，乍数之象也。承上文乍疏乍数而言，若其脉代而钩者，乃经络内外不通，故病在络脉，不死也。

一候后则病 志云：一候不应，是天地人之气失其一矣，故主病。高云：脉有浮中沉三候，一候后者，浮以候之。脉不应指，不应则病矣。简按以三部为浮中沉，昉于《难经》，便取而释之。非。

先知经脉 吴云：经常不病之脉。

以平旦死 吴云：平旦之际，昏明始判之时，阴阳交会之期也，故寒热交作之病，以斯时死。

以日夕死 张云：日夕者，一日之秋也。风木同气，遇金而死。高云：病风者，秋金肃杀之气，病于肺也。日夕，乃申酉之时。肺金主气，肺脏病，故以日夕死。

七诊虽见 简按七诊，诸家仍王义。为前文独小独大等之义，无复异论。而志云：七诊，谓沉细悬绝盛躁喘数寒热热中病风病水。土绝于四季也，乃至下文风起之病，似七诊之病，而穷矣。熊宗立脉诀云：七诊者，诊宜平旦，一也；阴气未动，二也；阳气未散，三也；饮食未进，四也；经脉未盛，五也；络脉调匀，六也；气血未乱，七也。张则谓此七者，焉得皆谓之诊？总之一平旦诊法耳。后世遂尔谬传，竟致失其本原矣。

似七诊之病而非也 张云：风者，阳病也，故偶感于风，则阳分之脉，或大或疾，经月者，常期也。故适值去血，则阴分之脉，或小或迟，或为陷下。此皆似七诊之脉，而实非也，皆不可以言死。然则非外感及经月之病，而得七诊之脉者，非吉兆也。

脉候亦败者死矣 张云：此承上文，而言风气经月之病，本非七诊之类。若其果系脉息证候之败者，又非不死之比。简按王以脉候为脉应，张则为脉息证候，王注似是。

以上下逆从循之 张云：上下逆从，各因其次，以治之也。简按循，盖因循病之所在而治之义，与上文切循其脉之循自异。

孙络病者，治其孙络血 《灵枢·脉度》篇云：经脉为里，支而横者为络，络之别者为孙。盛而血者，疾诛之。简按《新校正》引《甲乙》，络病者治其络血，无二"孙"字，今《甲乙》无血字。

在奇邪 马云：其有奇邪者，不正之邪，适然所中者。吴云：奇邪，奇经之邪。张云：奇邪者，不入于经，而病于络也。邪客大络，则左注右，右注左。其气无常处，故常缪刺之。简按马：在，读为有。

留瘦不移 吴：改瘦作廋。注云：廋，《论语》人焉廋哉之廋，匿也。言病邪留匿而不移。简按《通评虚实论》：瘦留着。滑改瘦作廋，吴亦从之，并似不稳。

节而刺之 张云：凡病邪久留不移者，必于四肢八溪之间，有所结聚。故当于节之会处，索而刺之。志高同。简按当从王注。

见通之 新校正引《甲乙》，是。

瞳子高者 张云：瞳子高者，目上视也。戴眼者，上视之甚，而定直不动也。马云：此章（二十五字）为第八节之脱简，吴直移之于前文足太阳气绝者云云之后。

手指及手外踝上五指留针 马云：王注以为错简者，是也。愚疑是第七节中手徐徐然下之脱简。简按此一句，吴以为血实于上之治法，志高并以为刺手太阳，而补足太阳之治，俱不可从。

经脉别论篇第二十一

马云：别，彼劣切。内言太阳阳明少阳太阴少阴厥阴之脉，各有分别，故名篇。吴云：言经脉别有所论出于常谭之外也。简按马注《五脏别论》云：别，如字。此乃五脏之别是一论。此解为是。而于阴阳别论，却读为彼劣切，乃与此篇并误。

脉亦为之变乎 张云：脉，以经脉血气，统言之也。志云：脉乃血气之府，气逆则喘，血液为汗。故帝问脉，而伯答其喘汗焉。

夜行则喘出于肾　吴云：此下四条言喘，后五条言汗，气血之分也。肾受气于亥子，故夜行则劳骨损阴，喘出于肾。

淫气病肺　张云：淫气者，阴伤则阳胜，气逆为患也。肺肾为母子之脏，而少阴之脉，上入肺中，故喘出于肾，则病苦于肺。

有所堕恐喘出于肝　简按恐，为肾志。王谓生于肝，未知何据。诸家亦欠详。

度水跌仆　马云：度，渡同。跌，音迭。仆，音付。

摇体劳苦汗出于脾　吴云：摇体劳苦，用力勤作也。脾主四肢，故汗出于脾。高云：伤脾主之肌肉，故汗出于脾。不言肺者，以汗皆出于肺主之皮肤也。

浊气归心　张云：浊，言食气之浓者也。如《阴阳清浊篇》曰：受谷者浊，受气者清，是也。心主血脉，故食气归心，则精气浸淫于脉也。

行气于府　吴：府上增玄字。注云：毛属肺气，脉属心血，毛脉合其精，则行气于玄府，是为卫气。玄府，腠理也。志云：血独盛，则淡渗皮肤生毫毛。夫皮肤主气，经脉主血，毛脉合精者，血气相合也。六腑为阳，故先受气。高云：皮毛百脉，合肺输之精，而行气于六腑也。简按马张仍王注，以腑为膻中，其义虽详备，以膻中为腑，经无明文，况下文云：留于四脏。志高之义似是，故姑从之。吴添玄字，玄府，腠理也。大误。玄府，汗空也，与腠理自异。

府精神明留于四脏　高云：六腑之精，合心藏之神明，留于肺肝脾肾四脏也。马云：始行于手太阴肺经，通于心肝脾肾之四脏，而四脏之精，皆其所留是气也。李云：留，当作流。吴云：四脏，形之四脏，一头角，二耳目，三口齿，四胸中也。简按吴注误。

归于权衡　吴云：言其平等，而无低昂也。高云：权衡秤物，而得其平也，言脉之浮沉出入，阴阳和平。

气口成寸　汪昂云：此脉之所由来也。气口亦名寸口，百脉之大要会也。马注：与鱼际相去一寸，故名成寸。张注：分尺为寸，按脉前为寸，后为尺，中为关，此云成寸，盖兼关尺而言之也。医者由此察脉知病，以决人之死生也。李云：脏腑既平，必朝宗于气口，成一寸之脉，以决死生也。

饮入于胃　马云：按饮入于胃以下，乃言饮而不言食。李东垣脾胃论、朱丹溪纂要书，不考上文为食，乃改为饮食入胃，则于下输膀胱，水精四布之义，大背矣。殊不知上文之食，含蓄饮义，而下文之饮，必难以兼食也。何诸医书皆宗李朱，而不考经旨矣。

游溢 吴云：游，流行也。溢，涌溢也。张云：游，浮游也。

水精四布五经并行 张云：水因气生，气为水母。凡肺气所及，则水精布焉。然水名虽一，而清浊有分。清者为精，精如雨露，浊者为水，水如江河。故精归五脏，水归膀胱，而五经并行矣。五经，五脏之经络也。

阴阳揆度 马云：五脏并行乎，水精真有合于四时五脏，及古经阴阳揆度等篇之常义也。志云：揆度，度数也。总结上文，而言经脉之道，合于四时五行之次序，阴阳出入之度数，以为经脉之经常。

太阳脏独至 高云：三阳主六腑，腑能藏物，亦谓之脏。张云：此言脏气不和，而有一脏太过者，气必独至，诸证不同，针治亦异也。吴云：独见太阳脉象，下文象三阳而浮，是。

下输 马吴张并云：膀胱经之输穴束骨，肾经之输穴太溪。高云：太阳之脉，起于足小指之至阴，故当取之下输。俞，输穴也。

重并也 志云：两阳合于前，故曰阳明。阳明之独至，是太少重并于阳明，阳盛故阴虚矣。

当泻阳补阴取之下输 马、吴、张并云：阳明之输陷谷，太阴之输太白。高云：阳明之脉，起于足大指次指之厉兑，故当取之下输。

跷前卒大取之下输 马、吴、张并云：卒，猝同。下输，谓临泣也。高云：少阳起于足小指次指之窍阴，故亦当取之下输。

一阳之过也 马云：过者，病也。张云：此释独至之义，为一脏之太过。举少阳而言，则太阳阳明之独至者，其为三阳二阳之太过可知也。一阳，少阳也。

五脉气少 《征四失论》云：诊不中五脉。吴云：五脏皆受气于脾而后治，若胃气不调于脾，则诸脉皆失其母，无以受气，故气少也。

宜治其下输 马吴张并云：补足阳明之陷谷，泻足太阴之太白。

一阳独啸，少阳厥也 马、张据新校正，一阳作二阴，少阳作少阴。张云：独啸，独炽之谓。盖啸为阳气所发，阳出阴中，相火上炎，则为少阴热厥，而阳并于上，故心肝脾肺四脉，为之争张，而其气则归于肾，故曰独啸。志云：夫气激于喉中而浊，谓之言，气激于舌端而清，为之啸，盖气郁而欲伸出之。简按啸，《说文》：吹声也。《诗笺》：蹙口而出声。唐孙广啸旨云：气激于舌而清，谓之啸。王云：耳中鸣如啸声。马吴根据之，于义不允，当从张注。

宜治其经络　马、张并云：太阳经穴昆仑，络穴飞扬，少阴经穴复溜，络穴大钟。

厥阴之治也　张云：治，主也。

真虚痟心　张云：肝邪独至，真气必虚，木火相干，故心为痟痛。高云：真虚，犹言真假。痟，忧也。言厥阴治之真假，当忧心以审之，即太阴之用心省真也。简按痟，与朒痟（《阴阳别论》）之痟同义。高注迂僻不可从。

调食和药治在下输　张云：调和药食，欲其得宜，用针治之，乃在下输厥阴之输，名曰大冲。愚按此篇何以知其皆言足经，盖以下输二字，为可知也。亦如《热论篇》伤寒言足不言手之义，又如诸经皆言补泻，而惟少阳一阴不言者，以少阳承三阳而言，一阴承三阴而言，因前贯后，义实相同，虚补实泻，皆可理会也。至若一阴调食和药一句，盖亦总结上文而言，不独一经为然，古经多略，当会其意。

象三阳而浮也　张云：太阳之象三阳者，阳行于表，阳之极也，故脉浮于外。志云：象者，像也。三阳，阳盛之气也。言太阳脏脉，象阳盛之气而浮也。

一阳脏者滑而不实也　马云：少阳为阳之里阴之表，所谓半表半里者是也，其脏为阳之初生，故脉体滑而不实，象一阳之为初阳也。

象大浮也　马云：阳明虽为太阳之里，而实为少阳之表，比之滑而不实者，则大而浮矣，仿佛乎太阳之浮也。

言伏鼓也　马云：太阴则入于阴分，脉虽始伏，而实鼓击于手，未全沉也。

肾沉不浮也　马云：二阴虽相搏而至，然肾脉沉而不浮也。由是观之，则厥阴为沉之甚，又非二阴比矣。张云：详此明言二阴之脉象，而前无二阴之至，前有一阴之至，而此无一阴之脉，信为古经之脱简。而上文一阳少阳之误，即此节也。〇吴云：此篇，自太阳脏独至以下，言经脉证象，自是一家，故云别论。

脏气法时论篇第二十二

法四时五行而治　志云：法于四时五行，而为救治之法。高云诊治之。

五行者金木水火土也　《白虎通》云：五行，言行者，欲言天行气之义也。《汉·艺文志》云：五行者，五常之形气也。《释名》云：五行者，五气也，于其方各施行也。《尚书·正义》云：五行，即五材也。言五者，各有材干也。谓之行者，若在天则五气流行，在地则世所行用也。

卒闻之 马云：卒，尽也。《素问》《灵枢》言愿卒闻之者甚多，其义仿此。

肝苦急 吴云：肝为将军之官，志怒而急，急则自伤而苦之矣，宜食甘以缓之，则急者可平也。马云：凡饮食药物皆然。

心苦缓 吴云：心以长养为令。志喜而缓，缓则心气散逸，自伤其神矣，急宜食酸以收之。

脾苦湿 吴云：脾以制水为事，喜燥恶湿，湿胜则伤脾土，宜食苦以燥之。

肺苦气上逆 吴云：肺为清虚之脏，行降下之令。若气上逆，则肺苦之，急宜食苦，以泄肺气。

肾苦燥急食辛以润之 张云：肾为水脏，藏精者也。阴病者苦燥，故宜食辛以润之。盖辛从金化，水之母也，其能开腠理，津液者，以辛能通气也。水中有真气，惟辛能达之，气至水亦至，故可以润肾之燥。志云：以上论五脏所主之时日，及五苦五味，以下论五脏之病，有间甚之时日，及五欲五补五泻。简按王好古《汤液本草》有五脏苦欲补泻药味之例。李中梓《医宗必读》有苦欲补泻论。当稽考。

开腠理致津液通气也 滑云：此一句九字，疑元是注文。

持于冬 汪机云：愚谓执持坚定也，犹言无加无减，而平定也。

下晡 玉篇：晡，申时也。简按《史记·天官书》：旦至食，食至日昳，日昳至晡。晡至下晡，下晡至日入。知是下晡，在晡时之后，日入之前。吴以为申酉，是也。

急食辛以散之 吴云：肝木喜条达，而恶抑郁，散之则条达，故食辛以散之。

用辛补之酸泻之 吴云：顺其性为补，反其性为泻。肝木喜辛散，而恶酸收，故辛为补，而酸为泻也。简按辛，金味也，金克木，乃辛在肝为泻，而云用辛补之何？盖此节，专就五脏之本性而言补泻，不拘五行相克之常理也。下文心之咸亦同。

心欲软 吴云：心为火脏，心病则刚燥矣，宜食咸以软之。盖咸从水化，故能济其刚燥使软也。

用咸补之，甘泻之 吴云：心火喜软而恶缓，故咸为补，甘为泻也。马云：此乃因其性而治之耳。

温食饱食 吴：温，作湿。注云：湿食，水果之类。高同，云：湿食，水湿之食也。张云：温，言非热，防滞也。简按二说未详孰是。

日昳 《书·无逸》疏：昃，亦名昳。言日蹉跌而下，谓未时也。熊音，昳，音迭，日昃也。简按吴云：日昳，戌也。张云：日昳日昳，并误。盖昳乃昃之讹。

下晡静 简按据前后文例，当是云日中静。王注一本或云之说，却似有理。然经文其例不一，往往有如此者，姑仍旧注。

夜半静 简按据前后文例，当是云日昳静。

肺欲收 张云：肺应秋气，主收敛，故宜食酸以收之。

焠烌 张云：焠，音翠。烌，音哀。焠烌，烧爆之物也。《韵会》：焠，烧也。《荀子·解蔽注》：焠，灼也。《广韵》：热甚也。

肾欲坚 张云：肾主闭藏，气贵周密，故肾欲坚，宜食苦以坚之也。高云：肾病则水汎，故肾欲坚。苦为火味，故能坚也。

至于所生而持 于，《甲乙》作其，非。

䀮䀮 熊音，䀮，乎光反，目不明也。

胁支满 周语注：支，拄也。吴云：支满者，两胁支离而满也。志云：支满者，少阴之支络，满痛于胁下也，并误。

胁下痛 《甲乙》作两胠痛。

肩甲 马云：甲、胛同。

舌下血者 张云：心主舌，故取舌下血，以泻其实。简按《甲乙》无舌下二字，近是。

其变病 吴云：如笑不休之类。张云：谓病属少阴，而证有异于前说者。简按王为呕变，未允。

郄中 马云：手少阴之郄，阴郄穴也（本于王注）。张云：郄，隙同。高云：其变病者，言始病心包之经脉，今变病太阳之孙络，当刺郄中，而取其血者。郄中，足太阳之委中，乃郄中央之合穴也。简按据《刺腰痛论》：郄中，即委中。《刺疟论》：太阳疟，刺郄中。《甲乙》作腘中。王引《黄帝中诰图经》云：委中主之。古法以委中为郄中也。似高注不可废。

肌肉痿 马吴据新校正，肌作饥，是。

善瘛 《甲乙》作善瘛疭。张云：瘛，手足掉掣也。简按《玉机真脏论》

云：筋脉相引而急，病名曰瘛。瘛、瘲同。《甲乙》添疭字，似非是。

少阴血者 张云：少阴肾脉也。脾主湿，肾主水，水能助湿伤脾，故当取少阴之血，以泄其寒实。如《厥病篇》治脾心痛者，亦取肾经之然谷太溪，义犹此也。简按马吴并从王注，觉允当。

尻阴股膝髀腨胻足皆痛 马本：阴股二字句，而注文则尻阴股各一字句，未知孰是。吴云：肺为清虚之脏，主呼出而升阳。肺病则清阳陷于下部，不能自升，邪气实而为痛耳。简按马张仍王义，今从之。

不能报息 张云：报，复也。不能报息，谓呼吸气短，难于接续也。

足太阳之外厥阴内血者 《甲乙》"内"下有"少阴"二字。张云：外，言前也。内，言后也。简按《甲乙》增少阴二字，义尤明白。

寝汗 张云：此肾经之实邪也。肾主五液，在心为汗，而肾邪侮之，心气内微，故为寝汗。如《脉要精微论》曰阴气有余，为多汗身寒，即此之谓。志云：太阳之气司表，而下出于膀胱，经气逆则表气虚，故寝汗出而恶风。

憎风 《说文》：憎，恶也。王云：憎，谓深恶之。可疑。

粳米 《灵·五味》篇作粇米饭。粇、粳同。

葵 《农书》云：葵，阳草也，为百菜之主，备四时之馔。

小豆 《五味》篇作麻。

藿 《说文》：藿，尗之少也。《仪礼·公食大夫礼》注：藿，豆叶也。

黄黍 张云：即糯小米，北方谓之黄米。简按《本草》，有丹黍无黄黍。《齐民要术》引郭义恭《广志》云：有湿屯黄黍盖。此谓黍中之黄者。《金匮真言论》以黍为心之谷者，乃丹黍耳。《农政全书》云古所谓黍，今亦称黍，或称黄米，即与张所指同。

毒药攻邪 郑玄注《周礼》云：毒药，药之辛苦者，药之物恒多毒。书曰：药不瞑眩，厥疾不瘳。贾公彦云：药之无毒亦聚之，但药物多毒，故曰毒药。王应电云：毒药，得天地之偏气，寒热之性过甚者也，人身有不和之气，须以偏胜之物攻之，乃得其平。

五菜为充 吴云：充实于脏腑也。

或急 简按二字，王不释其义，诸家亦然。考前文无物性急者，疑是衍文。高特注云：或急者，肝苦急也，兼言或急，则心或苦缓。脾或苦湿，肾或苦燥，肺或苦气上逆，皆在其中。此说傅会不可从。

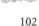

宣明五气篇第二十三

吴云：宣，发也。五气，木火土金水也。言五气有入，有病，有并，有恶，有液，有禁，有发，有乱，有邪，有藏，有主，有伤，有应，是篇皆发明之。

是谓五入 云：此与《灵枢·九针论》同，但彼多淡入胃一句。简按《周礼》疾医职云：凡和，春多酸，夏多苦，秋多辛，冬多咸，调以滑甘。与此同义。

心为噫 马云：《口问》篇云：噫出于胃。《三部九候论》与此篇皆曰：心为噫。考《脉解》篇：所谓上走心为噫者。阴盛而上走于阳明，阳明络属心，故曰上走心为噫也。经典之旨，岂非二而一者耶。张云：噫，嗳气也。遍考本经，绝无嗳气一证，而惟言噫者，盖即是也。简按《说文》：饱食息也。《礼·内则》：不敢哕噫。是也（噫，乌界切，音隘。若于希切，音衣，则为痛叹声，与此异义）。嗳，字汇：于盖切，音嗳，嗳气也，盖嗳，即噫俗字。高云：噫，微嗳也。非。

肝为语 志云：肝气欲达则为语。《诊要经终篇》曰：春刺冬分，邪气着脏，病不愈。又且欲言语，此言春令之肝气不舒故也。高云：病气在肝则为语。语，多言也。简按标曰五气所病，则王马吴张之解并误，下文吞同。

脾为吞 志云：脾主为胃行其津液，脾气病而不能灌溉于四脏，则津液反溢于脾窍之口，故为吞咽之证。简按据志注吞，即吞酸酢吞之谓（《平脉法》云：噫而吞酸，食卒不下。又云：上焦不归者，噫而酢吞）。龚廷贤云：吞酸，与吐酸不同。吞酸，水刺心也。吐酸者，吐出酸水也。是。高云：吞，舌本不和也。未知何据。

肾为欠为嚏 志云：《灵枢》曰：阳者主上，阴者主下，阳引而上，阴引而下，阴阳相引，故数欠。当泻足少阴，补足太阳（《口问》篇）。盖少阴之气在下，病则反逆于上，而欲引于下。欲引于下则欠，反逆于上则嚏，盖肾络上通于肺也。简按《九针论》，无为嚏二字，此疑衍文。

为哕为恐 简按为恐。诸注未晰，《九针论》无此二字，疑是衍文。

下焦溢为水 高云：下焦病不能决渎，则汎溢而为水。简按《灵兰秘典论》云：三焦者，决渎之官，水道出焉。此以下焦与胃大肠小肠膀胱胆并称，则下焦。即《灵兰秘典论》之三焦（详义见《六节脏象论》），而为六腑之一。彼此互考，乃知六腑之三焦，专指下焦而言也。

膀胱不利为癃 马云：《灵兰秘典论》云：膀胱者，州都之官，津液藏焉，气化则能出矣。今曰不利则为癃，癃者，水道不通之病也。张云：《本输》篇曰：三焦者，太阳之别也。并太阳之正，入络膀胱，约下焦，实则闭癃，虚则遗溺。盖三焦为中渎之腑，水道之所由出，故三焦亦属膀胱也。简按《三因方》云：淋，古谓之癃，名称不同也。癃者，罢也。淋者，滴也。今名虽俗，于义为得。简按淋为小便病，始见《六元正纪大论》。癃，乃溺闭之通称。马注为得。

胆为怒 张云：怒为肝志，而胆亦然者。肝胆相为表里，其气皆刚，而肝取决于胆也。高云：胆病郁而不舒，则为怒。

是谓五病 志云：谓病五脏五行之气，而六腑亦配合于五行。简按《九针论》云：五脏气，心主噫，肺主咳，肝主语，脾主吞，肾主欠。六腑气，胆为怒，胃为气逆哕，大肠小肠为泄，膀胱不约为遗溺，下焦溢为水。兹举六腑之病，而言五精者，盖以大肠小肠俱为泄欤。

五精所并 吴云：五精，五脏之精气也，并合而入之也。五脏精气，各藏其脏则不病。若合而并于一脏，则邪气实之，各显其志。张云：并，聚也。高云：脏虚而精气并之也，精者阴精，气者阳气。简按精气，乃水谷之精气，不必分阴阳矣。

并于肝则忧 马云：《阴阳应象大论》曰怒，而兹曰忧者，以肺气得以乘之也。高云：肝主怒，今曰忧者，上文胆为怒，故此肝为忧。怒为有余，忧为不足也。楼云：忧，当作怒。简按《九针论》亦作忧。

并于脾则畏 马云：《阴阳应象大论》曰思。而兹曰畏者，盖思过则反畏也。高云：思虑者，脾之精，今曰畏者，虑之至也。楼云：畏，当作思。简按《九针论》亦作畏。《甲乙》作饥（与王注一经同）。

五脏化液 高云：化液者，水谷入口，津液各走其道。五脏受水谷之精，淖注于外窍，而化为五液也。

心为汗 吴云：心主血，汗者血之余，故汗为心液。简按《营卫生会篇》云：夺血者无汗，夺汗者无血。《三因方》谓伤寒衄者，为红汗。其意同焉。

肺为涕 简按诸字书，以涕为目泣，而医家特为鼻液。考《说文》：洟，又作嚏，鼻液也。盖嚏涕通用。《玉篇》：嚏，他计切，鼻嚏。《礼·内则》：不敢唾涕。《释文》云：本又作洟。

脾为涎 吴张并云：涎出于口，脾之窍也。简按证治准绳损伤门云：两脸涎囊，知是涎出于口也。

肾为唾 吴云：唾出于廉泉二窍，二窍挟舌本，少阴肾脉，循喉咙，挟舌本，故唾为肾液。高云：《灵枢·根结》篇云：少阴根于泉，结涌于廉泉，舌下窍也。是肾为水脏，从下而上，液虽有五，肾实主之，是以五液皆咸。咸，水味也。

血病无多食咸 张云：血得咸则凝结不流也。《五味论》曰：血与咸相得则凝。

骨病无多食苦 志云：肾主骨，炎上作苦。苦走骨者，火气下交于肾也。骨病而多食之，则火气反胜矣。此与并于心则喜，并于肾则恐之义相同。盖心肾水火之气，时相既济，故所走互更，其余三脏，是本脏之味，而走本脏所主之筋肉也。简按《灵枢·五味论》曰：酸走筋，多食之令人癃。咸走血，多食之令人渴。辛走气，多食之令人洞心。苦走骨，多食之令人变呕。甘走肉，多食之令人悗心。正与此节同义。《九针论》曰：苦走血，病在血无食苦。咸走骨，病在骨无食咸。此以本脏之味而言之。

是谓五禁 《九针论》作五裁。《五行大义》引《黄帝养生经》，作五贼。

阴病发于骨 张云：骨属肾，肾者，阴中之阴也。吴、马并同。

阳病发于血 张云：血属心，心者，阳中之阳也。

阴病发于肉 张云：肉属脾，脾者，阴中之至阴也。

邪入于阳则狂 马云：《生气通天论》曰：阴不胜其阳，则脉流薄疾，并乃狂。

邪入于阴则痹 吴云：邪，阴邪也。痹，《痹论》所谓五脏痹也。阴邪入于阴，是重阴也，则为五脏痹也。马云：成瘰痹也。张云：《寿夭刚柔》篇曰：病在阴，命曰痹。《九针论》曰：邪入于阴，则为血痹。

搏阳则为巅疾 张云：搏，击也。巅，癫也。邪搏于阳，则阳气受伤，故为癫疾。上文言邪入于阳则狂者，邪助其阳，阳之实也。此言搏阳则为巅疾者，邪伐其阳，阳之虚也。故有为狂为癫之异也。《九针论》曰：邪入于阳，转则为癫疾。言转入阴分，故为癫也。简按搏、薄同，迫也。马吴注：以巅疾为巅顶之疾，并非。徐氏《经络全书》云：搏，当作传。不可从。（下文搏阴同）癫狂判然两疾，而后世混称难辨，因举数说而昭之。五十九难云：狂癫之病，何以别之？然狂疾之始发，少卧而不饥，自高贤也，自辨知也，自倨贵也，妄笑好歌乐，妄行不休，是也。癫疾始发，意不乐，僵仆直视，是也。杨玄操云：狂病之候，不爱眠卧，不肯饮食，自言贤智，歌乐行走，此是阳气盛之所成，故经言重阳者狂，今世以此为癫病，谬矣。癫，颠也，发即僵仆倒地，故有癫蹶之言。阴气大盛，故不得行立而倒也。今世以为痫病者，误矣。陈氏《雪潭居医约》云：狂，谓妄言妄走也。癫，谓僵仆不省也。各自一症，然经有狂癫疾者（按《厥论》：阳明之厥，则癫疾欲走呼。此癫似言狂），有言狂互引癫者，又言癫疾为狂者（按见阴阳类论），此则又皆狂癫兼病。今病有狂言狂走，顷时前后僵仆之类，有僵仆后妄见鬼神，半日方已之类，是以狂癫兼病者也。欲独闭户牖而处，阴不胜其阳，则脉流薄疾并，此乃独狂症也。陈此说，证之经文，验之病者，颇为明晰。

搏阴则为喑　张云：邪搏于阴，则阴气受伤，故声为喑哑。阴者，五脏之阴也。盖心主舌，而手少阴心脉，上走喉咙，系舌本。手太阴肺脉，循喉咙。足太阴脾脉，上行结于咽，连舌本，散舌下。足厥阴肝脉，循喉咙之后，上入颃颡，而筋脉络于舌本。足少阴肾脉，循喉咙，系舌本。故皆主病喑也。《九针论》曰：邪入于阴，转则为喑。言转入阳分则气病，故为喑也。楼氏《纲目》云：喑者，邪入阴部也。经云：邪搏阴则为喑。又云：邪入于阴，搏则为喑。然有二症，一曰舌喑，乃中风舌不转运之类，是也；一曰喉喑，乃劳嗽失音之类，是也。盖舌喑，但舌本不能转运言语，而喉咽音声，则如故也。喉喑，但喉中声嘶，而舌本则能转运言语也。唐慧琳《藏经音义》云：喑者，寂然而无声。哑者，有声而无说，舌不转也。简按吴云：喑，哑也。张云：为喑哑。知是楼氏所谓舌喑，琳音所谓哑也。

阳入之阴则静　简按孙奕《示儿编》云：之字训变。《左传》：遇观之否，言观变为否也。盖阳病在外则躁，若入而变阴则静。下文出之阳意同。王训之为往，似未妥。

是谓五乱　志云：谓邪气乱于五脏之阴阳。简按曰狂、曰痹、曰癫、曰喑、曰静、曰怒，皆乱气所致，宜曰六乱。然此篇专主五脏而立言，故曰五乱。

皆同命死不治　吴本无命字。马云：是谓五邪，皆同名曰死不治耳。高本同。下句注云：是谓五邪，皆同言五脏受邪，同于木受金刑之义，命死不治。志本亦同。注云：命者，谓计其余命生死之期，期以月节克之，不即死。简按从马注为是。

肾藏志 《九针论》：志，作精。《难经》同。

久视伤血 简按《五脏生成篇云》：诸脉者，皆属于目。久视伤血者，伤血脉也。

久卧伤气 张云：久卧则阳气不伸，故伤气。

久坐伤肉 张云：久坐则血脉滞于四体，故伤肉。

久立伤骨 志云：久立则伤腰肾膝胫，故伤骨。

久行伤筋 志云：行走罢极则伤筋。

五劳所伤 志云：劳，谓太过也。上古之民，形劳而不倦。简按劳《说文》：剧也，从力荧省。荧，火烧。冖，用力者劳，鲁刀切。《尔雅·释诂》：劳，勤也。

血气形志篇第二十四

此天之常数 马云：《灵枢·五音五味》篇谓少阴常多血少气，厥阴常多气少血。《九针》篇谓太阴常多血少气。与此不同，须知《灵枢》多误，当以此节为正。观末节出血气之多少，正与此节照应，岂得为讹？吴云：诸经之血气多少，乃天之常数然也。简按气血多少，《徐氏要旨》以运气释之。志高亦有解，率似傅会。此宜存而不论焉。

伺之所欲 马云：肝欲散、心欲软之类。吴云：如风寒暑湿燥火，病患有恶之者，有欲之黄，伺察其所欲，则知其病在何经矣。简按诸注与马同，当以马为胜。

欲知背俞 张云：此亦取五脏之俞，而量之有法也。背俞，即五脏之俞，以其在足太阳经，而出于背，故总称为背俞。其度量之法，先以草横量两乳之间，中半折折之，又另以一草比前草，而去其半，取齐中折之数，乃竖立长草，横置短草于下，两头相拄，象△三隅。乃举此草，以量其背，令一隅居上，齐脊中之大椎，其在下两隅，当三椎之间，即肺俞穴也。

大椎 《甲乙》云：在第一椎陷者中。《外台》云：大椎，平肩斜齐高硕者，是也。仍不得侵项分取之，则非也。上接项骨，下肩齐，在椎骨节上。是。余穴尽在节下。

复下一度心之俞也 张云：复下一度，谓以上隅，齐三椎肺俞之中央，其下两隅，即五椎之间，心之俞也。

复下一度左角肝之俞也 张云：复下一度，皆如前法，递相降也。简按马云：第五椎间，宜为膈俞穴，今云然者误。此说却非。

是谓五脏之俞 吴云：此取五脏俞法，与《甲乙经》不合，盖古人别为一家者也。张云：此法，与《灵枢·背腧》篇及《甲乙经》《铜人》等书，皆不相合，其中未必无误，或古时亦有此别一家法也，仍当以《背腧》篇及《甲乙》等书者为是。

病生于咽嗌 张云：形苦志苦，必多忧思。忧则伤肺，思则伤脾。脾肺气伤，则虚而不行，气必滞矣。脾肺之脉，上循咽嗌，故病生于咽嗌。如人之悲忧过度，则喉咙哽咽，食饮难进。思虑过度，则上焦痞隔，咽中核塞，即其征也。简按高云：咽纳水谷，嗌司呼吸。是误矣。咽嗌俱纳水谷，《太阴阳明论》云喉主天气，嗌主地气，可以证也。咽嗌，今本《甲乙》，作咽喝。注云：一作困竭，据形苦志苦。作困竭者极是。

百药 马云：此与《灵枢·九针论》同，但彼曰甘药者是，而此曰百药者误。高云：《灵枢·终始》篇云：阴阳俱不足，补阳则阴竭，泻阴则阳脱。如此者，可将以甘药，不可饮以至剂，即此义也。简按《邪气脏腑病形篇》云：阴阳形气俱不足，勿取以针，而调以甘药也。益知上文咽嗌，为困竭之误。

形数惊恐 马云：世有形体劳苦，数受惊恐，则志亦不乐，其经络不通，而不仁之病生。高云：惊恐，因惊致恐，志之苦也。经络不通，劳其经络，形之苦也。形数惊恐，经络不通，即上文形苦志苦也。简按形字可疑。王吴张志并不注及。据马、高注：形下添一苦字，义略通。

经络不通 《九针论》作筋脉不通。

不仁 马云：谓瘅重而不知寒热痛痒也。张云：顽痹软弱也。简按不仁，即神农本经死肌，后世所谓木是。瘅乃顽痹，后世所谓麻是。二证不同，然麻者必木，木者多麻。故王注以下，并以瘅痹释之（当与《诊要经终篇》参看）。

醪药 《甲乙》：药，作醴。

宝命全形论第二十五

马云：篇内首节，有尽欲全形，故名曰宝命者，以次节有悬命，盖非宝惜天命，其形难以全耳。

四时之法成 吴云：是以四时之法成也。高云：人之所以成，同于四时之法成。简按高注误。

夫盐之味咸者　马云：按王注以盐味津泄者，为喻阴囊湿。弦绝者，为喻肺伤。木敷者，为指肺病。皆自人身言之。非也。此三者，犹诗经之所谓兴也，上三句，兴下一句也。唯杨上善之注独合经义，余深取之。简按吴以盐味津泄，为比肾气施泄，而遗精寝汗咳血之疾纷然，弦绝者为肺病，木敷者为肝胀。张则以盐味津泄，为喻肾气有损，二阴不守。弦绝者，与吴同。木敷者，肝肺之损。且云：敷，内溃也。发，飘堕也。木敷于外者，凋残之兆也。皆不如杨义之为优矣。志高根据杨注，而意少异。滑云：此段有缺误，木敷者其叶发。《太素》作木陈者其叶落。争黑，当作争异。坏府，谓三者之病，犹云崩坏之处也。详此文义，若曰夫弦绝者，其音嘶败。木陈者，其叶落。盐之味咸者，其气令器津液泄。病深者其声哕，绝皮伤肉，血气争异。人有此三者，是谓坏府，毒药无治，短针无取。盖以弦绝况声哕，木落况绝伤，津泄况血气争异也，庶通。钱潢《伤寒溯源集》云：盖此篇，帝欲尽愈天下最深之病，而伯对以病之深而将败者，岂能悉愈？若留淫日深，着于骨髓者，如盐之味咸，其气味深入浸润，虽以瓷器之坚，亦能渗透，而津泄其卤液，以譬邪气之浸淫于筋骨脏腑之中，而难于洗拔，且肾为润下咸水之脏，若下泄不固，则肾之元阳精气败绝矣。又如丝弦之将绝，则其音破碎而嘶败，以譬脉之弦绝急者，为肝气将绝，岂若木之敷荣者，能生发其枝叶乎？所以病之深而难治者，胃气败而脾绝，声必哕逆也，谓之坏府者。人身之躯壳，所以藏五脏六腑，如藏器之府。《灵枢·胀论》曰：脏腑之在胸胁腹里也，若匮匣之藏禁器也。若人而有此三脏之败，是谓坏府，虽毒药无能治，短针不能取。若徒用之，适足以绝皮伤肉，而无益也，何也？病情至此，气乖血死，血气争黑，而不可治也。此篇经义，自唐王太仆以来，俱未之能解，岂可引之以作证邪。《素问》虽上古典坟，义深难解，其旨岂终晦乎？二氏所注，未知于经旨何如。附以存一说。

嘶　熊：音西，马叫声。张云：破声曰嘶。简按《前·王莽传》：大声而嘶。师古注：嘶，声破也。熊音误耳。王注嘶，嗄。《玉篇》：嗄，声破。当从王张。

是谓坏府　张云：府，犹宫府也。人之伤残日久，则形体损败如此，故谓之坏府。简按王引《抱朴子》，今本无所考。徐坚《初学记》引《抱朴子》云：文挚愆筋以疗危困，仲景穿胸以纳赤饼，此但医家犹能若是。

余念其痛心，为之乱惑反甚　志：心下并句。高同。

不可更代 马云：病离人身，如更代而去也。吴云：更代，更易时月也。志同。张云：针药罔效，适甚其病，欲施治无法可更，故百姓闻之，必反谓残贼而害之也。

十二节 马云：人有十二经脉之节。吴云：天有六阴六阳，人亦有六阴六阳以应之。张同。志云：《邪客》篇曰：岁有十二月，人有十二节。《生气通天论》曰：其气九州九窍，五脏十二节，皆通乎天气。十二节者，手足之十二大节也。盖天有阴阳寒暑以成岁，人有十二节，以合手足之三阴三阳。十二经脉，以应十二月也。高云：人身手足十二骨节之气，开阖营运，一如天昼开夜阖之阴阳也。

经天地阴阳之化 马云：经理其天地阴阳之化。吴同。当从王。

五胜 《汉·津历志》孟康注五胜云：五行相胜。

达虚实之数 吴云：数，微甚之差也。

呿吟至微 马云：呿吟，至微至细，何其幽也，露齿出气之谓呿。熊音：呿，丘加反，张口也。吴云：虽呿吟之声，至微之疾，犹秋毫之在于目，察之无难也。高云：呿吟之下，得其至微，秋毫纤悉，毕在于目。简按《通雅》云：吟即噤，闭口也。古吟、唫、噤通用。《吕览·重言篇》：君呿而不唫。高诱注：呿开唫闭。《史·淮阴侯传》：虽有舜禹之智，吟而不言。注：吟，巨荫反，音噤。马注非是。

日有长短 诸本，作短长。简按此节押韵，当改。

虚实呿吟 志云：以呿吟之至微，而知其虚实也。简按盖虽万物并至，不可胜量，然要之不过虚实开闭之理，故问其方。

土得木而达 简按达，王训通。然与伐灭缺绝，义相乖。诸家不解，可疑。

黔首共余食 吴云：黔首，黑发之民。余食，犹言备食。张云：黔首，黎民也。共，皆也。余食，犹食之弃余，皆不相顾也。志云：共，供同，悬布天下者，先立《针经》以示人，而百姓止可力田以供租税，有余粟以供养。其于治针之道，莫之知也。杨慎《丹铅总录》云：李斯刻石颂秦曰：黔首康定。太史公因此语，遂于秦纪，谓秦更民曰黔首。朱子注《孟子》亦曰：周言黎民，犹秦言黔首，盖因太史公之语也。然祭统《内经》，实先秦出，黔首之称，恐不自秦始也（按祭统，当作祭义）。

知毒药为真 张云：治病之道，针药各有所宜。若真知非药不可，而妄用针者，必反害之。如《邪气脏腑病形篇》曰：诸小者，阴阳形气俱不足，勿取以针，而调以甘药也。《根结篇》曰：形气不足，病气不足，此阴阳气俱不足也，不可刺之。志云：毒药所以攻邪者也，如知之不真，用之不当，则反伤其正气矣。

末世之刺也 志、高：刺，作制。注云：制，制针之小大也，非是。

道无鬼神 吴云：言其道足以补化工，无复鬼神之能事矣。张云：得心应手，取效若神，所谓神者，神在吾道，无谓鬼神。既无鬼神，则其来其往，独惟我耳。简按《庄子》云：独往独来，谓之独有，盖独有刺之真者也。

无以形先 汪机云：不可徒观其外形，而遗其内气之相得否。吴云：众脉不见，无真脏死脉也。众凶弗闻，无五脏绝败也。外证内脉相得，非徒以察形而已，故曰无以形先。

可玩往来 志云：《九针》篇曰：其来不可逢，其往不可追。知机之道者，不挂以发。不知机道，叩之不发。知其往来，要与之期。

五虚勿近 五虚五实，见《玉机真脏论》。勿，志高并作弗。高云：虚则不可针，故曰弗近。实则宜针，故曰弗远。

至其当发，间不容瞚 张云：发，出针也。瞚、瞬同，言针发有期，或迟或速，在气机之顷，不可以瞬息误也。简按《说文》：瞚，开阖目数摇也。徐铉曰：今俗别作瞬，非是，舒问切。《史·扁鹊传》：目眩然而不瞚。《集韵》《韵会》并音舜。释音：瞚，音寅，可疑。《甲乙》作瞋（《说文》：大目也）。《太素》作眴（《说文》目动也）。并难通。

针耀而匀 高云：匀，圆活也。手动若务者，以手按穴，似专一而不移。针耀而匀者，行针之时，复光耀而圆活也。

视义 吴云：视针之义。简按《离合真邪》云：用针无义，反为气贼。

观适之变 吴云：适，针气所至也。变，形气改易也。

见其乌乌，见其稷稷 张云：此形容用针之象，有如此者。乌乌，言气至如乌之集也。稷稷，言气盛如稷之繁也。从见其飞，言气之或往或来，如鸟之飞也。然此皆无中之有，莫测其孰为之主，故曰不知其谁。

伏如横弩，起如发机 张云：血气未应针，则伏如横弩，欲其强锐也。血气既应针，则退如发机，欲其迅速也。刘熙《释名》云：弩，怒也。其柄曰臂，似人臂也。钩弦者曰牙，似齿牙也，牙外曰郭，为牙之规廓也。下曰悬刀，其形然也。合名之曰机，言机之巧也。亦言如门户之枢机，开阖有节也。《古史考》云：黄帝作弩。简按杜思敬《拔萃方》引经文作彉弩。《孙子·兵势篇》：势如彉弩。《说文》：彉，弩满也。知是横、彉通用。吴云：横，不正也。误。

远近若一 马云：气来或远或近，正与病之浅深而合一。吴云：穴在四肢者为远，穴在腹背者为近，取气一也。

八正神明论篇第二十六

马云：内有八正虚邪之当避，针法神明之当知。此篇大义，出自《灵枢·官能篇》。吴云：神明，谓日之寒温，月之虚盈，时之浮沉，皆神明所宰，用针当审趋避也。高云：合人形于天地四时，阴阳虚实，以为用针之法。神乎神，独悟独明，故曰八正神明也。

用针之服 简按《诗经·大雅》：昭哉嗣服。毛传云：服，事也。王注本此，《官能》篇云：用针之服，必有法则，上视天光，下司八正，以避虚邪，而观百姓，审于虚实，无犯其邪。

八正之气 马云：八正者，八节之正气也，四立二分二至曰八正。《史记·律书》云：律历，天所以通五行八正之气。注：八正，谓八节之气，以应八方之风。

卫气沉 吴及九达，并此下补凝则难泻，沉则难行八字。

血气始精 张云：精，正也，流利也。月属阴，水之精也。故潮汐之消长应月，人之形体属阴，血脉属水。故其虚实浮沉，亦应于月。志云：精，纯至也。《灵枢·岁露篇》云：月满则海水西盛，人血既积，肌肉充，皮肤致，毛发坚，腠理郄，烟垢着。月郭空，则海水东盛，人气血虚，其卫气去，形独居，肌肉减，皮肤纵，腠理开，毛发残，膲理薄，烟垢落。

移光定位 吴云：日移其光，气易其舍，宜因时定位。张云：日月之光移，则岁时之位定。高云：移光，去阴晦而光明也。定位，日月中天，而位定也。

故日月生而泻 张云：日，当作曰。吴、志高并作曰。简按《移精变气》王注，引此文，作故曰，知是作日者，传抄之讹。

星辰者，所以制日月之行也 吴云：星，谓二十八宿。辰，躔度之次也。制，裁也，所以裁度日月之行，次于某宿某度也。志云：岐伯曰：岁有十二月，日有十二辰。子午为经，卯酉为纬。周天二十八宿，而一面七星，四七二十八星，房昴为纬，虚张为经。是故房至毕为阳，昴至心为阴（出《卫气行》篇）。盖日月经天，有南陆北陆之行，有朔望虚盈之度。故星辰者，所以纪日月之行，而人之营卫，亦有阴阳虚实之应也。

八风之虚邪 马云：《九宫八风》篇云：八风从其虚之邪来，乃病患。

三虚相搏，则为暴病。两实一虚，则为淋露寒热（三虚谓乘年之衰，逢月之空，失时之和，因为贼风所伤。见《岁露篇》）。

春秋冬夏之气所在 吴云：所在，如正月二月，人气在肝；三月四月，人气在脾；五月六月，人气在头；七月八月，人气在肺；九月十月，人气在心；十一月十二月，人气在肾。经中言气之所在，不能尽同，此其一也。张取王吴两说。

而避之勿犯也 吴删而字也字。马云：当避之而勿犯。

故曰天忌，不可不知也 熊本：忌下句，盖根据王注。诸本无句。

先知针经 马云：针经者，《灵枢》也。第一篇九针十二原中，有先立针经一语。后世皇甫士安，易《灵枢》以针经之名，此以下历解针经之辞也。简按以下历解官能篇第三节之语，凡九释，颇似《韩非·解老篇》，盖古注释之文如此。

观其冥冥 《官能》篇作窈冥。

髣髴 简按《说文》作仿佛。曰：仿，相似也。佛，见不审也。

虚逢风 吴、九达并改逢其风。简按正邪，王以为不从虚之乡来。吴因谓八风正气之邪，若逢虚气，则与虚邪无别，故改虚作其。今考经文，正邪，即虚邪之微者。志引《刺节真邪论》正气释之，恐非是（《刺节真邪》云：正气者，正风也，从一方来，非实风，又非虚风也）。

萌牙 《官能》篇作萌芽。马吴并同。张云：救其萌牙，治之早也。

泻必用方 《官能》篇云：泻必用员，切而转之，其气乃行云云，与此相反。马云：其辞虽不同，大义则两相通。

补必用员 马本：员，作圆。注云：圆者，正以物之圆者，可行可移。张云：员，员活也。行者，行其气。移者，导其滞。凡正气不足，则营卫不行，血气留滞，故必用员，以行之补之。简按《官能》篇云：补必用方。外引其皮，令当其门。左引其枢，右推其肤。微旋而徐推之，必端以正。此篇方字在语中，非下针方正之义，乃与圆字用法异。

排针 吴云：排，谓经气既至，则内其针，如排拥而入也。张云：排，除去也。志云：排，推也，候其吸，而推运其针。高云：排，转也。

若风吹云 《灵枢·九针十二原》云：刺之道，气至而有效，若风吹云，明乎若见苍天。

九针之论不必存也 马云：九针之论，涉于形迹，特鱼兔之筌蹄也，乌足存哉。

离合真邪论篇第二十七

马云：内言经脉合于宿度经水，及末有真气邪气等义，故名篇。吴云：外邪入于正气，名曰合。刺之泻去其邪，名曰离。高同。

经水 简按王解经字，恐非。盖经，是经纬之经。王注：泾水，《灵枢·经水篇》《甲乙》并作清水。新校正引《甲乙》亦作泾水者，何？

陇起 马、吴、张并云：陇，隆同。简按陇，垄同。刘向传：丘陇。项羽纪：陇亩。俱可证。《通雅》云：内经言，夜半阴陇，而日中阳陇，而脉应之。犹言拥起为陇，而过此渐平迤也。

经之动脉 志云：虚风，虚乡之邪风也，经之动脉，谓经血之动于脉也。言虚风之邪，因而入客于经，亦如经水之得风，其至于所在之处，亦波涌而陇起。循循，次序貌，言邪在于经，虽有时陇起，而次序循行，无有常处。

114

其行于脉中循循然 《甲乙》无其行二字。高云：其不因于邪，则血气之行于脉中循循然。简按此虚邪入而客者，高为不因于邪，恐非。循循，吴从王所引一本作辐辐。马云：似有次序之意，不必辐辐（音椿，考《字书》，义难叶）。《论语》循循然善诱人。何注：次序貌。

时大时小 张云：邪气随脉，必至寸口，有邪则陇起而大，无邪则平和而小，随其所在，而为形见，故行无常处。

在阴与阳不可为度 马云：或在阳经，或在阴经。吴改与作在。志云：止可分其在阴与阳，而不可为度数。

从而察之 从：甲乙作循。

转针 张云：搓转其针，如搓线之状，慢慢转之，勿令太紧。泻左则左转，泻右则右转，故曰捻针。

为故 吴云：故，常法也。高云：欲以得气，为复其故，今从吴义。

大气皆出 高云：大气，针下所聚之气也。简按王注：大邪之气。注下文则云：大经之气，何其言之不一？当从高注。

扪而循之 《通雅》云：扪摸一字，古无摸字，即扪也。

切而散之 马云：谓以指切扪其穴，使气之布散也。

推而按之 张云：再以指揉按其肌肤，欲针道之流利也。高云：分擘其穴，不使倾移。

弹而怒之　马云：以指屡屡弹之，使病者觉有怒意，使之脉气填满也。张云：以指弹其穴，欲其意有所注，则气必随之，故脉络䐜满如怒起也。简按七十八难：怒，作努，怒努通用。《庄子·逍遥游》：怒而飞。《外物篇》：草木怒生。《后汉·第五伦传》：鲜车怒马。皆努同。

抓而下之　马云：谓以左手之爪甲，掐其正穴，而右手方下针也。七十八难：抓，作爪。张云：抓、爪同。简按《后·赵壹传》：针石运乎手爪。太子贤注云：古者以砭石为针。凡针之法，右手象天，左手法地，弹而怒之，搔而下之，此运手爪也。盖取此篇，但抓作搔。高云：抓，犹引也，未知何据。

通而取之　《甲乙》：取，作散。吴云：通达其处，然后取定其穴。张云：下针之后，必候气以取其疾。

外引其门　简按王引《调经论》文，乃《灵·官能篇》文。

其气以至　《甲乙》：以，作已。马云：以、已同。

令神气存　《甲乙》：神，作真。

其寒温未相得　马云：舍于经脉之中，寒则血凝泣，与血之温，尚未相得。暑则气淖泽，与血之寒，尚未相得。张云：邪气寒正气温，故不相得。高云：未为寒病，未为温病，其寒温未相得，时如涌波之初起也。志云：寒温欲相得者，真邪未合也。故邪气波陇而起，来去于经脉之中，而无有常处。徐永时云：真邪已合，如真气虚寒，则化而为寒，真气盛热，则化而为热，邪随正气所化，故曰寒温未相得。

逢其冲　志云：逢，迎也。冲者，邪盛而隆起之时也。高云：邪气冲突，宜避其锐。逢，《甲乙》作迎。

邪气复至　复，《甲乙》作益。

其来不可逢　吴云：其邪之来不可逢，其虚而取之。盖恐更伤其经气也，正此云无逢其冲之谓。张云：真气不实，迎而泻之，邪气虽去，真气必太虚矣，故曰，其来不可逢也。按《小针解》曰：其来不可逢者，气盛不可补也。彼言补，此言泻。文若相反，各有深义。当两察之。

大气已过　吴云：大气，人气也。人气应乎水刻，异在《灵枢》。志云：大气，风邪之气也。高云：针下所聚之大气已过，而复泻之，则真气外脱。简按上文云：大气皆出。又云：大气留止。高注为是。

其往不可追　张云：《小针解》曰：其往不可追者，气虚不可泻也。

不可挂以发　《小针解》云：不可挂以发者，言气有易失也。吴云：此上必有阙文。此两释其义耳。取邪之时，不可毫发间差。张云：欲泻其邪，在气至之顷。不可挂以发者，言丝毫之不可失也。志云：挂、褂同。

发针 吴云：施针也。

若先若后 吴云：若先之则邪未至，后之则虚其真。

病不可下 张云：下者，降服之谓。高云：下，犹退也。

如扣椎 吴云：椎，木瘤也。张云：椎，木椎也。顽钝难入，如扣椎之难也。简按木瘤，未有所考。

溶溶 释音：溶，音容。张云：流动貌。简按《说文》水盛也。

逆而刺之温血也 吴云：温血，毒血也。张云：凡取络者，必取其血，刺出温血，邪必随之而去矣，故病可立已。温血，热血也。简按王注，刺之下句，恐非也。志云：若逆而刺之，是谓内温，血不得散，气不得出（三句出《十二原》篇）。高云：温，通调也。略同王义，不可从。

中腑 吴云：中腑，胃也。土主中宫，故曰中腑。调之中腑者，言三部九候，皆以冲和胃气调息之。张云：中腑，脏气也。凡三部九候脉证，皆以脏气为主，气顺则吉，气逆则凶，故调之中腑。志高仍吴注。

大过且至 吴云：大邪为过也。高云：大过，死期也。今从吴。

大经 《举痛论》云：血泣不得注大经。

内着 马云：着，着同。

不能久长 张云：杀人冥冥之中，莫此为甚。欲遗阴德于子孙者，当以此为切戒。高云：不能使人久长于人世也。

因不知 因：《甲乙》作固。

因加相胜 志云：不知六气之加临，五运之相胜。高同。简按盖谓不知五胜之理反补之，此则加相胜者，乃释邪攻正也，与运气之义迥别。

通评虚实论篇第二十八

马云：评，论也。内论病有虚实之义，故名篇。吴云：通，普也。高云：犹言统论虚实也。

邪气盛则实，精气守则虚 张云：邪气有微甚，故邪盛则实。正气有强弱，故精夺则虚。夺，失也。二句为病治之大纲，其辞似显，其义甚微，最当详辨（此以下，论说精确，医家所宜识，以文繁今省之）。李云：盛则实者，邪气方张，名为实证。夺则虚者，亡精失血，用力劳神，名为内夺。汗之下之，吐之清之，名为外夺。气怯神疲，名为虚证。简按邪气之客于人身，其始必乘精气之虚而入，已入而精气旺，与邪气俱盛则为实，如伤寒胃家实证，是也。若夫及邪入而客，精气不能与之相抗，为邪气所夺则为虚，如伤寒直中证，是也。马云：邪气盛者，外感也。正气虚者，内伤也。此说不可从。

气逆者足寒也 张云：气逆不行，则无以及于四肢。阳虚于下，故足寒也。

余脏皆如此 马云：此肺虚，而非相克之时则生，如春秋冬，是也。如遇相克之时则死，如夏时之火，是也。余脏虚者，其生死亦如此而已。夫帝问虚实，而伯先以虚为对，未及于实也。张云：一曰，肺王于秋，当秋而气虚，金衰甚也，故死。于义亦通。

寸脉急而尺缓 简按王云：脉急，谓脉口也。而不解尺缓之义，诸家俱为尺中之脉，非也。《论疾诊尺》篇云：审尺之缓急小大滑涩。《邪气脏腑病形》篇云：脉缓者，尺之皮肤亦缓。尺缓，即尺肤缓纵之谓。此节以脉口诊经，以尺肤诊络，盖经为阴为里，乃脉道也，故以脉口诊之。络为阳为浮而浅，故以尺肤诊之，义为明晰。马以经与寸为阳，以络与尺为阴。此本于后世寸阳尺阴之说者，与经旨相畔。张则云：本节之义，重在经络，不在尺寸，俱不知尺是尺肤之谓也。下文脉口寒而尺寒、尺热满、脉口寒涩，义并同。吴：尺缓，改作尺脉紧，尤误。

故曰 吴删二字。简按以下止"可以长久也"三十一字，疑是错简。若移于下文"滑则生涩则死也"之下，则文理顺接焉。

脉口热而尺寒也 志云：寒热者，尺寸之肤寒热，而应于经络也。络脉外连皮肤，为阳主外。经脉内连脏腑，为阴主内。经云：荣出中焦，卫出下焦。卫气先行皮肤，先充络脉，络脉先盛，卫气已平，营气内满，而经脉大盛。经脉之虚实也，以气口知之。故以尺肤候络，而以寸候经。高云：经气有余，则脉口肤热，络气不足，而尺肤寒也。以寸肤候经，以尺肤候络。简按脉口热，根据下文寒涩而推之，谓脉滑也。志高以尺为尺肤，极是。然以脉口为寸肤者，经文中无明证。

秋冬为逆 张云：阳虚者，畏阴胜之时。马云：秋冬属阴，合络与尺。简按马注误。

尺热满 志本：热，作脉。误。

春夏死秋冬生也 张云：阴虚者，畏阳胜之时。按王氏曰：春夏阳气高，故脉口热尺中寒为顺；秋冬阳气下，故尺中热脉口寒为顺。此说若为近理，而观内经论脉诸篇，则但言阴阳浮沉随气候，初未闻有以尺寸盛衰分四时也。学人于此不辨，恐反资多歧之惑。马云：春夏应经与寸。简按马注亦误。

灸阴刺阳刺阴灸阳 张云：此正以络主阳，经主阴，灸所以补，刺所以泻也。简按王注阴阳经络，互误。吴马遂为灸泻刺补之解，太误。志高皆仍张义，今从之。高云：此以灸刺，通于上文，则上文治主病者，亦当通于此矣。

脉气上虚尺虚 简按当从新校正。下文历举脉虚气虚尺虚之状。明是脱误。张志高仍旧文释之。义却晦矣。

言无常 张云：《脉要精微论》曰：言而微，终日乃复言者，此夺气也。志云：宗气虚，而语言无接续也。简按志本于杨上善。

尺虚 简按谓尺肤脆弱，《论疾诊尺》篇云：尺肉弱者，解㑊安卧，乃与步行㑊然同义。诸家以尺为寸关尺之尺，误。

㑊然 张云：㑊，音匡。㑊然，怯弱也。《说文》：㑊，怯也。

不象阴也 吴云：脉者，血之府。脉虚者，亡血可知，故云不象阴也。张云：脉虚者，阴亏之象。高云：若脉虚者，浮泛于上，有阳无阴，不能效于阴也。

寒气暴上 张云：此指伤寒之属也。

实而逆则死 张云：邪盛者脉当实，实而兼滑，得阳脉也，故生。若见阴脉为逆，故死。按《玉机真脏论》云：脉弱以滑，是有胃气，命曰易治。脉逆四时，为不可治。

春秋则生冬夏则死 张云：脉之实满，邪有余也。手足寒者，阴逆在下。头热者，阳邪在上。阴阳乖离，故为上实下虚之病。春秋为阴阳和平之候，得其和气，故可以生。冬夏乃阴阳偏胜之时，阳剧于夏，阴剧于冬，故死。

浮而涩 吴云：涩为无血，浮而身热，为邪盛，为孤阳，此不必问其四时而皆死也。马云：此前后无问答之语，疑为错简软。简按据《新校正》注，其为错简无疑焉。

其形尽满 志云：形，谓皮肤肌腠，盖经脉之内，有有形之血，是以无形之气乘之。肌腠之间，主无形之气，是以有形之水乘之，而为肿胀也。高云：形，身也。满，犹实也。简按王、吴以形为头角耳目口齿胸中之形藏，非也。

不应也 简按尺肤涩，与脉急大坚，不相应也。《邪气脏腑病形篇》云：色脉与尺之相应也，如桴鼓影响之相应也。

从者手足温也 张云：四肢为诸阳之本，故阳邪盛者，手足当温为顺。若手足寒冷，则以邪盛于外，气虚于内，正不胜邪，所以为逆。

乳子而病热 吴云：乳下婴儿也。张云：此统言小儿之内外证也。病热脉悬小者，阳证阴脉，本为大禁。

寒则死 简按《论疾诊尺篇》云：婴儿病，头毛皆逆上者必死。大便赤飧泄，脉小手足寒者，难已，温易已。

乳子中风 张云：此言小儿之外感也。风热中于阳分，为喘鸣肩息者，脉当实大，但大而缓，则胃气存，邪渐退，故生。实而急，则真脏见，病日进，故死。志云：肩息者，呼吸摇肩也。风热之邪，始伤皮毛，喘鸣肩息，是风热盛，而内干肺气宗气，故脉实大也。简按此后世所谓马脾风之属。（《卫生宝鉴》云：风热喘促，闷乱不安，俗谓之马脾风。）

肠澼便血 吴云：肠澼，滞下也，利而不利之谓。便血，赤利也。马云：肠澼者，大小肠有所辟积，而生诸证，故肠澼为总名。有等，俗名肠风下血。有粪前来者，为近血。粪后来者，为远血。今兹肠澼便血，凡下血皆是。志云：肠澼者，邪僻积于肠间，而为便利也。经言阳络伤则血外溢，血外溢则衄血。阴络伤则血内溢，血内溢则便血。肠胃之络伤，则血溢于肠外。肠外有寒汁沫，与血相搏，则合并凝聚，而积成矣。是以肠便血者，阴络之血溢也。肠澼下白沫者，肠外之寒汁沫也。肠澼下脓血者，汁沫与血相搏，并合而下者也。夫便血，阴泄于内也。发热，阳脱于外也。本经曰：阴阳虚肠澼死，此阴阳血气之相离也。张云：肠澼一证，即今之所谓痢疾也，自仲景而后，又谓之滞下（按滞下之称，《范汪》诸方已载之，见于《外台秘要》，仲景书无考，张言恐杜撰）。

身热则死寒则生 简按《病源候论·血痢门》举此二句，知巢氏以肠澼便血，为血痢也。

脉沉则生，脉浮则死 高云：泄澼下白沫，寒汁下泄，脉沉则血气内守，故生。脉浮则血气外驰，故死。简按《病源候论》云：痢色白，食不消，谓之寒中也。诊其脉，沉则生，浮则死。知巢氏以下白沫，为寒痢也。

肠澼下脓血 吴云：赤白并下也。马云：《邪气脏腑病形》篇谓之瘕泄。《难经》谓之大瘕泄。后世曰痢。

脉悬绝则死，滑大则生 高云：其脉悬绝则内脱，生阳不升，故死。脉滑大则阴阳和合，血气充盛，故生。简按《病源候论·脓血痢门》引此二句，知巢氏以下脓血，为脓血痢也。

身不热脉不悬绝 高云：上文言身热则死，又言脉悬绝则死，帝承上文之意，而言身不热，脉不悬绝，何如？

悬涩 高云：悬绝之渐也。简按《病源候论》以"身不热"以下二十四字，载《水谷痢门》。

脉搏大滑 吴云：搏，过于有力也，此为肝实。大为气有余，滑为血有余，故久自已。简按吴注似是。而至下文实则死穷矣。

虚则可治，实则死 汪云：愚按上文云：脉搏大滑，久自已。夫搏大滑，似属实也。下文云：虚则可治，实则死。上下文义，似相反戾。意恐搏大滑中，兼有虚豁状耶？徐云：虚则可治，实则死，与搏而滑大相反。搏而滑，非实也。正滑泛而跃也，故自已。马云：搏大，滑中带虚，可治。若带实则邪气有余，乃死候也。简按上文云：坚急，乃实之谓。

消瘅 张云：消瘅者，三消之总称。谓内热消中，而肌肤消瘦也。吴云：消瘅，消中而热，善饮善食。简按《脉要精微论》云：瘅成为消中。《五变》篇云：热则消肌肤，故为消瘅。皆可以证。

脉实大病久可治 滑云：经言实大病久可治，注意谓久病血气衰，脉不当实，以为不可治。又巢氏曰：脉数大者生，细小浮者死。又云：沉小者生，实牢大者死。前后所论，甚相矛盾，可见脉难尽凭，必须参之以症，方可以决其死生也。徐云：脉当微弱者生，兹为实大者可治，似相反也，愚谓当时传刻者之误耳。吴云：脉实大，则真气未漓，虽久可治。脉悬小坚，则胃气已绝，病久则死。志云：消瘅，五脏之精液虚于内也。癫，乃阴实于外，故虚则可治。瘅乃精虚于内，故实者可治。简按徐本于王义，吴志虽似允当，竟不如徐之诊病有所征也。

帝曰春亟治经络 志、高并云：帝曰，当作岐伯曰。简按上文"帝曰：形度"以下十六字，王既谓错简也。志、高则以"春亟"以下，为上文答语，故改岐伯曰，不可从。亟，王训急，音棘。诸家并同，此恐非是。盖《孟子》亟问亟馈鼎肉之亟，音唭，频数也。马云：春时治病，治其各经之络穴。

经俞 马云：夏则治其各经之俞穴。

六腑 志云：治六腑者，取之于合也。胃合于三里，大肠合入于巨虚上廉，小肠合入于巨虚下廉，三焦合入于委阳，膀胱合入于委中央，胆合入于阳陵泉，盖五脏内合于六腑，六腑外合于原俞。秋气降收，渐入于内，故宜取其合，以治六腑也。

少针石也 张云：冬寒阳气闭塞，脉不易行，故当用药，而少施针石，此用针之大法也。

不得顷时回 吴云：不得顷时迟回。简按回，读犹徘徊低徊之回（徘回，谓踟蹰不进也。低徊，纡衍貌。《史记·孔子赞》：低徊留之不能去），迟缓之义，吴注为得。《甲乙》无时字。

三痏 马：痏，音贿。张云：刺瘢曰痏。三痏，三刺也。志云：痏者，皮肤肿起之象，针眼微肿如小疮，故曰痏也。简按《说文》：痏，疻痏也。志说未见所据。

缨脉 马云：人迎水突气舍等穴。张同。吴云：不言其经者，约而言之，不必拘其经也。

掖痈 《甲乙》：掖，作腋。马云：掖、腋同。简按《痈疽篇》：发于腋下，赤坚者，名曰米疽。《刘涓子鬼遗方》云：内疚疽，发两腋下及臂，并两手掌中。后世外科书，谓之腋发。

足少阳五 马云：渊液穴也。张云：渊腋，辄筋也。吴云：足少阳胆经，行于两胁，故掖肿刺之。

手心主三 马云：天地穴也。

大骨之会 简按马仍王注。志云：谓臂骨交会之处，尺泽间也。当从王注。

暴痈筋软 简按志云：暴痈者，言毒瓦斯更深，为毒凶暴，误也。今从王注：软，《说文》：衣戚也。《广雅》：缩也。熊音：如衮反，缩也。王注软急，即缩急也。《甲乙》作濡。马云：软同。同吴，云筋柔软也。并误。

胞气不足 吴云：阴汗不尽者，是阴胞之气不足，太阳失卫，故汗不止也。简按胞、脬同。所谓阴胞，盖指膀胱。高为血海，非也。

治在经输 张云：如手太阴肺经，太渊为输之类也。简按马以列缺为肺经之输，误也。《甲乙》经上有其字。

腹暴满 高云：腹中卒暴而满，太阴脾土病也，按之不下，既满且硬，不应指而下也。

太阳经络者 宋本：作手太阳。简按王注。太阳：谓（原本作为，今改）手太阳也。知手字是后人所添。志高从宋本，误。王引《中诰图经》，文与《甲乙》全同。

胃之募也 《六十七难》云：五脏募皆在阴。滑寿注：在腹为阴，则谓之募。在背为阳，则谓之俞。募，犹募结之募，言经气之聚于此也。简按吴吕广撰《募腧经》，见《甲乙》注。李时珍《八脉考释音》：募，音暮，与膜同（详义见《疟论》募原注）。此四字，《甲乙》无，盖是衍文。

少阴俞 马云：肾俞穴，此本属足太阳膀胱经。然曰少阴者，以肾为足少阴也。张云：少阴俞，即肾俞也。肾为胃关，故亦当取之，系足太阳经穴，去脊两旁各一寸五分，共为三寸。

圆利针 高云：《九针十二原论》曰：针大如氂，且圆且锐，中身微大，以取暴气。盖肾俞两旁，不可深刺，故用氂针，泄肾脏之水气，以治腹满。

霍乱 志：霍，作藿。未知何据。吴云：手挥霍，而目瞭乱，名曰霍乱。简按此属臆解。《病源候论》云：霍乱者，由人温凉不调，阴阳清浊二气，有相干乱之时。其乱在于肠胃之间者，因遇饮食而变，发则心腹绞痛。其有先心痛者先吐，先腹痛者则先痢。心腹并痛者，则吐痢俱发。霍乱，言其病，挥霍之间，便致撩乱也。《文选·文赋》：纷纭挥霍。李善注：挥霍，疾貌。

122 　**刺俞旁五** 吴云：谓背俞两旁，去脊中行，三寸之穴，各五痏。简按王诸家，并为少阴俞旁志室（十四椎两旁，相去脊中各三寸），此承上文少阴俞而言。然考之《甲乙》气乱于肠胃发霍乱吐下编，首节载霍乱刺俞旁五云云，不知士晏以俞为何俞，可疑。

足阳明及上旁三 简按足阳明，王为胃俞（在十三椎下，两旁各一寸半）。张仍此。马则为胃仓（即胃俞旁一寸五分）上旁三。王为肾俞之上，故云胃俞穴。马张为胃仓之上，故云胃舍穴（十一椎下，两旁相去各三寸）。吴及志高，不指言穴名，未详孰是。

痫惊 志云：痫痰筋挛，或外感六气，或内伤七情，或饮食生痰，或大惊卒恐。病涉五脏，故当取五脉。简按此小儿病也。《太素》作惊痫。《甲乙》亦作惊痫，载小儿杂病中。王符《潜夫论》云：哺乳太多，则必掣纵而生痫病。巢源云：痫者，小儿病也。十岁以上为癫，十岁以下为痫。徐嗣伯云：大人曰癫，小儿曰痫。又《巢源》《千金》小儿门，有三种痫，曰惊痫、食痫、风痫，可以证焉。张曰：痫，音闲，癫病也。高云：痫，癫痫也。惊，震惊也。并误。不知痫是后世所谓惊风，《圣惠方》论辨之详矣。

脉五 吴云：下文其五也，各家并同。王为阳陵泉，非也。

针手太阴 《甲乙》作手足太阴。马张并云：刺经渠穴。吴志高不指为某穴，下三经同。简按不指为某穴者，似是。

刺经太阳 马吴张，经下绝句。吴云：凡言其经，而不及其穴者，本经皆可取，不必拘其穴也。马云：刺手太阳小肠经穴，各五痏，当是其经穴阳谷也。高据王注，直改经作足。简按吴近是，然太阳不言手足，当从王义。马以经为经穴之经，故云阳谷。

刺手少阴经络旁者 《甲乙》作手足少阴。吴云：着某经旁者，非经非穴，取其孙络也。马云：刺手少阴心经络穴通里，然谓之络旁，则是手太阳小肠经支正穴也。张云：手少阴之经穴灵台也，在络穴通里之旁，故曰络旁。

上踝五寸 马云：即足少阴肾经筑宾穴也。简按张志高并仍王注，此泻木实也，如刺肾经则乖理。

仆击 张云：暴仆如击也。《楼氏纲目》云：其卒然仆倒，经称为击仆，世又称为卒中风，是也。简按《九宫八风篇》云：其有三虚，而偏中于邪风，则为击仆偏枯矣。楼说为长。吴云：暴仆，为物所伤也。志云：癫痫之外实也。俱属臆解。

气满发逆 吴云：气满，气急而粗也。发逆，发为上逆也。志云：浊气之在中也。

隔塞闭绝 赵府本，塞，作则。熊张同。误也。《风论》云：食饮不下，鬲塞不通。《本神》篇云：愁忧者，气闭塞而不行。吴云：若隔而闭绝上下，水谷不得通利，则暴忧之所为也。

暴厥 吴云：暴气上逆也。

聋偏塞闭不通 吴：偏下绝句。注云：偏，偏枯也。简按当从王注。

内气暴薄也 吴云：薄，雷风相薄之薄，击荡之称也。

不从内外中风之病 滑云：膏粱之疾，暴忧之病，内气暴薄，此三者，不从内，外中风之病，谓非外伤也。以非外伤，故为病。留瘦住着，不若风家之善行数多也。吴同。张云：有病不从内，而外中风寒，藏蓄不去，则伏而为热，故致燔烁消瘦，此以表邪留薄，而着于肌肉筋骨之间也。简按张从王注。为胜。下文云：跂寒风湿之病也，即外中风之属。而留着者，则滑注不可从。

瘦留着 滑云：瘦，当作廋，如人焉廋哉之廋。廋，匿也。廋匿住着，不之去也。吴仍此。简按改廋作度，似僻。

蹠跛 马云：蹠，音只，跖同。《孟子·鸡鸣而起章》：盗跖从庶。陈仲子廉士章从石，义同也。楚人谓跳曰蹠。跛，音波。《易》曰：跛能履。又音避。《国语》云：丘无跛。吴云：足前点步，谓之蹠。一足偏引，谓之跛。张云：足不可行，谓之蹠。志云：蹠，足也。跛，行不正，而偏费也。高云：蹠，践履也。跛，不正也。简按跖通。《说文》：跖，足下也。又作蹠。蹠跛，乃《汉书》跿跔之义（《贾谊传》：病非徒瘇也，又苦跿跔。注。跿，脚掌也。跔，戾也）。故王注云：足跛而不可履也。志仍此。方氏《通雅》以跿跔为瘰疬，太疏。

耳鸣 吴云：阳明胃脉，上耳前循发际，至颞颥，故头痛耳鸣，为肠胃之所生。张同。简按《口问》篇云：胃中空，宗脉虚，而下溜，脉有所竭，故耳鸣。《决气》篇云：液脱者耳数鸣，据此数义，王注为得矣。

太阴阳明论篇第二十九

更逆更从 张云：病者为逆，不病者为从。简按当从杨义。

阳道实阴道虚 张云：阳刚阴柔也。又外邪多有余，故阳道实；内伤多不足，故阴道虚。一曰：阴道实则阳道虚矣。所谓更虚更实者，亦通。志云：阳刚阴柔，故阳道常实，阴道常虚。《系辞曰》：阴阳之义配日月。《白虎通》曰：日之为言，实也，常满有节。月之为言，阙也，有满有阙也。所以有阙，何？归功于日也。简按吴此下，补阴道实阳道虚一句，张引一曰，盖指吴注。然考上文云：阳者，天气也，主外。阴者，地气也，主内。则阳刚阴柔之解，于文意较顺。

阳受之则入六腑 徐云：此言贼风虚邪，阳受之入六腑。饮食起居，阴受之入五脏。与《阴阳应象论》：天之邪气，害人五脏，水谷寒热，害人六腑，两说相反，其理安在？此谓虚邪外伤有余，饮食内伤不足。二者之伤，互有所受，不可执一而言伤也。

不时卧 张云：不能以时卧也。

故喉主天气 志云：此节用八故字，为阴阳异位故也。

上行极而下 志云：此言邪随气转也。人之阴阳出入，随时升降。是以阳病在上者，久而随气下行，阴病在下者，久而随气上逆。

上先受之 简按《百病始生》篇云：清湿袭虚，则病起于下。风雨袭虚，则病起于上。《辨脉》篇云：清邪中于上焦，浊邪中于下焦。正其义也。

张云：上非无湿，下非无风，但受有先后耳。曰先受之，则后者可知矣。

不得至经 马云：胃气不能自至于四肢之各经，必因于脾气之所运。简按至经，从《太素》作径至，为胜。

长四脏 马云：长，掌同，主也。

着胃 高云：着，昭着也。胃土水谷之精，昭着于外。简按马云：着，着同。此从王注也。高属强解。

上下至头足 张云：脾为脏腑之本。故上至头，下至足，无所不及，又岂独主一时而已哉。

足太阴者三阴也 高云：厥阴为一阴，少阴为二阴，太阴为三阴。故足太阴者，三阴也。

为之行气于三阴 吴云：为之，为胃也。三阴，太少厥也。脾为胃行气于三阴，运阳明之气，入于诸阴也。

为之行气于三阳 吴云：为之，为脾也。行气于三阳，运太阴之气，入于诸阳也。

阴道不利 吴云：血道不滑利也。高云：即脉道不利也。简按上文云：脉道不利。高注为长。

阳明脉解篇第三十

吴云。解：释也。释阳明脉为病之义。

主肉 《甲乙》作肌肉。简按新校正云：脉，作肌。误。

惋 《甲乙》作闷。释音：惋，乌贯切。简按《集韵》：惋，愠、宛、豌同，音郁，心所郁积也。即与王注符。若乌贯切，则为骇恨惊叹之义。志云：惊恐貌。高云：惊顾也。并乖经旨。

阳盛 《甲乙》作邪盛。

骂詈 《韵会》：正斥曰骂，旁及曰詈。《一切经音义》云：詈，亦骂也。今解，恶言及之曰骂，诽谤咒诅曰詈。

不欲食，不欲食故妄走 吴本，十字改为歌二字。简按问语乃然，当从吴。

卷 四

热论篇第三十一

马云：首言热病者皆伤寒之类，故即以热论名篇。

今夫热病 《甲乙》《外台》无今字。

伤寒之类也 张云：伤寒者，中阴寒杀厉之气也。寒盛于冬，中而即病者，是为伤寒。其不即病者，至春则名为温病，至夏则名为暑病。然有四时不正之气，随感随发者，亦曰伤寒。寒邪束于肌表，则玄府闭，阳气不散越，乃郁而为热。故凡系外感发热者，皆伤寒之类。马云：《水热穴论》：帝问：人伤于寒，而传为热，何也？岐伯曰：夫寒盛则生热也。又此处王注：以《伤寒论》中，至夏变为热病之热病强解，甚非。盖未有伤于寒而不成热者也，非但至夏之热病为然也。简按王引伤寒例文，暑病，作热病。五十八难云：伤寒有几？其脉有变否？然，伤寒有五，有中风，有伤寒，有湿温，有热病，有温病，其所苦各不同，知是中风伤寒湿温热病温病，古总称之伤寒，则王注不可废。

巨阳者，诸阳之属也，其脉连于风府，故为诸阳主气也 巨，《甲乙》作太，下同。张云：太阳为六经之长，统摄阳分，故诸阳皆其所属。太阳经脉，覆于巅背之表，故主诸阳之气分。志云：属，会也，谓太阳为诸阳之会。滑本，此二十字，移于伤寒一日巨阳受之之下。徐本同。文义顺承，为胜（《资生经》：风府下，引此节云：然则风府者，固伤寒所自起也。北人皆以毛裹之，南人怯弱者，亦以帛护其项，俗谓三角，是也。凡怯弱者，须护项后可也）。

伤寒一日，巨阳受之 张云：按人身经络，三阳为表，三阴为里。三阳之序：则太阳为三阳，阳中之阳也；阳明为二阳，居太阳之次；少阳为一阳，居阳明之次；此三阳为表也。三阴之序：则太阴为三阴，居少阳之次；少阴为二阴，居太阴之次；厥阴为一阴，居少阴之次；是三阴为里也。其次序之数，则自内而外，故各有一二三之先后者如此。又如邪之中人，必自外而内，如皮部论等篇曰：邪客于皮，则腠理开，开则邪入客于络脉，络脉满则注于经脉，经脉满则入舍于腑脏。此所以邪必先于皮毛，经必始于太阳，而后三阴三阳，五脏六腑皆受病，如下文之谓也。简按吴，此下补"以其脉经头项循腰脊"九字，不可从。

头项痛腰脊强 张云：凡病伤寒者，多从太阳始，太阳之经云云（与王注同），故其为病如此。仲景曰：太阳之为病，脉浮头项强痛而恶寒。新校正云：《甲乙》《太素》作头项与腰皆强。简按今《甲乙》作腰背强。

身热 张云：伤寒多发热，而独此云身热者，盖阳明主肌肉，身热尤甚也，邪热在胃则烦，故不得卧。仲景曰：阳明之为病，胃家实也。

不得卧 《调经论》云：阳明者，胃脉也，其气下行，阳明逆不得从其道，故不得卧也。

少阳主胆 新校正引全元起，《太素》《甲乙》，并作主骨。简按《病源》亦作主骨，只《外台》作胆。《外台》引本篇文云：出第九卷中。考《新校正》，此篇全本在第五卷。盖王氏改骨作胆，而宋人根据以改《外台》也。且《灵枢·经脉篇》云：胆主骨。如阳明，不云主胃，而云主肉，则理宜于少阳亦云主骨。盖太阳主皮肤，阳明主肉，少阳主骨，从外而内，殆是半表半里之部分，故改胆作骨，于义为长。张云：邪在少阳者，三阳已尽，将入太阴，故为半表半里之经。其经脉，出耳前后，下循胸胁，故为胁痛耳聋等证。仲景曰：伤寒，脉弦细，头痛发热者，属少阳。少阳之病，口苦咽干目眩也。又曰：太阳病不解，转入少阳者，胁下硬满，干呕不能食，往来寒热。盖邪在阴则寒，邪在阳则热。邪在表，则无呕满等证。邪在里，则胸满干呕不能食。故成无己曰：少阳之邪，在半表半里之间。

未入于脏者 简按据《新校正》、全本《太素》：脏，作腑。《甲乙》《伤寒例》亦作腑。只《外台》作脏，恐是亦宋人所校改也。考下文未满三日者，可汗而已。其满三日者，可泄而已。此言邪在三阳之表者，可发汗。在三阴之脏者，可下之。若推仲景之例，则当作腑。然本经治法表里只有汗下二法，故王改腑作脏，义甚明显。而东垣李氏云：藏，非谓五脏之脏，乃是藏物之藏（出《此事难知》）。三阳王氏演而作热论脏字说（出《伤寒纲目》），并属强解。志云：藏者，里也，阴也。言三阳之经络，皆受三阳邪热之病。然在形身之外，而未入于里阴，可发汗而解也。此解为胜。

四日太阴受之 张云：邪在三阳，失于汗解，则入三阴，自太阴始也。

仲景曰：伤寒，脉浮而缓，手足自温者，系在太阴。太阴之为病，腹满而吐，食不下，自利益甚，时腹自痛也。简按本经所论三阴病者，即仲景所谓阳明胃家实证。故下文云：其满三日者，可泄而已。仲景所论三阴病者，乃阴寒之证。此本经所未言及。张引彼注此，殆不免乖谬。下少阴厥阴亦同。

络于肺 《甲乙》《病源》《外台》无于字。

六日厥阴受之 简按方氏《伤寒条辨》云：一日二日三四五六日，犹言第一第二第三四五六之次第也。大要譬如计程，如此立个前程的期式约模耳，非计日以限病之谓。张云：愚按伤寒传变，止言足经，不言手经，其义本出此篇，如上文六节是也。奈何草窗刘氏不明其理，遂谬创伤寒传足不传手之说。盖伤寒者，表邪也，欲求外证，但当察于周身，而周身上下脉络，惟足六经，则尽之矣，手经无能遍也。且手经所至，足经无不至者。故但言足经，则其左右前后，阴阳诸证，无不可按而得，而手经亦在其中，不必言矣。此本经所以止言足者，为周身之表证也。

烦满而囊缩 简按满、懑同。《说文》：懑，烦也。盖烦懑，乃烦闷也（详见《生气通天论》喘满注）。缪氏《伤寒撮要》云：妇人亦有囊缩可辨，但其乳头缩者，即是也。李氏《入门》云：在女子，则阴户急痛引小腹。吴：囊缩下，补三阴经络者，皆受病已入于腑，可下而已十六字。此推三阳之例，则经文似脱此等十余字。然以三阴称腑，尤为无谓。若改作脏字，仅通。

五脏不通则死矣 高云：则，犹即也。结上文三阴受病，非必四日太阴、五日少阴、六日厥阴，故内之三阴，外之三阳，内之五脏，外之六腑。一日皆受其病，致荣卫不行，五脏不通，即死矣。较之两感于寒，不免于死者，更甚也。

渴止不满 《甲乙》《伤寒例》并无不满二字。简按上文，不言腹满，此必衍文。

而嚏 《口问》篇云：阳气和则嚏。

大气皆去病日已矣 《调经论》云：泻实者，开其门而出，大气乃屈。《五色》篇云：大气入脏腑者，不病而卒死。简按俱谓大邪之气。高云：其不两感于寒，属经脉之热病，皆以七日环复，病衰而愈。由此观之，则上文所云，一日受二日受者，乃循次言之，非一定不移之期日也。会悟圣经，当勿以辞害志。

通其脏脉 张云：谓当随经分治也。志云：谓手足三阴三阳之经脉。高云：脏脉，如上文太阴脾脏之脉，少阴肾脏之脉，厥阴肝脏之脉也。

可泄而已 张云：凡传经之邪，未满三日者，其邪在表，故可以汗。已满三日者，其邪传里，故可以下。吴：此下补"若其寒邪，传不以次，与夫专经不传，表里变易，则随证脉处治，吐下汗和，蚤暮异法"三十二字。云：欲人通变云尔。简按王引《伤寒论》，义颇明显。若欲人通变，则有仲景《伤寒论》在焉，岂三十二字所包括乎？不啻添足，殆亦借妄。薛氏《原旨》云：按伤寒一证，传变无穷，此不过言传经之常，而未及于变。自仲景而后诸大家，俱有名言可法，学者所当尽读而精思之。然义多出于仲景，于仲景书，又当闭户深求者也。

遗 志云：《伤寒论》曰：大病瘥后劳复者，枳实栀子汤主之。若有宿食者，加大黄如博棋子五六枚。盖因伤寒热甚之时而强食其食，故有宿食之所遗也。简按遗，是《礼·乐记》遗音遗味之遗。郑玄注：遗，犹余也。盖与此同义。童氏《活人指掌辨疑》云：遗字注解多不同。《活人书》注：谓便不禁也。或云：遗，亡也，其人必利不禁也。此皆非是。余谓遗者，如以物遗人之遗，即司马公所谓积德以遗后人之遗，是也。言当少愈之时，邪气未尽去，胃气未尽复。肉食者，其后复病。多食者，其后遗病。将瘥而不得瘥矣。

强食之 《甲乙》无之字。仲景云：病患脉已解，而日暮微烦者，以病新瘥，人强与谷，脾胃气尚弱，不能消谷，故令微烦，损谷则愈。又曰：吐利发汗，脉平小烦者，以新瘥不胜谷气故也。

调其逆从 志云：脉浮者，以汗解之。脉沉者，以下解之。此之谓调其逆从也。高云：视其经脉之虚实，调其阴阳之逆从。

食肉则复 马云：肉本性热而难化，所以热病复生。志云：肉，谓豕肉，豕乃水畜，其性寒冷，是以多食则遗。简按当从马注。

谵言 《甲乙》《外台》作谵语。简按谵，又作讝，并之廉切，音詹。考之字书，义少异。《集韵》：谵，多言也。讝，疾而寐语也。然医书则互用，刘奎说疫为二义，甚误。

不知人六日死 《外台》作不知人则六日而死。滑云：六日，当作三日，下文可见。徐同。简按下文云：如是之后，三日乃死。则作六日者，非字之误。谓至三日，则少阳与厥阴俱病云云。三阴三阳俱受病，水浆不入，昏不知人，如是者三日，凡于六日之际当死也。

三日乃死 吴云：故不知人三日，六字为句。张云：如是之后，三日乃死，谓两感传遍之后，复三日而死也，盖即六日之义。高云：乃死，非即死矣。简按朱氏《活人书》云：两感，仲景无治法，但云两感病俱作，治有先后。伤寒下之后，复下利不止，身疼痛者，急当救里。宜四逆汤。复身体疼痛，清便自调者，急当救表，宜桂枝汤。盖本经三阴证，并是仲景所谓胃家实，不宜以彼而例此，当考《伤寒论》。

　　病温　《生气通天论》曰：冬伤于寒，春必病温。《金匮真言论》曰：夫精者，身之本也。故冬藏于精者，春不病温。仲景云：太阳病，发热而渴，不恶寒者，为温病（详见《金匮真言论》）

　　病暑　滑云：此病暑，与病暍不同。病暑，即热病也，宜发汗，病暍则不宜汗矣。张云：寒邪中人，而成温病暑病者，其在时则以夏至前后言，在病则以热之微甚言。故凡温病暑病，皆伤寒也。简按温病暑病，皆是热病，以时异其名耳。考《灵枢·论疾诊尺》篇云：冬伤于寒，春生瘅热。张云：即温热之病，其义可概见也。为热之微甚者，恐非。

　　与汗　简按与，予也。《玉函经总例》云：仲景曰：不须汗而强与汗之者，夺其津液，又须汗而不与汗之者，使诸毛孔闭塞。

刺热篇第三十二

　　张云：按前篇悉言伤寒，此篇名刺热者，盖即所以治伤寒也。但前篇分伤寒之六经，此篇详伤寒之五脏，正彼此相为发明耳。

　　小便先黄　志云：先者，谓先有此内因之热，而先见此证也。肝主疏泄，故小便赤黄。倪朱龙曰：先者，谓先有此内热之证，未与外热交争也。简按据下文四脏之例，先字当在小便上。《评热病论》云：小便黄者，小腹中有热也。

　　腹痛多卧　吴云：肝脉抵小腹，故腹痛。肝主筋，筋痿故多卧。高云：腹，小腹也，木气不达，故多卧。

　　不得安卧　高云：卧则血归于肝，肝病而血不归也。

　　大汗　吴云：汗则阴阳和而愈矣。志云：正胜邪而外出也。

　　气逆　吴云：逆，为邪胜脏。志云：热淫而反内逆也。阴在内，阳在外，热争者，阴阳交争于外内之间，阴出于外者生，阴阳并逆于内者死，故曰重逆。

　　员员　《甲乙》作贡贡。马云：靡定也。张同。吴云：小痛貌。志云：

周转也。《通雅》云：头痛员员，正谓作晕，故今人言头悬。简按考文义，志注近是。

冲头也 《甲乙》头下有痛字。

善呕 吴云：心火炎上，故善呕。

颜青 吴云：脾病而肝乘之，故见青色。简按《灵枢·五色》篇曰：庭者，颜也。王注下文云：颜，额也。方言云：东齐谓之颡，汝颖淮泗之间，谓之颜。

腰痛 张云：腰者，肾之府。热争于脾，则土邪乘肾，必注于腰，故为腰痛。

淅然 《甲乙》作凄凄然。熊音：淅，音昔，寒惊貌。高云：淅然，如水洒身之意。简按淅，《广韵》：淅米也，洒水之义，正取于此。

身热 志云：外感曰发热。从内而外，曰身热。简按此说无明证。

走胸膺背 简按王注《腹中论》云：膺，胸旁也。颈，项前也。胸，膺间也。张亦云：膺，胸之两旁高处也。而《说文》云：膺，胸也。考《史·赵世家》云：大膺大胸，修下而冯，知是胸膺有别，《说文》疏矣。

出血如大豆立已 高移此七字于下文"肾热病云云刺足少阴太阳"之下，而云：此七字，旧本在刺手太阴阳明下，今改正于此。注云：承上文诸刺而言，若出针之时，出血如大豆，则邪热去，而经脉和，其病当立已。简按余脏热病，不言出血，独于肺热病而言之，实为可疑。高说近是。

苦渴 吴云：肾者水脏，当火炎水干之时，故口渴而数饮。

项痛而强骱寒且痠 高云：邪正相持而热争，争于上，则项痛而强；争于下，则骱寒且痠，足下热。

不欲言 吴云：肾主吸，入肾病则吸微，故令不欲言也。志云：不欲言者，肾为生气之原也。高云：热争于中，则不欲言。

澹澹然 简按《说文》：澹，水摇也。王注不定，义同。马云：无意味。张云：精神短少，非是。《甲乙》无此三字。

诸汗者，至其所胜日汗出也 《甲乙》：汗上，有当字。出，作甚。高云：此衍文也。下文云，诸当汗者，至其所胜日，汗大出也，误重于此。简按今从高说，而存下文。

颜先赤 高云：心火居上，故心热病者，颜先赤。《五色》篇云：庭者，颜也。庭，犹额也。

三周 张云：反，谓泻虚补实也。病而反治，其病必甚，其愈反迟。三周者，谓三遇所胜之日而后已。高云：三周，三日也。简按考王注，凡六刻，盖二刻一周，故为六刻，此甚速，当从张注。

以饮之寒水 《甲乙》以作先。

刺足阳明而汗出止 吴云：不言孔穴，而混言其经者，取穴不泥于一，但在其经，酌之可也。汗出止者，经气和也。张云：按《寒热病》篇曰：足阳明可汗出，当是内庭陷谷二穴。

身重骨痛耳聋好瞑 张云：肾主骨，在窍为耳，热邪居之，故为身重骨痛耳聋。热伤真阴，则志气昏倦，故好瞑。仲景曰：少阴之为病，但欲寐也（《新校正》引《灵枢经》：见《热病》篇）。

眩冒 吴云：目前黑谓之眩，目如蒙谓之冒。少阴肾主骨，骨之精为瞳子。少阴热，故令眩冒。简按《海论》云：髓海不足，眩冒目无所见。王注《玉机真脏论》云：眩，谓目眩视如转也。冒，谓冒闷也。〇志云：按以上三节，用十六先字，盖言有先于内者有先于外者，皆当先治之。

胸胁满 《缪刺论》云：邪客于足少阴之络，胸胁支满。

刺足少阴少阳 高云：眩冒而热，乃少阴肾精不升，热病之起于少阴也。胸胁满，乃少阳经脉不和，热病之起于少阳也。少阴为阴枢，少阳为阳枢，枢转有乖而病热，故并刺之。

太阳之脉色荣颧骨热病也 张：脉下句。注云：此下言两感之脉色死期也。荣，发见也。太阳之脉，起于目内眦。太阳之筋，下结于頄。故太阳热病者，赤色当荣于颧骨。吴云：荣，华采之称，赤色是也。简按《热病》篇云：汗不出，大颧发赤，哕者，死。杨氏骨热病连读，恐非，当从王义。

荣未交 吴：荣作营。注云：营，阴血也。以其营守于中，如军之中营也。张云：与上节之荣不同，盖指营卫为言。谓邪犹在卫，未交于营，其气不深，故曰：今且得汗。简按荣，即上文荣颧骨之荣。交，《甲乙》作夭，下文同，今从之。

与厥阴脉争见 吴云：《伤寒例》云：尺寸俱微缓者，厥阴受病也。争见者，谓表见阳热之色，里见厥阴之脉。法曰：阳病见阴脉者死，故死期不过三日。张云：六经热病之序，其始太阳，其终厥阴。今终始争见，则六经两感俱传遍，故当三日而死。证之下文，义尤明显。简按弦，少阳之脉。王为厥阴之脉，可疑。

其热病 此三字，《甲乙》作热气二字。

少阳之脉色也 简按马据新校正，为衍文，今从之。

与少阴脉争见 《甲乙》作手少阴。简按热病无言手经者，是误。

死期不过三日 《甲乙》作其死不过三日。简按新校正，为王氏所足成，非也。○张云：如上文言太阳厥阴争见者，太阳为传表之始，厥阴为传里之终，自始而终也。此以少阳少阴争见者，少阳为传表之终，少阴为传里之始，自终而始也。言始言终，则六经无不遍矣，故不必言阳明太阴之争见也。简按此说恐是傅会，阳明太阴之争见，无不必言之理，必为阙文。

热病气穴 志云：此言刺未病者，当取之气穴也。气穴者，泻五脏气分之热。高云：热病气穴，犹言热病刺法。马云：三椎下间名身柱，四椎下间无穴，五椎下间名神道，六椎下间名灵台，七椎下间名至阳。张云：三椎下者，魄户也。四椎下旁，膏肓也。五椎下旁，神堂也。六椎下旁，譩譆也。七椎下旁，膈关也。简按张添一旁字，不可从。气穴，即孔穴，义具于气穴论。

膈中热 《甲乙》作胃中热。志云：胸中膈上，乃心肺之宫城，主胸中热者，泻肺热也，膈中热者，泻心热也，不曰心肺，而曰胸中膈中者，意言热在气分，而不干于脏真也。

荣在骶也 吴云：脊凡二十一椎，此独刺上之七椎，而不及其下者，盖以上之七惟，阳分也，故主热病。下之七椎，阴分也，所以主荣血。刺之则虚其阴，故曰荣在骶也，有不可伤之意。张云：盖既取阳邪于上，仍当补阴于下。故曰：荣在骶也。高云：荣为阴，主下。若荣血之热病，其穴在脊骨尽处，故曰荣在骶也。简按此一句难通，诸注并不允。

项上三椎陷者中也 张云：此取脊椎之大法也，项上三椎者，乃项骨三节，非脊椎也。三椎之下陷者中，方是第一节，穴名大椎。吴云：此风府穴也，言有取项上三椎者，则陷中为是。高云：申明三椎也。从项上数之，而为三椎也。下间者，椎下椎上陷者中也。盖大椎，乃脊骨之第一椎。从项上数之，则大椎为三椎。如是推之，诸椎皆得矣。志云：此言五脏之热，入于经荣者，当取之骨穴也，脊骨之尽处曰骶，谓如取荣穴当在，而至项上之三椎陷者中而取之。简按此二句，义未太明。张高据王注而释，今姑从之。《甲乙》"陷"上有骨字。《背腧篇》云：背中大腧，在杼骨之端。《千金》云：大椎，第一椎上陷中。《外台》同，云：杼骨之端，云第一椎，皆非项骨之谓。

牙车 刘熙《释名》云：辅车，或曰牙车，或曰颊车，或曰鞭车。凡系于车，皆取在下载上物也。

评热病论篇第三十三

马云：首二节，论热病，故名篇。后二节，则论劳风肾风也。

阴阳交 滑云：交，谓交错也。张云：以阳邪交入阴分，则阴气不守，故曰阴阳交。汪昂云：按《五营运大论》云：尺寸反者死，阴阳交者死，盖言脉也。简按《仓公传》云：热病阴阳交者死，即是。

无俾也 汪机云：愚谓谷气化为精，今不能食，则精无所俾益。高云：俾，补益也。简按俾，《尔雅·释诂》云：使也。《说文》云：益也。王本于《尔雅》，汪、高原于《说文》，并通。

病而留者 简按新校正引《甲乙》作而热留者，今从之。

脉尚躁盛 马云：按《灵枢·热病篇》云：热病已得汗出，而脉尚躁喘，且复热，勿刺肤，喘甚者死。又曰：热病已得汗，而脉尚躁盛，此阴脉之极也，死。

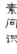

三死 马云：汗后辄复热，不能食者，一死。汗后脉尚躁盛者，二死。汗后反狂言失志者，三死。简按王以不胜其病为二死，考上文，此乃谓汗出而脉尚躁盛之证，故今从马义。志云：病而留者，一死也；胃气绝者，一死也；肾气绝者，一死也；胃气绝、肾气绝，上文所不言，此注非也。

风厥 张云：按风厥之义不一，如本篇者，言太阳少阴病也；其在《阴阳别论》者云：二阳一阴发病，名曰风厥，言胃与肝也；在《五变》篇者曰：人之善病风厥漉汗者，肉不坚，腠理疏也。高云：承上文汗出复热之死证，复举汗出烦满之病以问之，风为阳邪，性主开发，凡汗出而身发热者，风也。汗乃阴液，外出于阳，今汗出而心烦胸满不解者，乃阴竭阳虚，不相交济，是为厥也。此因风致汗，因汗致厥，病名曰风厥。简按《仓公传》云：风瘅胸满，过入其阳，阳气尽而阴气入。阴气入张，则寒气上，而热气下，故胸满汗出，与此少异。

巨阳主气 志云：巨阳，太阳也。太阳之气主表，风为阳邪，伤人阳气，两阳相搏，则为病热。少阴与太阳，相为表里，阳热在上，则阴气从之，从之则为厥逆矣。

服汤 张云：即《脉度》篇所谓虚者饮药以补之之意。简按药汤，古单谓之汤。《华佗传》为汤下之，果下男形，是也。志云：以助水津之汗，似为白汤之谓，误也。

劳风 张云：因劳伤风也。王氏曰：劳，谓肾劳也，此固一说。第劳之为病，所涉者多，恐不止于肾经耳。马云：细玩此节之辞，似为医经中之劳证。简按此一时劳而受风之证，未见劳证咳出青黄涕而愈者，则马注难凭（《巢源·风热候》云：肤腠虚，则风热之气，先伤皮毛，乃入肺也。其状，使人恶风寒战，目欲脱，涕唾出。候之三日内，及五日内，不精明者是也。七八日微有青黄脓涕，如弹丸大，从口鼻内出，为善也。若不出则伤肺，变咳嗽唾脓血也。即本节劳风也。本节劳风，《张氏医通》详论之。文繁不录，当参看，出咳嗽门）。叶文龄《医学统旨》云：劳风，即痉之属。强上者，似角弓反张也。冥视者，目开不见物也。凡痉病皆同不识人，或反视斜视也，治法当与痉同。又王好古《医垒元戎》以此证为肺痿，并误也。方具于《圣济总录》十三卷。

法在肺下 吴云：其受邪由于肺下，盖四椎五椎六椎之间也，张同。

强上冥视 简按《脉解篇》云：所谓强上引背者，阳气大上而争，故强上也。王注：强上，谓头项禁强也，乃与此注同。马志从此。吴张根据杨义，恐非也。今《千金》作弦上而目眩，盖冥视，即目眩之谓。

唾出如涕 吴云：肺中津液，为风热蒸灼稠黏，故唾出若鼻中之涕。肺主皮毛，肺既受伤，则脏真之气，不足以充皮毛，故恶风而振寒也。《张氏医通》云：唾出若涕者，痰饮上溢之征也。简按古无痰字。此云唾出如涕，谓吐黏痰也。

以救俯仰 吴云：肺下有风热，膜胀，俯与仰皆不利，故必救其俯仰。

巨阳引精者 吴云：巨阳与少阴肾为表里。肾者精之府。精，阴体也，不能自行，必巨阳之气引之，乃能施泄。故曰：巨阳引精。是为少壮人也，水足以济火，故三日可愈。中年者，精虽未竭，比之少壮则弱矣，故五日可愈。老年之人，天癸竭矣，故云不精，不精者，真阴衰败，不足以济火，故治之七日始愈。张云：风邪之病肺者，必由足太阳膀胱经风门肺俞等穴，内入于脏。太阳者，水之府，三阳之表也，故当引精上行，则风从咳散。若巨阳气盛，引精速者，应在三日；中年精衰者，应在五日；衰年不精者，应在七日。《张氏医通》引下句云：治此证者，当急使巨阳之上引，恐非。

咳出青黄涕 《千金》涕上有浓字。张云：当咳出青黄痰涕而愈。如下文者，即引精之谓。张璐云：大如弹丸者，乃久已支塞肺窍之结痰，见邪蓄之盛也。

若鼻中出 《千金》出下有为善二字。王注蓄门，即喉屋上通鼻之窍门也，出《灵枢·营气》篇。新校正失考。

不出则伤肺 张云：咳涕不出，即今人所谓干咳嗽也，甚至金水枯竭，虚劳之候，故死。

肾风 《奇病论》云：帝曰，有病痝然如有水状，切其脉大紧，身无痛者，形不瘦，不能食，食少，名为何病？岐伯曰：病生在肾，名为肾风。简按当与《奇病论》及《风论》参考。

面胕痝然 《甲乙》然下有肿字。吴云：胕，肿也。张云：胕，浮肿也。痝然，失色貌。志高并云：肿貌。简按《山海经》：竹山有草焉，其名曰黄雚。浴之已疥，又可以已胕。郭璞注云：胕，肿也。可以证吴张之言矣。马及志则云：胕者，足面也。盖以其与跗通也。而《水热穴论》云：上下溢于皮肤，故为胕肿。则岂足跗之义乎？高则云：皮里内外曰胕。此因误读《水热穴论》行于皮肤，传为胕肿之文，俱不可从。王注《奇病论》则云：痝然，谓面目浮起，而色杂也。与此注少异。又注《风论》面痝然浮肿，乃与本篇同。《广韵》：痝，莫江切，病困。并与此不相涉。因疑痝即庞，庞，又作痝。《奇病论》痝然。马本作庞。而考《说文》：痝，石大貌。一曰：厚也。《玉篇》：大也。知是痝然即庞然，为肿大貌。其从疒者，乃痖症之类，张注非也。

壅害于言 吴云：面痝然壅者，肾风并于上，而令壅塞也，故害于言。张云：壅，重浊不清也，病风则肾脉不利，故壅害于言语。简按王、吴以壅字接上句，张则属下句，志高并仍此，今从张义。

可刺不 马云：不、否同。

时热从胸背上至头汗出手热口干苦渴 马本：汗出、手热，各二字句。口干苦渴，四字句。张本：汗出手热，口干苦渴，各四字句。高同。志：汗出以下，各二字一句。吴本与原本同。简按张本似是。苦渴，盖谓口苦而渴。下文云：口苦舌干。

不能正偃 吴云：偃，仰卧也。

风水 张云：肾主水，风在肾经，即名风水。志云：病名风水者，因风而动其水也。高云：此肾风之病。肾受风邪，风行水涣，故病名曰风水。马云：风水之证，又见《水热穴论》《奇病论》《论疾诊尺》篇。简按本篇所谓风水者，乃因肾风误刺，而变之称。犹伤寒论温病发汗身灼热者，名风温，与《水热穴论》等所论稍异（《水热穴论》云：肾汗出，逢于风，传为胕肿，本之肾，名曰风水。《金匮要略》云：风水，其脉自浮，外证骨节疼疼，恶风。又云：寸口脉沉滑者，中有水气，面目肿大有热，名曰风水）。

论在刺法中　张云：《水热穴论》也，志高同。

邪之所凑　《说文》：凑，水上人所会也。《玉篇》：竞进也。

上迫肺也　《病能》篇云：人之不得偃卧者，何也？岐伯曰：肺者，脏之盖也，肺气盛则脉大，脉大则不得偃卧也。

卧则惊　志云：胃络上通于心，阳气入阴，阴阳相薄，故惊恐也。高云：水气凌心也。

病本于胃　张云：脾胃属土，所以制水。土弱则寒水反侮之，故腹中鸣，而食不下也。

身重难以行　张云：胃主肌肉，其脉行于足，水气居于肉中，故身重不能行。

胞脉闭也　张云：胞，即子宫。马云：愚观月事不来，似为妇人而论，然男子之肾风，诸证俱同，惟此一证，则有异耳。

逆调论篇第三十四

高云：调，调和也。逆调，逆其寒热水火荣卫之气，不调和也。寒热逆调，则为烦为痹。水火逆调，则为肉烁，为挛节。荣卫逆调，则为肉苛。脏气逆调，则为息喘也。

痹气　《圣济总录》云：夫阳虚生外寒，阴盛生内寒。人身阴阳偏胜，则自生寒热，不必外伤于邪气也。痹气内寒者，以气痹而血不能运，阳虚而阴自胜也。故血凝泣而脉不通。其证，身寒如从水中出也，方出于二十卷中。吴云：痹气者，气不流畅，而痹着也。

如炙如火　吴云：如炙，自苦其热，如薰炙也，如火。人探其热，如探火也。简按当从《太素》之文，下文同。

两阳相得　马云：四肢属阳，风亦属阳，一逢风寒，两阳相得。张同。志云：四肢者，阳明之所主也。两阳，阳明也。两阳合明，故曰阳明。相得者，自相得而为热也。简按马注为是。

不能生长　简按《谷梁传》云：独阴不生，独阳不长，正此义也。

内烁　熊音：烁，书药反。

以水为事　志云：肾气胜者，肾水之气胜也。以水为事者，膀胱之水胜也，谓其人水寒之气偏胜。简按马、张仍王注，为纵欲之义，文义恐不然。

肾脂枯不长 高云：是人有寒者，平素肾气胜。肾气胜，则以水为事。故太阳阳气衰，太阳阳气衰，则为孤阴。孤阴不长，故肾脂枯不长。

一水不能胜两火 高云：七字在下，误重于此，衍文也。简按此前注所未发，今从此。

肾孤脏也 高云：寒甚至骨，宜冻栗矣，所以不能冻栗者，肾水生肝木。肝为阴中之阳，故肝一阳也；少阴合心火，心为阳中之阳，故心二阳也；肾为阴中之阴，故肾孤脏也。一阳二阳，火也。孤脏，水也。今一水不能胜二火，故虽寒甚至骨，而不能冻栗也。寒在于骨，病名曰骨痹。骨痹者，骨节拘挛，是人当挛节也。此言水火逆调，而独阳不生，则为肉烁。孤阴不长，则为挛节也。简按诸家不知前文一水不能胜两火七字衍文，以阳盛阴虚为解，故文理乖违，不能贯通，得高注而义始显。

苛 吴云：苛，胡歌切，麻木不仁也。张云：顽木沉重之谓。简按王注瘴重，考，瘴顽，同音。《广韵》：瘴，瘴痹，五还切。知是王氏以苛为顽麻之义。《说文》：苛，小草也。盖麻痹者，病在皮上，尤细琐者，故取义于苛细。《曲礼》疾痛苛痒，可以见耳。志云：苛，虐也。谓近衣絮，而苛虐如故也。不可从。

营气虚卫气实也 马云：营气者，阴气也，运于内，为阳之守，故其气虚。卫气者，阳气也，运于外，为阴之使，故其气实。《太阴阳明论》曰：阳道实，阴道虚。此即本节之义。张云：卫气实者，言肌肉本无恙也。简按下文云：营气虚则不仁，卫气虚则不用，营卫俱虚，则不仁且不用。则此七字不相冒，恐是衍文，前注似牵强。

不仁且不用 张云：不仁，不知痛痒寒热也。不用，不能举动也。简按肉苛与不仁自有分，以肉苛而顽麻，故不知痛痒而不仁。吴云：不仁，麻木顽痹也，误。马云：不仁者果核中有仁，惟肉无所知，则若有不能如仁有生意矣，凿亦甚。

肉如故也 《甲乙》作肉如苛也。马云：其肉未必有减于昔也。张云：肌肉如故，言肌肉本无恙也。高云：肉苛如故也。简按答语无苛字，当从《甲乙》之文。

曰死 吴云：志不足以帅形气，人虽犹存，夭其生理矣。死其一肢一肉，是为死之徒也。张云：人之身体在外，五志在内，虽肌肉如故，而神气失守，则外虽有形，而中已无主，若彼此不相有也，故当死。简按吴以死为死肌之死，张注似允当。

不得卧不得行　滑云：多一不字。

下经　简按《史记》：仓公受脉书上下经于阳庆，盖此书也。

不安　张云：反复不宁之谓。今人有过于饱食，或病胀满者，卧必不安，此皆胃气不和之故。按上文所问，不得卧而息无音者，义亦同，此故不复答。

息有音也　张云：病不在胃，亦不在脏，故起居如故。气逆于肺之络脉者，病浅而微，故但为息有音耳。上文所问，有卧行而喘者，义亦类此，故不复答。

主卧与喘也　张云：水病者，其本在肾，其末在肺，故为不得卧。卧则喘者，标本俱病也。上文所问，有不得卧，不能行，而喘者，义类此节，故不复答。本篇所论，喘息不得卧者，有肺胃肾三脏之异。在肺络者，起居如故，而息有音也，病之微者也。在胃者，不得卧，而息有音也，甚于肺者也。在肾者，不得卧，卧则喘也，又其甚者。夫息有音者，即喘之渐，喘出于肾，则病在根本矣，故愈深者，必愈甚。凡虚劳之喘，义亦犹此，有不可不察也。简按首帝所问者六，而岐伯所答者三，王氏以为古之脱简，张则以为义自含蓄，本无阙文，而吴则补凡三条，八十四字。志云：后人有言简脱者，有增补其文者。圣人立言，浑然礧括，或言在意中，或意在言表，奈何后学不细心体认，而妄增臆论耶？可谓知言矣。

疟论篇第三十五

马云：疟，凌虐之义，故名篇。当与《灵枢·岁露》篇七十九参看。简按刘熙《释名》云：疟，酷虐也。凡疾或寒或热耳，而此疾先寒后热，两疾似酷虐也。

夫痎疟　《甲乙》《千金》无痎字。马云：痎，音皆，后世从瘧，误也。痎疟者，疟之总称也。王注以为老疟，不必然。痎疟皆生于风，则皆之一字。凡寒疟温疟瘅疟，不分每日间日三日，皆可称为痎疟也。简按《广雅》云：痎，痁疟也。《说文》云：痎，二日一发疟也，盖疟多二日一发者，因为之总称耳。王以为老疟者，其说盖出于张文仲（《外台》獭肝等八味方。传尸病，亦名痎疟、遁注、骨蒸、伏连、殗殜，是）。而其原因误读五十六难云：咳逆痎疟，连岁不已尔。吴云：痎，亦疟也。夜病者谓之痎，昼病者谓之疟。《方言书》夜市谓之痎市，本乎此也（《方言书》：未知何等书。阅

《青箱杂记》《豫章漫录》《五杂俎》等，云：蜀有痎市，而间日一集，如痎疟之一发，则其俗又以冷热发歇，为市喻也。夜市之说，无所考）。张云：痎，皆也。疟，残虐之谓。疟证虽多，皆谓之虐。故曰痎疟。李云：凡秋疟皆名痎，即其皆生于风。皆字，知诸疟之通称也（《医宗必读》不载秋疟之说。则云：凡疟皆名痎，昔人之解非）。志与吴同，而解《生气通天论》则云：阴疟也。高云：痎，阴疟也。疟，阳疟也。以上数说，俱无稽之言，不可从。孔颖达《左传正义》云：痎是小疟，痁是大疟。亦非本经之义。

畜作 赵府本：畜，作蓄。《岁露篇》作稸。马云：盖稸，即积之义，故其旁皆从禾。不发之谓畜，发时之谓作。

伸欠 张云：伸者，伸其四体，邪动于经也。欠，呵欠也，阴阳争引而然。简按《曲礼》：侍坐于君子，君子欠伸，撰杖履，视日蚤莫。郑注：以君子有倦意也。《前·翼奉传》：体病则欠伸动于貌。马云：伸，当作呻。呻为肾之声，误也。此论疟之形状，专指寒疟。

寒栗鼓颔 汪云：愚谓此节，论疟之形状。张云：鼓者，振悚之谓。

愿闻其道 马云：道，犹路也。据下文有其道远，则此道当以路训之。

阴阳相移也 汪云：此节，论疟之所以发寒热也，又为一章之大旨，下发明此节也。

阳并于阴则阴实而阳虚 高云：相移者，相并之义，如阳气相移。而并于阴，则阴实而阳虚，须知阴气相移，而并于阳，则阳实而阴虚，不言者省文也。

腰背头项痛 滑云：此下当有少阳虚一节。卢氏《疟疾论疏》云：不列少阳形证者，以太阳为开，阳明为阖，少阳为枢。而开之能开，阖之能阖，枢转之也。

骨寒而痛 张云：阴胜则阳气不行，血脉凝滞，故骨寒而痛。《终始》篇曰：病痛者，阴也。

此营气之所舍也 张云：皮肤之内，肠胃之外，盖即经脉间耳。营行脉中，故曰：此营气之所舍也。志云：舍，即经隧所历之界分。每有界分，必有其舍，如行人之有传舍也。

此令人汗空疏 吴云：此字，指暑气言，盖阳气主疏泄万物故也。卢氏云：暑令人汗空疏，腠理开者，以暑性暄发，致腠理但开，不能旋阖耳。不即病者，时值夏出之，从内而外，卫气仗此，犹可捍御。高云：暑热伤荣，则肌表不和，此令人汗孔疏，而腠理开也。空、孔同。

得之以浴水气舍于皮肤之内 诸注：浴下句。吴云：夏伤于暑，阳邪也。秋气，水气，阴邪也。阴阳相薄，寒热相移，是以疟作。马云：夫暑热伏于营，而风寒居于卫，营专在内，无自而发，卫行于外，二邪随之，以出入焉。志高：浴水气连读，非是。

与卫气并居 滑云：言卫气与营气相并合也。汪云：从夏伤于暑至此，原所以致疟之故也。张云：新邪与卫气并居，则内合伏暑，故阴阳相薄，而疟作矣。高云：风水之气，舍于皮肤之内，则与卫气并居也。简按滑注误。

此气得阳而外出得阴而内薄 滑云：此气指疟。马云：卫气者，昼行于足，手六阳经，二十五度，此邪气者，得阳而外出，疟之所以发也。夜行于足，手六阴经，二十五度，此邪气者，得阴而内入，疟之所以蓄也。内外相薄，随卫而行，是以一日一作也。病之始末，至是而备矣。高云：疟之发也，必卫气应乃作。此卫气得日阳而外出，得夜阴而内薄。内外相薄，遇邪则发，是以日作。简按此气，滑、马为疟邪之气，高为卫气，未知孰是。得阳之阳，得阴之阴，马不解释。高则为日阳夜阴之义，果然则疟疾宜无夜发者，此可疑焉。滑以得阳之阳，为荣中之阳，以得阴之阴为荣，其言糊涂，不可从。

循膂而下 张云：膂，吕同，脊骨曰吕，象形也。一曰：脊两旁之肉曰膂。下者，下行至尾骶也。简按《说文》：吕，脊骨也。《广雅》：膂肉也。前说本于《说文》，后说及王、马注，原于《广雅》，据循膂而下语，其为脊骨者，于义为当。

大会于风府 大上，《巢源》有常字。简按王注《热论》云：风府，入发际同身寸之一寸，此云二寸。考《甲乙》《千金》等，作二寸者误。

二十五日 《灵枢》《甲乙》《太素》、全元起、《巢源》作二十一日，二十六日，作二十二日。马云：此曰二十五日者，连风府之项骨三椎而言，彼曰二十一者，除项骨言，自大椎而始也。故二十六日，与二十二日亦不同。吴同。张云：项骨三节，脊骨二十一节，共二十四节，邪气自风府，日下一节，故于二十五日，下至尾骶，复自后而前，故于二十六日入脊内。简按志、高：二十五日作二十一日，二十六日作二十二日，据《灵枢》等也。自风府始，则不除项骨者，似为有理。而考诸书，作二十五日、二十六日者，王所改正（《外台》亦作五六，宋人所改）。今从志高（徐廷璋《活人针经》云按《甲乙经》云：大椎至尾骶，共二十一顀。此中只长三尺，以三尺内折量，取背上俞穴。一法用绳墨取穴，绳有舒缩不同，取穴无准。今以薄竹片，点量取穴，治病有准。今精考二十一䯊骨，不至尾骶尽，只至腰余穴尽已。腰俞穴，第二十一䯊下，是腰俞穴，穴旁分开一寸五分，是自环俞穴。穴下更有上髎次髎中髎下髎会阳五穴，皆在二十一䯊下，直至会阳穴。其穴交郄，在尾骶骨两旁。则知二十一䯊骨，至腰俞而尽。今经，二十一䯊骨，至尾骶骨而尽，甚非也。言长三尺，此法亦不可准用。今详二十一䯊下，有四骨空，在下相连，直至尾骶尽，以二十一䯊，又增四骨，骨空共二十五。据《内经·疟论篇》云：疟邪初出于风府，在椎骨上。其邪大椎为始，日下一节，二十五日，尾骶尽处，二十六日，入于脊内。据此经云：即是二十一日，下二十一节而尽。自二十二日，即下四骨空间，至二十五日，诸䯊及骨空传尽，即入脊中。以此论之，其理甚明。则知《甲乙》经云：二十一䯊，至尾骶骨，甚非也。○按此说太异。盖未考及《灵枢》，漫尔立论，而杨继《针灸大成》背部图，亦载此论，不知其出于何人也）。

骶骨　《岁露》篇作尾底。简按知是骶即底，会意。

伏膂之脉　《岁露》篇、《病源》作伏冲。《甲乙》作太冲。简按《天真论》：太冲之脉盛。《甲乙》《太素》作伏冲。知是太冲、伏冲、伏膂，皆一脉耳。膂，即吕，脊骨。王谓膂筋之间，恐非。上文日下一节，王云：节，谓脊骨之节。若以膂为筋，则义相乖。

九日出于缺盆之中　吴云：气上行无关节之窒，故九日出于缺盆。简按缺盆，非阳明胃经之缺盆。《骨度篇》云：结喉以下，至缺盆中，长四寸。缺盆以下，至𩩲骬，长九寸。《骨空论》云：治其喉中央，在缺盆中者。《本输篇》云：缺盆之中任脉也，名曰天突。俱非胃经之缺盆，乃指任脉天突穴而言耳。

其间日发者云云　以下四十四字，高移前，为帝曰其间日而作者何也之答语，置其气之舍云云之上。云：此段，旧本在故作日益早之下，今改正于此。简按此一节，乃前节答语，其为错简明矣，今从高注改定。

横连募原　简按《举痛论》，及全本《太素》《巢源》，作膜原。《举痛论》王注云：膜，谓膈间之膜。原，谓膈肓之原。义未太明。此云膈募之原系，乃觉胜于彼注。盖膜本取义于帷幕之幕，膜间薄皮，遮隔浊气者，犹幕之在上，故谓之幕，因从肉作膜。其作募者，幕之讹尔。《太阴阳明论》：脾与胃以膜相连尔。《太素》：膜，作募，知此募幕互误。熊、张并音暮。张云：诸经募原之气，内连五脏，邪在阴分，故道远行迟。志云：募原者，横连脏腑之膏膜，即金匮所谓皮肤脏腑之文理，乃卫气游行之腠理也。二家之说，并不允当，姑从王义，当与举痛论小肠膜原注参看。

不能与卫气俱行 《甲乙》：卫气作营气，非也。

不得皆出 《甲乙》皆作偕，似是。

故间日乃作也 乃上《病源》《外台》有蓄积二字。

此邪气客于头项云云 以下八十八字，《外台》有，此疑古注文。

卫气之所发 《灵枢》《病源》发作应。简按下文云：卫气应乃作。发，当作应。

邪气之所合 吴本及《灵枢》《病源》：合，作舍。是。

风之与疟也 吴云：风，外受风邪也，受风病作，则无休时。志云：夫痎疟皆生于风，然病风者，常在其处。病疟者，休作有时，故帝有此问。马云：风，乃本经风论之风。简按马注恐非也。《甲乙》无也字。

相似 《灵枢》《病源》，似作与。

凄沧之水寒 滑云：水，一作小。马云：当作小寒。吴本，作小寒。张云：凄沧之水寒，谓浴水乘凉之类也。因暑受寒，则腠理闭，汗不出。寒邪先伏于皮肤之中，得清秋之气，而风袭于外，则病发矣。志云：风寒曰凄，水寒曰沧。简按凄沧不必分风水。《灵枢·师传》篇云：寒无凄沧，暑无出汗。

秋伤于风则病成矣 《生气通天论》云：夏伤于暑，秋为痎疟。《金匮真言论》云：秋善病风疟。《阴阳应象大论》云：夏伤于暑，秋必痎疟。（《灵枢·论疾诊尺》篇同）。《周礼》疾医职，秋时有疟寒疾。《左传》定四年，荀寅云：水潦方降，疾疟方起。

寒疟 张云：先受阴邪，后受阳邪，故先寒后热。人之患疟者，多属此证。简按上文云：疟之始发也，先起于毫毛，伸欠乃作，寒栗鼓颔，腰脊俱痛，寒去则内外皆热，此乃疟之正证也。李云：温疟瘅疟，皆非真疟也。知是寒疟，特真疟耳。

温疟 马云：据后第十三节，以冬中于风，而发于春者，为温疟。则温疟，非夏感于暑，而发于秋者比也。故今秋时之疟，惟先寒而后热者最多，要知温疟原非秋时有也。

烦冤 《千金》作烦闷。

瘅疟 志云：瘅，单也。谓单发于阳，而病热也。《圣济总录》云：单阳为瘅。万氏《育婴家秘》云：经中只言瘅，俗称为疸。瘅者，单也。谓单阳而无阴也。简按瘅为单阳之义，在瘅疟则可，至脾瘅胆瘅消瘅，及瘅成为消中等，则不通焉。王注为热，最为明确。盖瘅乃㷭之从疒者。㷭，《说文》

炊也，《广韵》火起貌。《国语·周语》：火无炎燀，癉之为热。其在于此耶（《金匮》：温疟，主白虎加桂枝汤，即本节癉疟。当并考）？

经言 出《灵枢·逆顺》第五十五篇，下同。

浑浑之脉 马云：脉以邪盛而乱也。张云：阴阳虚实未定也。简按浑浑，与《脉要精微论》浑浑同义，谓脉盛也。《七发》注：浑浑，波相随貌。

先热而渴 吴，改先作后。简按今验先热而汗出，寻而发渴，乃作先者是。

病极则复至 王以至字连下句，吴、张同。马、志、高并据《甲乙》、全本《太素》：接上句。汪昂云：至字，有连上句读者，言寒热复至。今从王氏。

必毁 简按《灵枢·逆顺》篇云：方其盛也，勿敢毁伤，当从《太素》文。

144

为其气逆也 马云：按后人用药，必当在疟气未发之前，方有为效，不但用针为然。若疟发而用药，则寒药助寒，热药助热，反无益，而增其病势矣。此义当与《灵枢·逆顺》篇参看。简按上文云病逆，此云气逆，其义则一也。祝茹穹《心医集》云：疟疾每日如期而至，名曰疟信。此当原症发散，未可直攻，未可截也。或前或后，此正气渐旺，邪将不容，名曰邪衰，方可截之。正本节之理也。

疟之且发也 志云：且者，未定之辞。言疟之将发，阴阳之将移，必从四末始。

坚束其处 吴云：谓臑上也。取血之法，今北人行之。张云：其处，谓四关之上也。今北人多行此法，砭出其血，谓之放寒。志云：坚束其四末，令邪在此经者，不得入于彼经，彼经之经气，不得出而并于此经。简按志注为允当。《千金》作故气未并，先其时一食顷，用细左索，坚束其手足十指，令邪气不得入，阴气不得出，过时乃解。此亦一法。

真往 《太素》作直往，似是。

其应如何 张云：欲察其应。

疟气者 《甲乙》气字无。

邪气与卫气 吴移"与卫气"三字于下句，作邪气客于六腑，而有时与卫气相失，文理始明。

客于六腑 张云：客，犹言会也。李云：客，犹会也。邪在六腑，则气远会希，故间二日，或休数日也。志云：六腑者，谓六腑之膜原也。脏之膜原，而间日发者，乃胸中之膈膜，其道近。六腑之膜原，更下而远，故有间二日，言至于数日也。简按考上文，并无客于六腑之说，疑是风府之讹。

此应四时者也 吴云：应，当也。张云：夏伤于暑，秋必病疟，此应四时者也。

反四时也 吴云：谓春时应暖，而反大凉；夏时应热，而反大寒；秋时应凉，而反大温；冬时应寒，而反大热。疟病异形，职由此也。志云：非留蓄之邪，乃感四时之气，而为病也。

以秋病者寒甚 张云：秋以盛热之后，而新凉束之。阴阳相激，故病为寒甚。高云：秋伤于湿，人气始收，故寒甚。

邪气不能自出 邪，《甲乙》作寒。

气复反入 张云：阳极而衰，故复入于阴分。

故先热而后寒名曰温疟 张云：按此以冬中于寒，而发为温疟，即伤寒之属。故《伤寒论》有温疟一证。盖本诸张兆璜云：故先热而后寒者，名曰温疟。其但热而不寒者，名曰瘅疟矣。故字宜着眼。高云：上文因寒疟，而及温疟，故寒疟详，而温疟略。此间温疟，而兼寒疟。故下文但论温疟，而不复言寒疟也。

不及于阴 高，据全本《太素》：及，作反。注云：上文温疟，气复反入，故先热后寒。瘅疟，其气不反于阴，故但热而不寒。

命曰瘅疟 马云：此热气者，内藏于心肺，而外舍于分肉，令人消铄肌肉，病命曰瘅疟。由此观之，则瘅疟之所舍者，肺与心耳。李云：肺素有热，气藏于心，即此二语，火来乘金，阴虚阳亢。明是不足之症，挟外邪而然，故温疟瘅疟，皆非真疟也。

刺疟篇第三十六

暍暍然 马云：张仲景以暑证为暍，而此云暍然者，其热似暑证之热也。

郄中 熊音，郄，乞逆反。简按与隙同。

解㑊 《巢源》作解倦。高云：犹懈惰，枢转不力也。张云：解，懈也。㑊，迹也。身体解㑊，谓不耐烦劳，形迹困倦也。王氏即以寒不甚热不甚为解，然细详之，若有不然。观其云身体解㑊，复云寒热，不甚分明，各有所谓，意本不同。观《刺要论》曰：髓伤则销铄胻酸，体解㑊然不去矣。是岂非举动解倦之谓乎？及考㑊字，不收于韵，若音为亦，殊无意味，当从迹韵，庶乎为妥。简按张辨驳王注：固是，然以亦为迹，则属臆解。详义见于《平人气象论》。

寒不甚热不甚 张云：病在半表半里也。

刺足少阳 吴云：于少阳经穴刺之也。马高同。张志仍王注。

先寒洒淅 熊音：洒淅，上所丁反，下音析，寒惊貌。高云：《经脉篇》曰：足阳明是动，则病洒洒振寒。故足阳明之疟，令人先寒洒淅。

喜见日月光 张云：《经脉》篇曰：阳明病至，则恶人与火，今反喜见之者，阳明受阴邪，胃之虚也。

足阳明跗上 《甲乙》此下有调冲阳三字。

令人不乐好太息 吴云：脾脉病则不运，不运则膻中之气不化，故不乐。气塞于膻中，必嘘出之而后利，故好太息。

即取之 《甲乙》此下有足太阴三字，根据上文例，当有此三字。

多寒热 多，《巢源》作久。

欲闭户牖而处 张云：肾病则阴虚，阴虚故热多寒少。病在阴者喜静，故欲闭户牖而处。

其病难已 《甲乙》此下有取太溪三字。根据上文例，当有此三字。张云：肾为至阴之脏，而邪居之，故病深难已。

数便 《巢源》作数小便。

意恐惧 吴云：肝不足也。盖肝有余则怒，不足则恐，故承之曰气不足。

惕惕 《说文》：惕，不安也。〇汪昂云：按伤寒言足经，而不及手经。本篇论疟，亦言足而不及手经，本不传手乎？抑足经可以该手经也。篇后言腑疟，仅胃腑，而不及他腑，又岂以胃为六腑之长乎？（《此事难知》载李杲治足六经疟方，当并考。）

心寒 张云：肺者，心之盖也。以寒邪而乘所不胜，故肺疟者，令人心寒。高云：肺，天也。心，日也。肺疟者，令人心寒，天日虚寒也。简按当从张注。

热间善惊 《巢源》无热字。张云：心气受伤，故善惊如有所见。

欲得清水反寒多 马云：心热则烦且甚，故欲得水以救之，惟其热甚则反寒多，盖热极生寒也。吴云：盖阳并于里而烦，心欲得清水，则阴出之表，无肌热而外寒，手少阴心之经也。简按据吴注。则不必从《太素》而改字。

刺手少阴 《千金翼》此下有是谓神门四字。

苍苍然太息 《甲乙》无太息二字。据下文如死者三字，必剩文。

鸣已汗出 志云：湿热下行则肠鸣，上蒸则汗出也，鸣已汗出者，下行极而上也。张云：寒已而热，则脾气行，故肠中鸣，鸣已则阳气外达，汗出而解也。

洒洒然 《甲乙》作凄凄然。

宛转大便难 吴云：宛，似也。转，传送也。言似乎传送，大便难出也。马云：宛转则难于转身也。张云：腰脊之痛，苦于宛转，而大便难也。简按宛，屈也。转，运也。此状大便难也。马、张并误（《庄子·天下篇》：推拍輐断，与物宛转）。

目眴眴然 《巢源》目下有眩字。《外台》作身掉不定。熊音：眴，许县反。吴云：眴，二音，县、舜，目欲瞑也。仲景云：少阴之为病，但欲寐也。亦是目眴然之意。张云：眴，音眩。眴眴然，眩动貌。目视不明，水之亏也。简按当从张注（详见于《五脏生成篇》。○《此事难知》载李杲治五脏疟方，当并考）。

胃疟 张云：腑有六，而此独言胃者，以胃为六腑之长也。

横脉 张云：谓足内踝前斜过大脉，则太阴之经，盖即商丘也。吴云：谓二经孙络之横者。

疟发身方热 张云：此下言诸疟之刺法也。身方热者，谓于未发之前，热将作也。疟之先热者，温疟也。高云：此复申明胃疟之义也。简按当从张注。

刺跗上动脉 马、张俱云：当是足阳明冲阳之穴。

疟方欲寒 张云：寒之将发未发也。

满大急 张云：阳邪之实也。

背俞 吴云：背为诸阳之府，故刺背俞。高云：五脏之俞，皆在于背，故刺背俞。简按张为五胠俞，似是。

中针 高云：不大不小之针也。

傍五胠俞各一 马云：譩譆，去中行开三寸，自附分魄户膏肓神堂，数至譩譆。为第五，故曰五胠俞。吴云：谓魄户神堂譩譆膈关魂门也。张云：背为诸阳所出，故当刺之，即五胠俞也。胠者，胁也（出于《广雅》）。一曰：旁开也。（《庄子》胠箧之胠）。《水热穴论》曰：五脏俞傍五，以泻五脏之热，即此谓也。盖此五者，乃五脏俞傍之穴，以其傍开近胁，故曰傍五胠俞，即魄户神堂魂门意舍志室也（简按每穴，在五脏俞之旁，故以魄神魂意志命名焉）。志云：傍，倚也。高云：胠，胁旁连背处也。五脏之俞，在背两行，两行之外，复有两行，所谓胅也。余并与张同。简按张注明确，殆胜于王。然胅兼开义而释之，恐非。高注为是。

小实急 张云：阴邪胜也，阴盛者生内寒，故宜灸。

灸胫少阴刺指井 志云：艾，名冰台。能于水中取火，能启陷气之阳，故当灸少阴胫下之太溪，以启经脉之生气。刺足小指之井穴，以泻经脉之实邪。高云：先灸后刺助正散邪之法也。简按志以少阴为太溪，与王异，未知孰是。

疟脉满大急 简按志、高以为申明前义，非也。今从新校正，删二十二字。

疟脉缓大虚 志云：血气两虚也。

用药 张云：针有泻而无补，故脉虚者，不宜用针。《脉度》篇曰：盛者泻之，虚者饮药以补之，即此之谓。

过之 高云：过其食顷之时，则为失时。失时而治，治无益也。简按志云：若太过之，则又失其时矣。故高仍王注，暗斥其非。

诸疟而脉不见 《甲乙》而作如。吴、张并云：邪盛气逆，而脉伏也。志云：此言邪在皮肤气分者，宜刺十指之井穴也。疟在气分，故不见于脉。脉不见者谓不见满大急之脉也。高云：不见满大急小实急缓大虚之脉也。简按吴、张注为是。

赤如小豆 志云：邪在肤表，气分有伤，澹渗皮肤之血，故赤如小豆。高云：身之皮肤，赤点如小豆者，尽取而刺之。夫所出为井，皮肤主表，病不在脉，故如是以刺之。

十二疟 张云：如前之六经六脏也。

其发各不同时 志云：言厥阴与肝疟，阳明与胃疟，太阴与脾疟，少阴与肾疟，各有脏腑经气之不同也。简按《千金翼》：设黄岐问答，见十二疟鬼之说，固属荒诞焉。

二刺则知 张云：一刺之，病气虽衰，犹未觉也，故必再刺，始知其效。

侠脊者 志云：胅俞，背俞也。吴云：谓背俞之挟脊者。马、张仍王。

廉泉也 《甲乙》泉下有穴字。简按诸家为任脉之廉泉，非也。任脉廉泉只一穴，不宜言两脉，此言足少阴廉泉也。《气府论》云：足少阴舌下各一。王注：足少阴舌下二穴，在人迎前陷中动脉前，是曰舌本左右二也。《根结篇》云：少阴根于涌泉，结于廉泉，可以互证。

先必问 倪朱龙云：用三先字者，谓邪或舍于头项，而又兼中于腰背，或舍于腰背，而又兼中于手足。卫气先至之处，其病先发，是一日之中，或又有两发之疟也。简按此说近凿。

先头背痛者 头，诸本作项，当改。

手少阴阳明十指间 张云：手少阴阳明，皆以井穴为言，又刺十指间者，各随其所病之经也，亦取井穴。志云：谓十指间之少冲商阳也。高同。简按据新校正：作手阴阳，似是。然下文云足阳明十指间，则志说为是。

足阳明十指间 志云：十指间之厉兑也。

风疟 志云：疟皆生于风，故论刺风疟于后。

胕髓病 张云：其邪深伏，故名曰胕髓病。吴本：胕，作附。高同。注云：按之不可，痛在骨也。髓藏于骨，故名曰胕髓病。志云：胕，足面也。倪仲宣云：足胕乃阳明之部分，此风木之邪，贼伤胃土，故名胕曰髓病。简按训胕为跗，太误。痛在于胕，安得谓之跗？

鑱针 《灵枢·九针十二原》篇云：鑱针，第一针，头大末锐，以泻阳气。

绝骨 简案王以为阳辅，张以为悬钟。考《甲乙》，阳辅在足外踝上四寸，辅骨前，绝骨端，如前二分。悬钟，在足踝上三寸。而按经中，无悬钟穴。如阳辅，则见本输篇。当从王注（《本输》篇云：阳辅，外踝之上，辅骨之前，及绝骨之端也）。又考四十五难，髓会绝骨，今邪伏而附于髓，故针髓会之绝骨，以祛其邪也。

身体小痛 志云：此言风疟之病，身体痛者。高云：不若骱酸痛甚也，痛不在骨，在太阳之通体。

刺至阴 三字衍，当根据《甲乙》删之。

诸阴之井 志云：井穴乃经气之交，故邪在阳之气分者，宜泻出其血。病在阴之经，而宜取阴之井者。可间日一刺，则邪气自泄，不必至于出血，以泄真阴之气。

疟不渴 张云：不渴者，内无邪，邪在表耳，故当刺足太阳。

渴而间日作 张云：渴则邪在表里之间，故当刺足少阳。《杂病》篇曰：疟不渴，间日而作，取足阳明，渴而日作，取手阳明，与此不同。

气厥论篇第三十七

马云：末有故得之气厥也，则凡寒热相移，皆气逆使然，故名篇。吴同。

肾移寒于肝 肝字，诸家据新校正，改作脾，今从之。

痫肿少气 吴云：寒毒移于骨肉之间，壅塞营卫，或先肿后痛，或先痛后肿，皆曰痫肿。少气者，肾以阴气吸纳。今肾之阴气移，而并于脾，则肾之阴气微矣，无以吸纳，故少气。张云：肾中寒气，移于脾者，乃为痫肿。凡痫毒之病，寒热皆能为之。热者为阳毒，寒者为阴毒。盖脾主肌肉，得寒则气聚而坚，坚而不散，则为肿为痫也。一曰：痫者，壅也。肾以寒水之气，反传所胜，侵侮脾土，故壅为浮肿，其义尤通。少气者，寒盛则阳虚于下，阳虚则无以化气也。简按张注后说，义为明晰。悬壅，作悬痫。(《甲乙》) 及《孟子》痫疽 (《韩非》作雍鉏) 之类。古假借通用颇多。马、志及高，并仍王注，为痫疽之义，不可从。

隔中 《灵·邪气脏腑病形篇》云：隔中，食饮入而还出，后沃沫。

肺消 张云：心火不足，则不能温养肺金。肺气不温，则不能行化津液。故饮虽一，而溲则倍之。夫肺者，水之母也。水去多，则肺气从而索矣，故曰肺消。门户失守，本元日竭，故死不能治。王氏注云：愚谓火烁于内者，又安得饮一而溲二？此注似为未妥。简按方出于《圣济总录》五十八卷。

涌水 张云：涌、湧同。涌水者，水自下而上，如泉之涌也。水者，阴气也，其本在肾，其末在肺。肺移寒于肾，则阳气不化于下，阳气不化，则水泛为邪，而客于大肠，以大肠为肺之合也。汪昂云：痫肿狂膈肺消之症，多属火热，而经文俱云移寒，若作热解，则下文又有移热一段，诸注随证训释，或言热，或言寒，语虽不一，义实难移。窃谓移寒，寒字，当作受病之始。言如隔塞，多属热结。若云膈症，间有寒膈痫肿，间有寒疝，而属热者，多与狂颠肺消，均当作寒久变热解，于义始通。若下文移肾涌水，则始终均属阴寒也。简按汪昂盖不见张注，故有此等说，恐未免附会。涌水方，具《圣济总录》七十九卷。

濯濯 《邪气脏腑病形》篇云：大肠病者，肠中切痛，而鸣濯濯。

膈消 马云：一说，膈证肺消，当为二病。张云：膈上焦烦。饮水多而善消也。上文言肺消者因于寒，此言膈消者因于热，可见消有阴阳二证，不可不辨。李氏《兰室秘藏》云：上消者，舌上赤裂，大渴引饮。经云：心移热于肺，传为膈消，是也。简按李以为上消渴，是。膈消方，具于《圣济总录》四十九卷。

柔痉 简按柔者，阴之义。《伤寒论》：太阳病，发热无汗，反恶寒者，名曰刚痉。太阳病，发热汗出，不恶寒者，名曰柔痉。成无己注：痉字，乃痓之误。盖肺属太阴，肾属少阴，肺移热于肾而发痉，故曰柔痉。《活人书》

云：柔痉，又云阴痉，是也。马张根据王注云：柔谓筋纵而无力也。《说文》：痉，劲急也，筋纵无力，何得云痉？于理太乖。吴云：柔，多汗也，亦误。

肠澼死 张云：肾移热于脾者，阴火上炎也。邪热在下，真阴必亏，故传为虚损。肾本水脏，而挟热侮脾，故名肠澼。下利脓血，阴虚反克，则水土俱败，故死。

胞移热于膀胱 楼云：胞，谓女子之胞也。吴云：胞，阴胞也。在男则为精室，在女则为血室。张同。简按精室无所考，当从楼说。王履《溯洄集》云：膀胱固为津液之腑，又有胞居膀胱之中。程式《医彀云》：胞，本胞胎之胞。履错认为尿脬之脬，却乃牵合而傅会，以膀胱联而为一，若有热何待于移。移者，由他脏移至之谓，是语相矛盾矣。张《五味》篇注：亦辨履之误，当考（胞义，详于《五脏别论》）。

口糜 糜，诸本作麋。简按古通用（《盐铁论》：麋鬲。《论衡》：麋烂。并麋同）。然宋本以下，并作糜，当改。志云：小肠之下，名曰阑门。济泌别汁，渗入膀胱，膀胱反移热于小肠，是以鬲肠不能下渗，湿热之气，反随经上逆，而口为之糜烂矣。《圣济总录》云：热气厥逆，膀胱移热于小肠，胃之水谷，不得传输于下，故鬲塞不便，上则令口生疮而糜烂也。大抵心胃壅热，则必熏蒸于上，不可概用傅药，当求其本而治之。方具于一百十七卷。

虙瘕 张云：小肠之热下行，则移于大肠，热结不散，则或气或血，留聚于曲折之处，是为虙瘕。简按《颜氏家训》曰：宓、伏、虙，古来通字。方具于《圣济总录》第五十卷（瘕，详于《大奇论》注）。

为沈 马云：伏瘕，则沈其中也。吴云：为隐伏秘匿之瘕，极其痛苦奔注，如火之灼，痛止则如不病之平人。为患深沉，不易求也。张同。志云：沈痔也。《邪气脏腑》篇曰：肾脉微涩为沈痔。曰沈者，抑上古之省文，或简脱耶？诸家注释，皆以沈为伏瘕沉滞。按经文用二为字，是系二证，不可并作一证论。高本，沈下有痔字。注云：痔字简脱，今补。火热下行，而为沈痔。简按据二为字，志高似是。汪昂云：沉，疝字之误，非也。《儒门事亲》云：夫妇人月事沈滞，数月不行，肌肉不减。《内经》曰：是名为瘕为沈也。沈者，月事沈滞不行也。急宜服桃仁承气汤加当归，大作剂料服，不过三服立愈。

善食而瘦 《甲乙》瘦作溲，非也。

食亦 《甲乙》作食㑊，入作又。在㑊字下。简按亦，易也，即跛易瘘易狂易之易。虽善食而不肥，与平常变易，故曰食易。张云：虽食亦病而瘦，所以谓之食亦。高同。此训为助字之亦，乃非名病之义。《千金方》云：食多身瘦，名曰食晦。先取脾俞，后取季胁。盖晦，不见之义，即食㑊也（㑊字义详见于《平人气象论》）。《楼氏纲目》云：食㑊者，谓食移易而过，不生肌肤，亦易饥也。东垣云：善食而瘦者，胃伏火邪于气分则能食，脾虚则肌肉削也。方具于《圣济总录》四十七卷。

辛頞鼻渊 吴良，脑受其热，故令頞中辛辣，鼻液如渊之流，无止息也。简按《玉篇》：頞，鼻茎也。《释名》：頞，鞍也，偃折如鞍也。《图翼》云：頞，音遏。鼻梁亦名下极，即山根也。沈子禄云：俗呼为鼻根頞，或作齃（齃齃，见《史·蔡泽传》）。高云：两頞辛疲，鼻两旁曰頞，非也。《千金方》云：夫鼻洞者，浊下不止，传为衄蔑瞑目，故得之气厥。盖鼻洞者，鼻液洞下不止之义，即鼻渊也。《张氏医通》云：鼻渊鼻鼽，当分寒热。若涕脓而臭者为渊，属热，清凉之药散之。若涕清而不臭者为鼽，属虚寒，辛温之剂调之。

衄蔑 《甲乙》：蔑作瞋（《广韵》：瞋，目赤也）。《释音》：蔑，莫结切。简按王注汗血，见《说文》。吴云：鼻中出血，谓之衄蔑。盛者为衄，微者为蔑。未详所据。《圣济总录》云：在鼻为衄，在汗空为蔑。此误读王注，以污为汗也，太疏。

故得之气厥也 简按王以降诸家，以为结总一篇之义。然涌水癃溺血虙瘕食亦，恐不得之气厥，乃谓辛頞鼻渊衄蔑瞑目而已。全本并此篇于《厥论》，其名篇以气厥者，王所改定，知此非总结之文也。

咳论篇第三十八

吴云：有声之谓咳，连声之谓嗽。不言嗽者，省文也。《儒门事亲》云：嗽与咳一证也。后人或以嗽为阳，咳为阴，亦无考据。且《内经·咳论》一篇，纯说咳也，其中无嗽字。由是言之，咳即嗽也，嗽即咳也。《阴阳应象大论》云：秋伤于湿，冬生咳嗽。又《五脏生成篇》云：咳嗽上气。又《诊要经终论》云：春刺秋分，环为咳嗽。又《示从容篇》云：咳嗽烦冤者，肾气之逆也。《素问》惟以四处，连言咳嗽，其余篇中，止言咳不言嗽，乃知咳嗽一证也。简按《释名》云：咳，刻也。气奔至出入不平调，若刻物也。嗽，促也，用力急促也。吴意正与此符矣。刘完素云：咳，谓无痰而有声。嗽，谓无声而有痰。(《保命集》)李汤卿则辨之云：无考据。《心印绀珠》

大是。

其寒饮食　《邪气脏腑病形》篇云：形寒寒饮则伤肺，以其两寒相感，中外皆伤，故气逆而上行。汪昂云：皮毛受寒，为外伤寒，餐寒饮冷，为内伤寒。今人惟知外伤寒，而不知有内伤寒，讹为阴症者，是也。不读《内经》，乌能知此？简按内伤寒固有之，然与阴症迥别。

各传以与之　张云：如肝当受病于春，以其时也。然有非木令之时，而肝亦病者，正以肺先受邪，而能传以与之也。凡诸脏腑之非时受邪者，其义皆然。汪昂云：马注作肺传邪于五脏而咳，李士材宗之，谬。观篇首肺之令人咳，篇后关于肺二语，则咳之必由于肺明矣。

为泄为痛　吴云：上文，言外内合邪，故为病亦兼内外。咳，外证也。泄，里证也。寒在表则身痛，寒在里则腹痛，是兼乎内外者也。简按王注涩痢，恐不必然。

乘秋则　简按据新校正、全本、《太素》无此三字。然下文有乘春乘夏等语，则全本、《太素》系于脱遗。马以下诸本并有之。

先受邪　吴云：曰先受之，则次便及乎肺，而为咳矣。

至阴　高云：脾为阴中之至阴，寄王四时，乘至阴，即其王时也。简按《痹论》：以至阴遇此者，为肌痹。王注云：至阴，谓戊己月，及土寄月也。

喘息有音　《病源》《外台》音下有声字。

喉仲介介如梗状　《甲乙》介介作喝喝（新校正、《甲乙》：介介如梗状，作喝喝，误）。梗，《巢源》作哽。吴云：介介，坚梗而有妨碍之意。志云：《脏腑病形篇》曰：心脉大甚为喉吤。盖喉乃肺之窍，心火淫金，故喉仲介然如梗状。简按《西京赋注》：草木刺人为梗。

不可以转转则　《外台》作不可以转侧，似是。

阴阴引肩背　《巢源》作瘖瘖引肩髆。○马云：按《此事难知》集李东垣治五脏咳方：肺咳，用麻黄汤；心咳，用桔梗汤；肝咳，用小柴胡汤；脾咳，用升麻汤；肾咳，用麻黄附子细辛汤。虽未尽中病情，姑备此以俟采择。

长虫　张云：蛔虫也。居肠胃之中，呕甚则随气而上出。简按：《巢源》云长虫，蛔虫也，长一尺。《脏腑病形篇》云脾脉微滑，为虫毒蚘蝎。蚘、蛕、蛔，并音回。《说文》：腹中长虫。关尹子云：人之一身，内包蛲蛔，外蒸虮虱。东方朔《神异经》云：人腹中蛔虫，其状如蚓，此消谷虫也。多则伤人，少则谷不消。知蛔虫常居肠胃中也。

呕胆汁 《千金》作清苦汁出。《四时气》篇云：胆液泄则口苦，胃气逆则呕苦，故曰呕胆。

咳而遗失 志云：失，当作矢。廉颇传曰：坐顷三遗矢。简按《甲乙》作矢，为是。《病源》作屎。《千金》作粪。

三焦咳 张云：久咳不已，则上中下三焦俱病，出纳升降，皆失其和，故腹满不能食饮。简按王注，为上中二焦。马注：为手少阳之三焦，恐非也。

此皆聚于胃关于肺 马云：夫五脏六腑之咳如此，然皆聚之于胃，以胃为五脏六腑之主也。关之于肺，以肺先受邪，而后传之于别脏别腑也。使人多涕唾，而面浮肿，皆以气逆于上故耳。此乃脏腑咳疾之总语也。简按此解，胜于王注。张、高并仍马义。

治其俞 志云：咳在五脏，当治其俞。五脏之俞，皆在于背。欲知背俞，先度其两乳间。以草度其背，是谓五脏之俞，灸刺之度也。简按此据《血气形志》篇，而诸家并原于《本输》篇，未详何是。

治其合 志云：合治内腑，故咳在六腑者，取之于合。胃合入于三里，大肠合入于巨虚上廉，小肠合入于巨虚下廉，三焦合入于委阳，膀胱合入于委中央，胆合入于阳陵泉。高同。简按此据《邪气脏腑病形》篇，而诸家并原于《本输》篇，亦未详何是。

治其经 志云：浮肿者，取肺胃之经脉以治之。简按上文，曰俞、曰合，前注似是。《证治准绳》并《张氏医通·咳嗽门》，载增补《素问》五脏六腑咳治例，当参看。

素问识

卷 五

举痛论篇第三十九

马云：首篇悉举诸痛，以为问答，故名篇。吴据《新校正》，改作卒痛。

必有验于人 《国语·楚语》：楚右尹子革曰：民，天之生也，知天必知民矣。

必有厌于己 张云：厌，足也。高云：厌，弃也。弃其非，而从其是也。简按张注为是。

要数极 简按《玉版论要篇》云：至数之要，迫近以微。

明明也 宋本无一明字，志高根据此。简按考王注意，宋本近是。

如发蒙解惑 宋本：如作而。简按蒙、矇同。《刺节真邪论》：二曰发矇。《礼记·仲尼燕居》：昭然若发矇。又东方朔七谏：幸君之发矇。《汉·扬雄传》：发矇廓然。《窦融传》：旷若发矇（晋顾恺之作《启矇记》，朱子有《易学启蒙》）。《诗经·毛传》：有眸子而无见，曰矇。王充《论衡》云：人未学问曰矇。矇者，竹木之类也。并可以证，王注未允。

稽迟 《说文》：稽，留止也。

缩踡 熊音：踡，贝员反，踡跼不伸也。

绌急 释音：绌，丁骨切。张云：绌，屈曲也。简按《广韵》：绌，竹律切，音窋。《荀子·非相篇》：缓急嬴绌。注：犹言伸屈也。

炅 熊音：古惠反，烟出貌。唐椿《原病集》云：炅，音翎，小热貌。《内经·举痛论》云：寒气客于脉外，引小络而痛，得炅则痛止。注云：炅，热也。考《篇》《韵》中，炅，明也，与热无干。查有灵，是小热貌。恐传写者，误灵为炅，未审是否，宜当考读（考字典：炅，唐韵：古迥切，音颖。《说文》：见也。《广韵》：光也。灵，《广韵》：郎丁切，音灵。《字类》：小热貌。《正字通》：俗灵字）。简按熊唐并误。高云：炅，焵同，热也（《集韵》：焵，俱永切，音憬，炎蒸也。《字汇》：居永切）。《通雅》云：《灵》《素》

之炅，当与热同。此说为得。

而不可按也 滑云：此当作痛甚不休也。

膜原之下 简按王注《疟论》云：募原，谓膈膜之原系，与此注异。

挟脊之脉 张云：挟脊者，足太阳经也。其最深者，则伏冲伏膂之脉，故按之不能及其处。志云：伏冲之脉也。深者，谓邪客于挟脊之冲脉则深，在于腹之冲脉，则浮于外而浅矣。简按冲脉有浮沉之别，见于《灵枢·五音五味篇》，志注义长矣。

起于关元 马云：按《骨空论》云：冲脉起于气冲，今曰关元者，盖任脉当脐中而上行，冲脉挟脐两旁而上冲，则本起于气冲，而与任脉并行，故谓之起于关元，亦可也。张云：关元，任脉穴，在脐下三寸。冲脉起于胞中（出《五音五味》篇），即关元也。

因之 吴云：气从之也。

喘动应手 马云：发喘而动，则应手而痛也。志云：人迎气口，喘急应手也。简按王吴张并不释，盖此指腹中筑动而言。《灵枢·百病始生》篇云：其着于伏冲之脉者，揣之应手而动，是也。喘，或是与瞤通。瞤音软。《说文》：动也。马志注恐非也。

按之则热气至热气至则痛止矣 滑云：以上十三字，不知何所指。简按高本，此十三字，移于第四对，故按之痛止之下，文脉贯通，极是。

在下相引 吴作上下相引，非也。

小肠膜原之间 简按上文云：肠胃之间，膜原之下。张云：膜，筋膜也。原，肓之原也。肠胃之间，膜原之下，皆有空虚之处。以原为肓之原，恐误。《百病始生篇》云：舍于肠胃之外，募原之间。又云：着于肠胃之募原。《太阴阳明论》云：脾与胃以膜相连。盖脏腑之间，有膜而相遮隔，有系而相连接，此即膜原也。故王注《疟论》云：膈膜之原系。马注《始生》篇云：肠胃之外，膜原之间者，即皮里膜外也。此说近是。

大经 志云：脏腑之大络也。简按《百病始生》篇云：其痛之时息，大经乃代。《离合真邪论》云：反乱大经。皆其义也。

宿昔而成积矣 志云：宿昔，稽留久也。高云：匪朝伊芳夕，故痛于宿昔。汪昂云：按此即今之小肠气也。

厥逆上泄 吴云：上泄，吐涌也。涌逆既甚，阴气必竭。

阴气竭阳气未入 马云：阴经之气竭，卫气不得入，故寒气壅滞。高云：阴气竭于内，阳气虚于外，不能即入于阴。阴气竭，阳气未入，故卒然痛，死不知人。少间则阴气竭而得复，阳气未入而得反，乍剧乍苏则生矣。

不得成聚 张云：水谷不得停留。志云：不成积聚，而后泄腹痛也。简按王注为是。

热气留于小肠 吴云：此明腹痛而闭不通者。简按本篇，叙腹痛一十四条，属热者止一条，余皆属寒。王氏《证治准绳》有说，当参考。又史载之方，举每证，附以脉候及治方，文繁不录，宜参。

固尽有部 简按吴改固作面，泥矣。

视其五色 马云：按《灵枢·五色》篇第四节，义与此同。

飧泄 简按《甲乙》《太素》作食而气逆。然《经脉》篇，肝所主病，呕逆飧泄，未必改字。

肺布叶举 志云：肺脏布大，而肺叶上举。简按此据全注，今从之。

上焦不通荣卫不散 吴云：二"不"字，非也。

精却 吴云：却，却步之却，退也。

故气不行矣 新校正，不作下。考上文，作下为是。吴亦从之。马则云：作下行者，不知经脉之行故也。张亦引《本神》篇，忧愁者，气闭塞而不行，而证之，并难凭矣。

气不行 新校正引《甲乙》似是。吴云：气，荣卫表气也，亦通。

外内皆越 马云：人有劳役，则气动而喘息，其汗必出于外。夫喘则内气越，汗出则外气越，故以之而耗散也。

腹中论篇第四十

心腹满 高云：心腹，心之下腹之上也。满，胀满也。

旦食则不能暮食 吴云：是朝宽暮急。张云：内伤脾肾，留滞于中，则心腹胀满，不能再食。

鼓胀 志云：鼓胀者，如鼓革之空胀也。此因脾土气虚，不能磨谷，故旦食而不能暮食，以致虚胀如鼓也。

鸡矢醴 张云：鸡矢之性，能消积下气，通利大小二便，盖攻伐实邪之剂也。凡鼓胀由于停积，及湿热有余者，皆宜用之。若脾肾虚寒发胀，及气虚中满等证，最所忌也，误服则死。《正传》云：用羯鸡矢一升，研细，炒焦色，地上出火毒，以百沸汤淋汁，每服一大盏，调木香槟榔末，各一钱，日三服，空腹服，以平为度。又医鉴等书云：用干羯鸡矢八合，炒微焦，入无灰好酒三碗，共煎干至一半许，用布滤取汁，五更热饮则腹鸣，辰巳时行二三次，皆黑水也，次日觉足面渐有绉纹，又饮一次，则渐绉至膝上而病愈矣。此二法似用后者为便。简按《圣济总录》：治鼓胀旦食不能暮食。鸡屎醴法，鸡屎干者，上一味为末，每用醇酒，调一钱匕，食后临卧服。《宣明论》：鸡屎醴散：鸡屎醴，干者炒，大黄、桃仁各等分，上为末，每服二钱，水盏半，生姜三片，煎七分，食前服。此他有数方，宜根据证而择用（《千金》：产后中风，鸡粪酒。《妇人良方》引作鸡屎醴。鸡粪一升，熬令黄，乌豆一升，熬令声绝，勿焦，以清酒三升半，先淋鸡粪，次淋豆，取汁，一服一升，温服取汗）。

一剂知二剂已 吴云：知，效之半也。已，效之至也。

虽然其病且已时故当病气聚于腹也 吴，已下句。注云：言虽是饮食不节，时有病者，但此病且已之后，时有自然病者，此由病气聚于腹，未尽已也。病根未拔，故亦复发焉。简按虽然，诸注未妥，吴注稍通。时故当病气，《甲乙》作因当风气，无时字。

支满 张云：满如支膈也。

先闻腥臊臭 马云：《金匮真言论》，肝其臭臊，肺其臭腥。张云：肺主气，其臭腥；肝主血，其臭臊。肺气不能平肝，则肝肺俱逆于上，浊气不降，清气不升，故闻腥臊，而吐清液也。

出清液 简按王注窈漏，谓阴户。又见《骨空论》注，此乃为白沃之属也。马则非之，为清涕从鼻出之义。吴同。考上文，张注为吐清液者，似是。

血枯 《妇人良方》：骆龙吉曰：夫肝藏血，受天一之气，以为滋荣者也。其经上贯膈，布胁肋。今脱血失精，肝气已伤，故血枯涸而不荣，胸胁满，以经络所贯也。然妨于食，则以肝病传脾胃，病至则先闻腥臊臭。出清液，则以肝病而肺乘之。先唾血，四肢清，目眩，时时前后血，皆肝病血伤之证也。

中气竭 吴本，竭下有及字。马云：醉以入房，致使醉则损伤其中气而竭绝，入房则劳其肝气而受伤。盖司闭藏者，肾也；司疏泄者，肝也。故入房不惟伤肾，而且伤肝。张云：血枯者，月水断绝也。致此之由，其源有二：一则以少时有所大脱血，如胎产既多，及崩淋吐衄之类，皆是也；一则以醉后行房，血盛而热，因而纵肆，则阴精尽泄，精去则气去，故中气竭也。夫肾主闭藏，肝主疏泄，不惟伤肾，而且伤肝，及至其久，则三阴俱亏，所以有先见诸证。如上文所云，而终必至于血枯，则月事衰少不来也。此虽以女子为言，若丈夫有犯前证，亦不免为精枯之病，则劳损之属皆是也。

乌鲗骨 诸本鲗作鲗。简按《说文》：鲗，乌鲗鱼也。又鲗，或从即，知鲗鲗一字。《本草》作乌贼。罗愿云：此鱼有文墨可法则，故名乌鲗。鲗者，则也。骨名螵蛸，象形也。王所谓古《本草经》，即《证类》白字文。吴云：乌鲗骨，涩物也，可以止血。张云：气味咸温下行，故主女子赤白漏下，及血闭（以上《神农本经》）。血枯，其性涩，故亦能令人有子。李时珍云：乌鲗骨，厥阴血分药也，其味咸而走血也，故血枯血瘕，经闭崩带下痢，厥阴本病也。厥阴属肝，肝主血，故诸血病皆治之。

藘茹 张云：藘茹，亦名茹藘，即茜草也，气味甘寒无毒，能止血治崩，又能益精气，活血，通血脉。按《甲乙经》及《太素》《新校正》，俱作蘆茹者，非。盖蘆茹有毒，岂血枯者所宜，皆未之详察耳。志云：藘茹，当茹藘。高云：茹藘，旧本误藘茹，今改。简按《本草》：有蘆茹，而无藘茹。故《新校正》云：当改藘作蘆。然南齐王子隆年三十一，而体过充壮，常服藘茹丸，以自销损。《证类本草·蘆茹条》引本篇王注文，知是蘆芦蘆一音，古通用。张则以为茹藘一名，考《诗经·郑风》：茹藘在阪。《尔雅》：茹藘，茜也。郭注：可以染绛。邢疏：一名地血，齐人谓之茜。《别录》：茜根，一名茹藘，乃以为茹藘一名者非。然血枯所用，当是茹藘。故志、高并仍张注，而改茹藘，极是。李时珍云：茜根，色赤而气温，味微酸而带咸，色赤入营，气温行滞，味酸入肝，而咸走血，手足厥阴血分之药也。专于行血活血，俗方用治女子经水不通，以一两煎酒服之，一日即通，甚效。此可以为张注之左证矣。四乌鲗骨，一蘆茹，诸家不释。《圣济总录》：乌贼鱼骨，去甲，四两，蘆茹一两。《妇人良方》同。此盖谓蘆茹用乌鲗骨四之一，古法不必拘于秤量，故云尔。

雀卵 张云：雀，即麻雀也。李时珍云：俗呼老而斑者，为麻雀。简按王注气味主疗，见于《别录》。遂云，兹四药用入房焉，误。

后饭 吴云：先药后饭也。高云：使药下行，而以饭压之也。

鲍鱼汁 马云：俗谓之腌鱼卤。张云：鲍鱼，即今之淡干鱼也。诸鱼皆可为之，惟石首鲗鱼者为胜。其气味辛温无毒，通血脉，益阴气，煮汁服之，能同诸药，通女子血闭也。以上四药，皆通血脉。血主于肝，故凡病伤肝者，亦皆可用之。李时珍云：鲍鱼，《别录》既云：勿令中咸，即是淡鱼无疑矣。简按《妇人良方》《圣济总录》并云：以鲍鱼煎汤下，以饭厌之。马以鲍鱼为腌鱼，以汁为卤，并误（《千金翼》治妇人漏血崩中，鲍鱼汤，鲍鱼、当归、阿胶、艾叶，凡四味，可见其有益阴之功也）。

利肠中及伤肝也 吴删及伤肝也四字，非。

小腹盛 马云：少腹盛满。

皆有根 吴云：根，病之所穷止也。

可治不 马云：不，否同。

伏梁 张云：伏，藏伏也。梁，强梁坚硬之谓。按《邪气脏腑病形篇》曰：心脉微缓，为伏梁。在心下上下行，时唾血。又《经筋篇》曰：手少阴之筋病，内急心承伏梁。故五十六难曰：心之积，名曰伏梁。起脐上，大如臂，上至心下，其义本此二篇。然观本节云：齐上为逆，齐下为从。下节云：环齐而病，病名伏梁，是又不独以心积为伏梁也。盖凡积有内伏而坚强者，皆得名之。故本篇独言伏梁者，其总诸积为言，可知也。吴云：伏梁，言如潜伏之桥梁，为患深着之名。此与《难经》论伏梁不同。彼为心之积，是脏之阴气也，此为聚脓血，是阳毒也。

裹大脓血 志云：裹大，如囊之裹物而大也。简按此说迂僻，不可从。

每切按之 吴云：谓以手切近而按之。张云：按，抑也。高云：每急切而按摩之，必真气受伤，故致死。

此下则因阴 马云：其下与足之三阴而相因，必有时亦下有余之脓血。志云：此下，谓少腹。阴，前后二阴也。简按当从志注。

生膈 高云：当生膈挟胃脘之内痈。简按不必根据王注生改出。

挟胃脘 《甲乙》：挟，作依。

内痈 吴云：内溃之痈，不显于外也。

此久病也 张云：此非一朝夕所致者，延积既久，根结日深。

居齐下为从 吴云：齐，脐同。齐下之分，大小肠，膀胱之所部也。皆能受伤，即脓血穿溃，而不系人之生死，故为从。

勿动亟夺 马云：不可轻动之也。如上文切按之谓，必数数泻以夺之，则可以渐减，而不使之上迫耳。吴云：动，动胃气也，动大便也。亟，数也。夺，谓下之也。言勿得动胃气行大便，而数夺之也。高云：勿动亟夺，犹言勿用急切按摩以夺之，不当亟夺而妄夺，必真气受伤而致死。简按高注允当，今从之。

论在刺法中 张云：按伏梁一证，即今之痞块也。欲治之者，莫妙于灸。

髀股 《甲乙》《千金》，作腰股。

环齐 王注《奇病论》云：环，谓圆绕如环也。

风根 张云：即寒气也。如《百病始生篇》曰：积之始生，得寒乃生，厥乃成积，即此谓也。汪云：此风根也。四字疑衍。或郁而不已，气化为风，故曰风根。简按张注义略通，今从之。

肓之原在齐下 吴云：腔中无肉空腋之处，名曰肓（腋，疑隙误）。原，源也。脐下，气海也，一名脖胦。《灵枢》曰：肓之原，名曰脖胦（出《九针十二原》），此之谓也。简按吴释肓乃似，张解募原，恐无明据。《左传》成公十年云：疾居肓之上膏之下。《说文》：肓，心下膈上也（下上原错，今从《左传音义》引）。傅氏《左传辨误》云：杜云：肓，膈也。心下为膏。愚考《素问·刺禁篇》云：膈肓之上，中有父母。杨上善云：心下膈上为肓。曾亲观猪脏心膈之处，方忆膈者隔也。自膈以上，皆心肺清洁之属。自膈以下，皆肠胃污浊之属。则心在上，膈在下，固矣。而心下有微脂为膏，膈上有薄膜为肓。其《痹论》又云：皮肤之中，分肉之间，熏于肓膜。注云：肓膜，谓五脏之间，膈中膜也，则正与心下之微脂相对，益明矣。傅此说太详备，可谓发前注所未发矣。

为水溺涩之病，，吴云：水溺，小便也。志云：盖风邪之根，留于脐下，动之则风气淫泆，而鼓动其水矣。水溢于上，则小便为之不利矣。高云：此伏梁之在气分，不同于裹大脓血之伏梁。简按志，水下句，与诸注异。

高梁 《甲乙》作膏梁（详《出生气通天论》）。

瘨 马云：瘨，癫同。简按瘨，《说文》：病也。一曰：腹胀也。乃瘨从疒者。而《战国策》为癫狂之癫，古通用可知矣。第王多喜多怒之解太误（详出《宣明五气篇》）。《甲乙》作疽，似是。

禁芳草石药 张云：芳草，辛香之品也。石药，煅炼金石之类。皆能助热，亦能销阴。凡病热者，所当禁用。高云：热中消中者，精血内竭，火热消烁，皆富贵人之病也。富贵之人，浓味自养，今禁膏梁，是不合其心。富贵之人，土气壅滞，宜升散其上，镇重其下。今禁芳草石药，是病不愈。简按据张注，禁上阙一不字。

慓悍 熊音：慓，音票，急也。悍，音汗，猛也（二字，见《阴阳应象大论》）。

更论 《甲乙》作当愈甚三字。

膹肿颈痛胸满　马云：膹颈胸腹，皆在上中二焦也。今膹肿颈痛，胸满腹胀，则下气上逆，病名曰厥逆。《甲乙》：膹，作痈。简按痈、壅同。详见于《气厥论》。

名厥逆　张云：此以阴并于阳，下逆于上，故病名厥逆。

须其气并　张云：气并者，谓阴阳既逆之后，必渐通也。志云：血气合并也。

入则喑　张云：阳气有余于上，而复灸之，是以火济火也。阳极乘阴，则阴不能支，故失声为喑。

虚则狂　张云：阳并于上，其下必虚，以石泄之，则阳气随刺而去，气去则上下俱虚，而神失其守，故为狂也。

怀子之且生也　志云：且生者，谓血气之所以成胎者，虚系于腹中，而无经脉之牵带，故至十月之期，可虚脱而出。简按且生，志意似指分娩之际，而味经文，殊不尔。吴云：生者无后患之意。

身有病　汪昂云：病字，王注解作经闭。按妇人怀子，多有呕恶头痛诸病。然形虽病，而脉不病。若经闭，其常耳，非病也。

无邪脉也　张云：身病者，脉亦当病。或断续不调，或弦涩细数，是皆邪脉，则真病也。若六脉和滑，而身有不安者，其为胎气无疑矣。

三阳之动　动，《甲乙》作盛。张云：阳脉者，火邪也。凡病热者，必因于阳。故三阳之脉，其动甚也。

人迎一盛少阳　《甲乙》盛下有在字，下同。

入阴也　张云：人迎足阳明脉，所以候阳也。如《终始》《禁服》《六节脏象》等篇，俱详明其义。凡邪热在表，三阳既毕，则入于阴分矣。简按吴，入上补未字，非。

阳入于阴　张云：头主阳，腹主阴。阳邪在头则头痛，及其入于阴分，则腹为䐜胀也。简按吴，阳上补始字，赘。

刺腰痛论篇第四十一

尻　熊音：苦高反。简案《说文》：尻，脾也。从尸，九声。《广雅》：尻，臀也。又《增韵》，丘刀切，脊梁尽处。此与古义异，当考。

如重状　重，《甲乙》作肿。

太阳正经　《经别篇》曰：足太阳之正，别入于腘中。高据王注，为是。

马张以为昆仑穴，误。

循循然 吴云：循循，渐也，言渐次不可以俯仰也。张云：迟滞貌。简按《离合真邪论》云：其行于脉中循循然。当从吴注。

不可以顾 《甲乙》顾上有左右二字。

成骨 《甲乙》作盛骨。吴云：成骨之端，阳关穴也。张同。志云：膝外廉阳陵泉之下（当作上）。有独起之骨，为成骨。盖足少阳主骨，至此筋骨交会之处。楼氏《纲目》云：按此谓阳陵泉穴。简按《甲乙》：阳关，在阳陵泉上三寸，犊鼻外陷者中。阳陵泉，在膝下一寸，䯒外廉陷者中。考王注，二穴并不相当，必是别穴。沈氏释骨云：膝之上下内外，皆以髌为断。成骨之旁，䯒骨之端，不至上旁膝。膝，乃䯒之讹也。此说有理。

如有见者善悲 吴云：仲景所谓如见鬼状，是也。善悲者，阳明热甚，而神消亡也。经曰：神有余则笑不休，不足则悲。此之谓也。

䯒前 新校正云：䯒，《甲乙》作骱。今《甲乙》作䯒。简按䯒，字书：牛脊骨。骱，《说文》：胫端也。《广雅》：胫也。然本经䯒骱通用。

上下和之 张云：兼上下巨虚而言也，志高同。

内踝上二痏 高云：左右太溪二痏。简按当以复溜为正。

不可复也 《甲乙》不上有虚字。马云：肾气不可复也。张同。高云：出血太多，至冬不可复藏也。简按据《甲乙》，谓血虚不可复也。

如张弓弩弦 吴云：厥阴之脉，抵少腹，属肝。肝主筋，肝病则筋急，故令腰中如张弓弩弦。

刺厥阴之脉 简按《新校正》，脉，改络。《经脉》篇云：足厥阴之别，名曰蠡沟，去内踝五寸，别走少阳。

腨踵 吴云：腨，足腹也。腨踵，足腹尽处也。

累累然 吴云：邪之所结，如波陇在络者。

善言默默然不慧 简按善言默默，诸家注属牵强，当仍全本删善字，义始通。志云：不慧，语言之不明矣。○简按其病云云以下十五字，与前四经腰痛之例不同，恐是衍文。

解脉 高云：解，散也。解脉，周身横纹之脉，散于皮肤，太阳之所主也。志同。简按与王吴诸家少异。

膝筋肉分间 志云：太阳之委中穴也。楼云：愚按膝外廉筋肉分间，即委阳穴是也。

郄外廉 吴云：郄，腘中横纹也。廉，棱也。

善恐 吴云：太阳之脉络于肾，肾志恐，故善恐。张同。○简按有两解脉。全云：恐误未详。然考其证候，及所刺穴道，俱属足太阳，故王以降，并无疑及者。

同阴之脉 马、张仍王注。吴云：未详。然曰刺外踝绝骨之端，则足少阳之脉所抵耳。故王冰注，为少阳之别络。简按《经脉》篇云：足少阳之脉，直下抵绝骨之端。吴证王注，原于此。志云：跷脉有阴阳，男女阴阳，经络交并，故为同阴之脉。高云：阳跷之脉，从阴出阳，故曰同阴并误。

锤 《玉篇》称锤也。《广雅》：权谓之锤，其形垂也。马根据《太素》作针。张云：如小锤居其中，重而痛也。简按今从张注。

合腨下间去地一尺所 新校正及马张高，并为承山穴。志云：阳维起于诸阳之会，其脉发于足太阳金门穴，在足外踝下一寸五分（诸家并云一寸。唯《八脉考》为一寸五分）。上外踝七寸，会足少阳于阳交，为阳维之郄（见《甲乙》）。故当与太阳合腨下间而取之，盖取阳维之郄也。郄上踝七寸，是离地一尺所矣。简按阳交在胫外侧，不宜曰腨下间，志注未为得矣。所、许同，详见《通雅》。

衡络之脉 志云：此论带脉为病，而令人腰痛也。衡，横也。带脉横络于腰间，故曰横络之脉。夫足之三阳，循腰而下，足之三阴，及奇经之脉，皆循腰而上，病则上下不通，阴阳间阻，而为腰痛之证。简按此胜于旧注。

不可以俯仰 《甲乙》作得俯不得仰，为是。

郄阳筋之间 《甲乙》，筋之作之筋，为是。

上郄数寸衡居 马张仍王注。吴云：郄阳，浮郄委阳二穴也。上郄数寸，上于委中数寸也。衡居，令病患平坐也。志云：郄阳，谓足太阳之浮郄。高云：刺之在浮郄会阳大筋之间，申明会阳之穴，上浮郄数寸，横居臀下也。简按数说未允。楼氏引王注云：今详委阳，正在郄外廉横纹尽处是穴。非上郄也。殷门，上郄一尺是穴，非数寸也。盖郄阳筋者，按郄内外廉，各有一大筋，上结于臀。今谓外廉之大筋，故曰阳筋也。上郄数寸，于外廉大筋之两间，视其血络盛者横居，为二痏出血，此说极是。《甲乙》别条，有殷门主之病候，与此同当参考。

会阴之脉 马云：会阴者，本任脉经之穴名。督脉由会阴，而行于背，则会阴之脉，自腰下会于后阴，其脉受邪，亦能使人腰痛也。高云：会阴，在大便之前，小便之后。任督二脉，相会于前后二阴间，故曰会阴。

漯漯然 《甲乙》作澩然。熊音，漯，徒合反，音踏。张，音磊。简按溅渫，水攒聚貌。见木玄虚《海赋》注。

饮已欲走　高云：渫渫然汗出，阴气虚，而阴液外注也。汗干令人欲饮，饮已欲走，阳气虚，而阳热外驰也。

直阳之脉　马、吴、张并据王注。高云：直阳，太阳与督脉相合之脉也。简按任脉与督脉相合之脉，盖直值通用（见于《史记·宁成传》）。遇也，即两脉会遇之义。新校正，直阳之脉，即会阴之脉，是也。王注《骨空论》云：任脉冲脉督脉者，一源而三歧也。以任脉循背者，谓之督脉。自少腹直上者，谓之任脉。是以背腹阴阳，别为名目尔。知是二脉分歧之处，即其会遇之地。故名之会阴，亦名直阳耳。志云：会阳节后，当有刺条，刺直阳之前，宜有腰痛，或简脱与？抑督与任交病，在阴而取之阳耶？此说近是。然未察直阳即会阴也。

跷上郄下五寸　《甲乙》：五寸，作三所。高云：三痏者，刺阳跷之申脉，太阳之郄中，又跷上郄下，各相去五寸之承山，皆有血络横居，视其盛者刺其血。由此言之，则跷与郄，及跷上郄下，但刺横居之血络，不必拘于穴也。

飞阳之脉　马云：本足太阳经穴名也。此穴为足太阳之络，别走少阴。吴张同。高云：飞阳，阴维之脉也。阴维之脉，起于足少阴之筑宾，今曰飞阳者，《经脉篇》云：足太阳之别，名曰飞阳。去踝七寸，别走少阴，是飞阳乃别出于太阳，而仍走少阴也。简按高志仍王注。考《经脉》篇：飞阳，在去踝七寸，且在少阴之后。而下文云：在内踝上五寸。又云：少阴之前。乃知飞阳非太阳经之飞阳也。下文云：阴维之会，亦知飞阳是非阴维之脉也。盖此指足厥阴蠡沟穴。《经脉》篇云：足厥阴之别，名曰蠡沟。去内踝五寸，别走少阳，从阴经而走阳经，故名飞阳。义或取于此欤？前注恐误。

怫怫然　张云：言痛状如嗔愤也。

内踝上五寸　《甲乙》作二寸。简按王注为复溜。故新校正，据《甲乙》改二寸。马张高并云：筑宾穴。简按考《甲乙》诸书，筑宾穴云在内踝上腨分中，而不云在五寸，则其说难凭。

少阴之前　简按复溜筑宾，俱是少阴经穴。若根据前注，之前二字，属衍文。

阴维之会　简按《甲乙》云：筑宾，阴维之郄，在足内踝上腨分中，此谓刺内踝上五寸，与阴维之会二穴。王意亦尔。

昌阳之脉　马云：昌阳，系足少阴肾经穴名，又名复溜。足少阴之脉，其直行者，从肾上贯肝膈，入肺中，循喉咙，挟舌本，其支者，从肺出络心，注胸中。故昌阳之脉，令人腰痛，其痛引膺，以膺即胸之旁也。张吴同。简按《甲乙》：复溜，一名昌阳。下文云：舌卷不能言，亦少阴所注故尔。今从马注。

反折 吴云：少阴合于太阳，故反折。

内筋 马云：以复溜在内筋中，为二痏。其穴在踝上大筋之前，太阴经之后，踝上二寸所。张云：内筋，筋之内也，即复溜穴。简按志高俱据王为交信，盖复溜交信，并在内踝上二寸，止隔一条筋，前是复溜，后是交信。而此云昌阳之脉，当从马张。

大筋前太阴后 《甲乙》无前太阴三字，当是脱文。

散脉 马云：愚于此节散脉有疑，何王注便以为足太阴之地机？遍考他处，又无散脉之说。但按地机穴，亦治腰痛不可俯仰，故且从王注耳。吴云：散脉，阳明别络之散行者也。高云：冲脉也，冲脉起于胞中，秉阴血而澹渗皮肤，一如太阳通体之解脉，故曰散脉。急不充于皮肤，故腰痛而身热。志同。简按高及志，以同阴以下六条，为奇经八脉之义，故有此说。然冲脉不宜谓散脉，恐是强解。今从吴注，义具于下文。

膝前骨肉分间 吴云，阳明之脉，至气街而合，故令遗溲。阳明之脉，下膝膑中，循胫外廉，故刺其处。张云：按此节似指阳明经为散脉，而王氏释为太阴，若乎有疑。但本篇独缺太阴刺法，而下文有云上热刺足太阴者，若与此相照应，及考之地机穴，主治腰痛，故今从王氏之注。高云：膝前之骨，犊鼻穴也。及肉分间，三里穴也。络外廉，上廉穴也。简按张据马说从王注，虽似有理，然考《甲乙》：地机穴，在膝下五寸，焉得言膝前？故楼氏《纲目》云：王注谓地机者，非也。既云膝前骨肉分间，络外廉束脉，当在三里阳陵泉三穴上之骨上，与膝分间是穴，横刺三痏也（三穴，当是二穴，或恐脱一穴名与）。此说颇有理。今从吴，以散脉为阳明之别络，从楼以膝前骨肉分间，不拘于穴，为膝骨上肉分间横刺三痏之义。高注三穴，于束脉之义未切贴。

束脉 吴云：以绳坚束之，视其波陇为痏，简按此注不可从。

肉里之脉 吴云：未详。马张根据王注。志云：肉者分肉，里者肌肉之文理也。高云：里，理同。肉理，肌肉之文理也。肉理之脉，外通于皮，内通于筋，腰痛不可以咳，不能外通于皮也。咳则筋缩急，不能内通于筋也。简按诸说不一，今且从王注。

太阳之外少阳绝骨之后 《甲乙》：后，作端。简按《本输》篇云：阳辅，外踝之上，辅骨之前，及绝骨之端也。《气穴论》云：分肉二穴。王注云：在足外踝上绝骨之端三分，筋肉分间，阳维脉气所发。新校正云：详处所，疑是阳辅。今此节，《甲乙》作绝骨之端，明是阳辅。况筋缩急，胆病所主，宜无疑焉。高云：乃太阳附阳穴也。此根据《甲乙》：云附阳，太阳前少阳后，而于筋缩急无所关，宜从王注。

几几 熊，音：殊，如羽鸟飞。马云：成无己释《伤寒论》，以为伸颈之貌也。张云：凭伏貌。志云：短羽之鸟，背强欲舒之象。简按《通雅》云：《说文》：乃，鸟之短羽，飞乃乃也。孙愐收作几。《韵会》云：有钩挑者，为几案之几，音寄，不钩挑者为几，音朱，鸟短羽也。郑明选《粃言》云：《黄帝内经》云：腰痛挟脊痛，至头几几然。几，音殳。鸟之短羽者，人病头项强臂缩则似之，与几字不同。几字尾上引，几字则否。此宜以音朱为正。张似为几字而释，盖本于《本事方》（《本事方》为几案之几，非也。当考）。

腰痛上寒 以下三十八字，又见于《灵枢·杂病》篇。痛下更有痛字。吴云：皮肤上寒，是为寒包热，宜泻其表。张云：上寒上热，皆以上体言也。高云：此言腰痛寒热，亦刺三阳三阴。不但三阳三阴之脉，令人腰痛而始刺也。上文言六气，而不及太阴，故此亦不言太阴也。简按据《灵枢》，当从吴注。言三阳三阴，而不言太阴者，必是脱文。

上热 《灵枢》《甲乙》："上"上有痛字。吴云：皮肤上热，是为热实而达于表，宜泻其里，故刺足厥阴。

不可以俯仰 吴云：少阳之脉，行于身之两侧，故俯仰皆不利。张同。高云：阴阳枢转不和，故刺足少阳，所以和其枢，而使阴阳旋转也。

中热而喘 张云：少阴主水，水病无以制火，故中热。

刺足少阴刺郄中 张云：刺足之少阴，涌泉大钟悉主之。郄中，委中也。简按吴云：少阴之郄，水泉也。志云：郄，隙也，谓经穴之空隙为郄。阴郄者，足少阴之筑宾穴也。并误。

腰痛上寒不可顾 志云：此以下，至引脊内廉，刺足少阴，系衍文（凡六十二字）。愚按王氏所取之穴，不过承袭前人，或彼时俗在取，非出于经旨也。高云：衍文。旧本注云：古本并无，王氏所添也。简按今从志高而不释。

控䏚不可以仰 马云：控，按也。简按《缪刺论》：腰痛上，有邪客于太阴之络七字。仰下，有息字。今《甲乙》仰上无俯字，与新校正所引异。控，吴张仍王注，今从之。

风论篇第四十二

马云：内论五脏六腑之风，故名。后世论风，当祖此篇。奈以中风及疬风偏枯，各立为一门，致使后人视中风为重，伤风为轻，不知此篇曰中曰伤，无以异也。汪昂云：按《风论》《痹论》《痿论》，分为三篇，病源不同，治法亦异。今世多混同论治，故丹溪著论辨之。

或为寒中 吴此下，补或为疬，或为不仁二句，非也（详具于下文）。

疬风 熊音，疬，音例。吴云：利赖二音。张云：癞同。

或为偏枯 滑云：偏枯，当作偏风。下文以春甲乙云，则为偏风，是也。

或为风也 《千金》作或为贼风。滑云：或当作均。高云：或为风病之无常。简按下文有脑风、目风、漏风、内风、首风、肠风、泄风，恐为风之间，有脱字。

怢栗 楼云：怢，陀骨切，忽忘也（见《集韵》）。栗，惧也。怢，熊音，他对切。考《字书》，并无振寒之义。《甲乙》作解㑊，于文理为要。

名曰寒热 简按《脉要精微论》云：风成为寒热，并谓虚劳寒热，即后世所谓风劳也。

寒中 张云：盖风虽阳邪，气则寒肃，是风之与寒，名为同类，但有阴阳之辨耳。《岁露》篇曰：四时八风之中人也，故有寒暑。寒则皮肤急，而腠理闭；暑则皮肤缓，而腠理开。所以病变若此。

风气与太阳俱入云云 高云：风之伤人，或为疬风者，乃风气与太阳，俱入行诸太阳之脉俞。脉，经脉也。俞，腧穴也。太阳之气主通体，今行诸脉俞，而散于通体分肉之间。分肉，分腠之肌肉也，散于分肉，更与周身之卫气相干。风气行于脉俞，散于分肉，干于卫气，则正气不能通贯，其道不利。其道不利，故使肌肉愤然膹胀，而有疡。疡，疬疡也。此肌肉有疡，因脉外之卫气，有所凝而不行，故其肌肉疬疡，而亦有不仁也。简按此以下，至有不仁也，诸家并为论疡及不仁，故吴于篇首。补为疡为不仁二句，而高独接下文，为疬证之疡及不仁，文理相贯，颇觉胜于前注，今从之。

素问识

168

与卫气相干 《甲乙》作悍邪时与卫气相干。

肌肉愤䐜而有疡 熊音：愤，音忿，发也。䐜，充人反。疡，以章反，疮也。吴云：愤䐜，肿起也。疡，痏毒也。简按王注《生气通天论》痤字云，谓色赤䐜愤，亦肿起之义。《巢源·诸癞候》云：胞肉如桃核小枣，盖谓此类也。

有荣气热胕 赵府本、熊本，气作卫。滑云："有"字衍。胕，腐同。此段，当作风寒客于脉而不去，名曰疠风。疠者，荣卫热胕，其气不清，故使鼻柱坏，而色败皮肤疡溃。简按此未知果是否，录以存一说。长《刺节论》云：病大风，骨节重，须眉堕，名曰大风。刺肌肉为故，汗出百日，刺骨髓，汗出百日，凡二百日，发眉生而止针。又四时气篇云：疠气者，素刺其肿上，已刺以锐针针其处，按出其恶气，肿尽乃止。常食方食，无食他食。并与此节相同。曰大风，曰疠气，即疠之谓耳。

或名曰寒热 滑本，删此五字。简按此衍文，诸注属强解。

以春甲乙云云 以下五十七字，吴移下文"故风者百病之长也"之上，近是。

伤于邪者为脾风 《甲乙》邪作风。

中于邪者为肺风 《甲乙》，中作伤，邪作风。下同。

亦为脏腑之风 简按马、吴、张仍王注，以风中五脏六腑之俞，亦为脏腑之风二句，为偏风之所由。志高则接上文四时五脏之风为一节，以亦字考之，志高为是。高云：各以五行之时日受邪，而五脏之气应之，则为五脏之风。若风中五脏六腑之俞穴，伤其经脉，亦为脏腑之风。既曰伤于风，复曰伤于邪，以明风者邪气也。既曰伤于邪，复曰中于邪，以明伤者中之谓也。此申明或内至五脏六腑，而为脏腑之风者如此。

各入其门户 志圈各上为别段。注云：此论风邪偏客于形身，而为偏风也。门户者，血气之门户也。简按《刺节真邪论》云：虚邪偏客于身半，其入深，内居荣卫。荣卫稍衰，则真气去，邪气独留，发为偏枯。由之推之，门户，即荣衰弱之处。志以为血气之门户，近是。

偏风 《神巧万全方》云：经有偏风候，又有半身不遂候，又有风偏枯候。此三者，大要同，而古人别为之篇目，盖指风则谓之偏风，指疾则谓之半身不遂，其肌肉偏小者，呼为偏枯。

脑风 吴云：脑痛也。简按《医说》云：脑风，头旋偏痛。《圣济总录》云：脑户者，督脉足太阳之会也。风邪客搏其经，稽而不行，则脑髓内弱。

故项背怯寒，而脑户多冷也。方具于十五卷。

风入係头 《甲乙》注，一本作头系。高本，係作系。云：风入目系，而至于头，则入目之门户，而为目风。简按改係作系，若不作头系，则头字无着落。今据《甲乙》注改头系。头系，乃头中之目系。

目风 吴云：目痛也。张云：或痛或痒，或眼寒，而畏风羞涩也。

漏风 张云：酒性温散，善开玄府。酒后中风，则汗漏不止，故曰漏风。《病能论》谓之酒风。

内风 吴云：今人遗精咳血，寝汗骨蒸，内风之所致也。简按《评热病论》云：劳风，法在肺下，与内风迥别。王注恐误。《张氏医通》云：入房汗出中风，嗽而面赤。《内经》谓之内风。脉浮紧，小青龙；脉沉紧，真武汤。

新沐 吴云：沐，濯首也。张云：一曰沐浴。简按《和剂局方》：有洗头风。《证治要诀》：于窗罅间梳洗，卒然如中，呼为檐风。此亦首风之属也。

肠风 马云：风久入于其中，则为肠风，其食有时不化而出也。简按吴张并为肠风下血之证，非也。

泄风 高云：久风外在腠理，则为隐疹之泄风。简按此《金匮要略》所论，与本篇泄风不同，当考下文（《金匮》云：风气相搏，风强则为隐疹，身体为痒，痒为泄风，久为痂癞）。张云：自上文风气循风府而上，至此共七种，所以明或为风也。故有其病各异，其名不同之义。

无常方然致有风气也 然，《千金》作焉。滑本删致以下五字。

其病能 张云：凡致病之害，皆谓之能。志云：病能者，谓脏气受邪，能为形身作病也。马云：能，耐同。简按义具于病能篇。

骈然 马、吴，骈音骈。《广雅》云：骈，白也。王注原于《玉篇》。

昼日则差 马云：差，瘥同。吴云：昼日起，则肺叶垂而顺，故病瘥。暮而卧，则肺叶壅而胀，故病甚。志云：昼则阳气盛，而胜邪，暮则气衰，故病甚也。简按王注为是。

诊在眉上其色白 马云：《灵枢·五色》篇以为阙中者肺也。高云：其诊视之部，在眉上阙庭之间，其色骈然白者，是也。志云：始言骈然白，而复曰诊在眉上，其色白，有似乎重见矣。所谓骈然白者，谓肺气受风，而脏气之见于外也。所谓诊在眉上，其色白者，谓五脏之病色，见于面也。简按当从高注。下文四脏义并同。

焦绝 马云：心受邪，正在中。故上中下三焦之气，升降颇难，而似有阻绝也。张云：唇舌焦燥，津液干绝也。简按未详。张据王义，姑从之。

善怒吓赤色《甲乙》无吓字，作色赤。楼云：吓字，衍。高云：木火相生，故善以怒而吓人。简按《庄子·秋水》云：鸱得腐鼠，鹓雏过之。仰而视之曰吓。司马云：怒其声，恐其夺己也。又五脏之风，言情志者，唯心肝二脏耳，而于肝则云善悲。又云善怒，并为可疑。今且仍王注。

诊在口高本，口作舌。注云：舌，旧本讹口，今改。

时憎女子吴云：肝脉环阴器。肝气治，则悦色而欲女子；肝色衰，则恶色而憎女子。

痝然张云：浮惨貌。简按痝同。义具于《评热病论》。

脊痛《甲乙》脊上有腰字。

其色炲志云：恐后人认为一色，故曰苍，曰炲，曰眇然，曰微黄。大意与《五脏生成篇》之论色同。炲，烟煤黑色也。

肌上高本，肌作䐃。注云：䐃，旧本讹肌，今改。肌，两颊肉也。肌上，颧也。颧，肾所主也。简按《说文》：肌，颊肉也。《五阅五使篇》云：肾病者，颧与颜黑。高注确有所据。然幾几通用，故饑作饥，機作机，则肌不必改䐃。

胃风简按此腹中论所谓鼓胀之属，与《和剂局方》胃风汤之胃风，《医说》不伏水土之胃风不同。《圣济总录》有治方，具于十七卷。

失衣则膜胀吴云：风寒助邪，脉益凝涩，故今膜胀。张云：失衣则阳明受寒于外，故为膜胀。简按王注中热，恐误。

食寒则泄《千金》泄上有洞字，似是。

诊形瘦而腹大高云：犹言诊其形色则瘦，诊其腹上则大，以明五脏诊色，六腑诊形之义。

先风一日志云：风者，天之阳气。人之阳气，以应天之风气。诸阳之气，上出于头，故先一日则病甚。男兆璜曰：风将发而所舍之风亦发，故先一日病甚，人气之通于天也。张云：阳性先而速也，先至必先衰。是以至其风日，则病少愈。《圣济总录》云：阳之气，以天地之疾风名之，风行阳化，头者，诸阳之会，与之相应也。方具于十五卷。

漏风《圣济总录》云：食酒中风，则为漏风，漏风之状云云。又曰：身热解堕，汗出如浴，恶风少气，病名酒风（出《病能论》）。夫酒所以养阳，酒入于胃，与谷气相薄，热盛于中，其气慓悍，与阳气俱泄，使人腠理虚而中风，令人多汗，恶风不可单衣，其喘息而少气者，热重于肺，客于皮毛也。口干善渴者，汗出多，而亡津液故也。解堕而不能劳事者，精气耗竭，不能营其四肢故也。谓之漏风者，汗出不止，若器之漏，久而不治，转为消渴。方具于十三卷。

常不可单衣 汪昂云：汗多腠疏，故常畏寒。马注：作畏热虽单衣亦欲却之。昂按既云畏热，下何以又言恶风乎？高云：多汗表虚，欲着复衣，故常不可单衣也。

甚则身汗 高本：身，作自。注云：自汗，旧本讹身汗，今改。食则汗出者，言身若无汗，食入则汗出也，甚则自汗者，言身或多汗，甚则自汗也。甚，犹多也。简按不必改自汗，义自通。

泄风之状 简按上文，久风入中，则为肠风飧泄。外在腠理，则为泄风。本节则云：多汗，汗出泄衣上。盖此其汗泄，甚于漏风。《新校正》据《千金》改内风，难必矣。

上渍其风 吴云：上渍，半身之上，汗多如浸渍也。志：四字为一句，注云：泄衣上则身湿，既湿且冷。一如水渍，而有风，故曰上渍其风也。简按四字未详，或恐是衍文。○吴云：此不及脑风目风内风肠风飧泄者，古亡之也。言胃风，而上文未尝及者，亦上文亡之也。

172

痹论篇第四十三

高云：痹，闭世，血气凝涩不行也，有风寒湿三气之痹，有皮肌脉筋骨五脏外合之痹。六腑有俞，五脏亦有俞。五脏有合，六腑亦有合。故有五脏六腑之痹，荣卫流行，则不为痹。痹之为病，或痛，或不痛，或不仁，或寒或热，或燥或湿。举而论之，故曰痹论。

痹之安生 《甲乙》之作将。

合而为痹也 张云：痹者，闭也。观《阴阳别论》曰：一阴一阳结，谓之喉痹。《至真要大论》曰：食痹而吐，是皆闭塞之义可知也。故风寒湿三气杂至，则壅闭经络，血气不行，而病为痹，即痛风不仁之属。华佗《中藏经》云：痹者，风寒暑湿之气，中于人脏腑之为也。痹者，闭也。五脏六腑，感于邪气，乱于真气，闭而不仁，故曰痹。郑玄注《易通卦验》云：痹者，气不达为病。简按经中，痹有四义。有为病在于阴之总称者，见于《寿夭刚柔篇》；有专为闭塞之义者，如食痹喉痹是也；有为麻痹之痹，王注云瘈痹者是也；有为痛风历节之义，如本篇行痹痛痹着痹之类是也。此他总不离乎闭塞之义，学人宜细玩焉。《一切经音义》引《苍颉篇》云：痹，手足不仁也。

行痹 马云：其风气胜者，风以阳经而受之，故为行痹之证，如虫行于头面四体也。张云：风者善行数变，故为行痹。凡走注历节疼痛之类，皆是也。简按张根据楼氏《纲目》，下痛痹着痹同。《张氏医通》云：行痹者，走注无定，风之用也，越脾加术附汤。

痛痹 马云：其寒气胜者，则寒以阴经受之，故当为痛痹之证。寒气伤血，而伤处作痛也。张云：阴寒之气，客于肌肉筋骨之间，则凝结不散，阳气不行，故痛不可当，即痛风也。《张氏医通》云：痛痹者，痛无定处，乃湿气伤肾，肾不生肝，肝风挟湿，流走四肢。肩髃疼痛，拘急浮肿，金匮乌头汤。身体痛如欲折，肉如锥刺刀割，千金附子汤。

着痹 马云：其湿气胜者，则湿以皮肉筋脉而受之，故当为着痹之证，当沉着不去，而举之不痛也。张云：着痹者，肢体重着不移，或为顽木不仁，湿从土化，病多发于肌肉。简按陈氏《三因方》云：肿满重着为湿胜，此似以着痹为湿脚气矣。○志云：《灵枢》有风痹，《伤寒论》有湿痹，是感一气而为痹也。本篇，论风寒湿三气错杂而至，相合而为痹也。《周痹篇》曰：风寒湿气，客于外分肉之间，迫切而为沫，沫得寒则聚，聚则排分肉，而分裂也。分裂则痛，痛则神归之。神归之则热，热则痛解。痛解则厥，厥则他痹发。发则如是，是寒痹先发，而他痹复发也。本篇论风气胜者为行痹，湿气胜者为着痹，是三气杂合，而以一气胜者，为主病也。经论不同，因证各别，临病之士，各宜体认。《张氏医通》云：着痹者，痹着不仁，或左或右，半身麻木，或面或头，或手臂，或脚腿麻木不仁，并宜神效黄芪汤。

以冬遇此者为骨痹 楼云：凡风寒湿所为，行痹、痛痹、着痹之病。冬遇此者为骨痹，春遇此者为筋痹，夏遇此者为脉痹，长夏遇此者为肌痹，秋遇此者为皮痹，皆以所遇之时，所客之处命名，非此行痹痛痹着痹之外，又别有骨痹、筋痹、脉痹、肌痹、皮痹也。

重感于风寒湿之气也 《甲乙》无重字。

心下鼓 马云：鼓字为句，心下鼓战也。高云：心虚则烦，故烦则心下鼓。鼓，犹动也。简按王注鼓满，误。

上为引如怀 高云：《经脉论》云：肝病，丈夫㿗疝，妇人少腹肿。故上为引于下，有如怀物之状。

尻以代踵脊以代头 高云：尻，尾骨也。尾骨下蹲，以代踵足，骨痿也。脊骨高耸以代头，天柱倾也。简按王以拘急释之，诸注并同，高以痿弱解之，义各别。

胞痹 张云：胞，膀胱之脬也。高云：即膀胱痹也。简按刘熙《释名》云：胞，鞄也。鞄，空虚之言也，主以虚承水汋也。或曰膀胱，言其体短而横广也。知胞即是膀胱，吴以女子之胞注之，非也。

按之内痛，若沃以汤 简按《百病始生篇》云：积，其着于伏冲之脉者，揣之应手而动。发手则热气下于两股，如汤沃之状。并言肌热之状，据此则内痛作两髀，似是。

上为清涕 志云：膀胱之脉，从巅入脑，脑渗则为涕。上为清涕者，太阳之气，痹闭于下，不能循经而上升也（《张氏医通》云：胞者，膀胱之脬也。膀胱气闭，则水道不行，故按之内痛。若以热汤沃之，小便得外热之助，方得稍通，而犹滞涩不利，则治宜温助气化可知。膀胱之脉，从巅入络脑，故上为清涕。以太阳经气不固，而精气上脱，又须温补无疑。盖缘精泄之后，寒热乘虚，入于膀胱之内，而致小便淋沥不通，茎中痛引谷道，甚则脐腹胀痛。此属津液枯竭之故，误与利水药，必致喘逆胀急而死。老人阴虚泉竭，多有此证。曾见膀胱胀破，淋沥无度，时虽暂绥，不久即毙。又小便不禁门，有治胞痹，用肾沥汤加减桑螵蛸散医案一则，当参考）。

阴气者静则云云 马云：此言脏腑所以成痹者，以其内伤为本，而后外邪得以乘之也。阴气者，营气也。阴气精专，随宗气以行于经脉之中。惟其静，则五脏之神自藏，而不消亡。若躁则五脏之神消亡，而不能藏矣。所以有五痹者，必重感于邪，而成五脏之痹也。至于六腑之所以成痹者，何哉？饮食固所以养人，而倍用适所以害人。故饮食自倍，肠胃乃伤也。肠胃既伤，则邪得以乘俞入之，而为痹矣。按《生气通天论》云：阳气者，精则养神，柔则养筋。论卫气也，此节云云，论营气也，王注分脏腑。看书有法，但不知阴气为营气耳。简按此十九字，吴移于《生气通天论》，未知旧经果然否，今且根据马注。

淫气 滑云：王注云云，如此则属内伤，非风寒湿三气杂至，而为外伤者。《宣明五气》篇云：邪入于阴则为痹，所谓邪者，岂指淫气而言耶？马云：邪气浸淫，喘息靡宁，正以肺主气，惟痹聚在肺，故喘息若是（下文意并同）。志云：此申明阴气躁亡，而痹聚于脏也。淫气者，阴气淫佚，不静藏也。淫气而致于喘息，则肺气不藏，而痹聚在肺矣（下文意并同）。吴云：

气失其平，谓之淫气。痹聚者，风寒湿三气凝聚也。简按《生气通天论》云：风客淫气，精乃亡，邪伤肝也。《说文》：淫，浸淫随理也。徐曰：随其脉理，而浸渍也。

乏竭 马云：邪气浸淫，阴血乏竭，正以肝主血，惟痹聚在肝。

肌绝 马云：邪气浸淫，肌气阻绝，正以脾主肉，惟痹聚在脾。吴云：肌肉断裂也。志云：肌肉焦绝。

亦益内也 马云：或云：亦益内，作入房，说亦通。志云：亦者，言不止在皮肉筋骨之合于内也。简按马或说，属未安（《医通》：益作溢）。

易已也 张云：风为阳邪，可以散之，故易已。然则寒湿二痹，愈之较难，以阴邪留滞，不易行也。

食饮居处 高云：犹言食饮自倍，居处失宜，乃腑痹之病本也。

六腑亦各有俞 马云：六腑之分肉，皆各有俞穴。风寒湿之三气，外中其俞，而内之饮食失节应之，则邪气循俞而入。按三百六十五穴，皆可以言俞。今曰俞者，凡六腑之穴，可以入邪，而王注止以足太阳在背之六俞穴为解，则又理之不然者也。

五脏有俞，六腑有合 张云：乃兼脏腑，而互言也。汪昂云：按六腑，前文只列肠痹胞痹。三焦有名无形，胆附于肝，胃为脏腑之海，故不复别言痹也。

各有所发，各随其过 马云：循脏腑经脉所行之分，各有所发病之经，乃随其病之所在而刺之，则或俞或合，其病无有于不瘳也。志云：各随其有过之处而取之。简按张以所发为井穴。过字，吴、张、高根据王注，读为平声，并非也。

荣者水谷之精气也 张云：荣气者，阴气也，由水谷精微之所化，故为水谷之精气。《卫气》篇曰：精气之行于经者，为营气。《正理论》曰：云云，夫谷入于胃，以传于肺，五脏六腑，皆以受气。其清者为营，浊者为卫。营在脉中，卫在脉外。故于脏腑脉络，则无所不至。

卫者水谷之悍气也 张云：卫气者，阳气也。阳气之至，浮盛而疾，故曰悍气。慓，急也。《本脏》篇曰：卫气者，所以温分肉，充皮肤，肥腠理，司开阖者也。《卫气》篇曰：其浮气之不循经者，为卫气。《邪客》篇曰：卫气者，出其悍气之慓疾，而先行于四末分肉皮肤之间，而不休者也。皆与此节，互有发明。

肓膜 张云：肓者，凡腔腹肉理之间，上下空隙之处，皆谓之肓。如

《刺禁论》曰：膈肓之上，中有父母。《左传》曰：膏之上肓之下者，是皆言膈上也。又《腹中论》曰：其气溢于大肠，而着于肓。肓之原，在齐下。《九针十二原篇》曰：肓之原，出于脖胦。《胀论》曰：陷于肉肓，而中气穴。则肓之为气，不独以胸膈为言，可知也。膜，筋膜也。简按王注空虚之处，吴注《腹中论》稍同，张误读以为此注，乃与《举痛论》小肠膜原注略同，不可从。《扁鹊传》：搦荒。《说苑》作肓莫，即肓膜也。

散于胸腹 《甲乙》：散作聚。

故不为痹 张云：营卫之气，但不可逆。故逆之则病，从之则愈。然非若皮肉筋骨血脉脏腑之有形者也。无迹可着，故不与三气为合，盖无形亦无痹也。

有寒故痛也 简按王注：全本于《灵枢·周痹篇》文。

故不通 诸注，并根据《甲乙》：通作痛，今从之。

皮肤不营 张云：《逆调论》曰：荣气虚则不仁，卫气虚则不用。不营者，血气不至也。马云：以其皮肤之中，少气血以为之营运。高同。志云：不能营养于皮肤。

阳气少阴气多 张云：凡病寒者，不必尽由于外寒。但阳气不足，阴气有余，则寒从中生，与病相益，故为寒证。志云：此言寒热者，由人身之阴阳气化也。人之阳气少，而阴气多，则与病相益其阴寒矣。

病气胜 张兆璜云：与病相益者，言人之阴气多，而益其病气之阴寒也。病气胜者，言人之阳气多，而益其病气之热胜也。

阳遭阴故为痹热 吴，遭作乘。云：旧作阳遭阴，未当。今根据《甲乙》，改阳乘阴，为近理。简按《甲乙》无痹，亦近是。滑云：或热下，有或燥问，今此无答辞。

两气相感 张云：寒湿两气也。《脉要精微论》曰：阴气有，为多汗身寒，其义即此。张兆璜云：阳热盛者多汗出，濡湿之汗，又属阴寒，医者审之。

不痛也 汪昂云：痛则血气犹能周流。五者为气血不足，皆重于痛，故不复作痛。诸解欠明。

逢寒则虫 马云：虫，《甲乙》作急。王氏以为如虫行者，非。盖风胜为行痹，非逢寒也。张云：逢寒则筋挛，故急。逢热则筋弛，故纵也。吴同。简按志仍王注。高云：寒湿相薄，故生虫。太误。《巢源》云：凡痹之类，逢热则痒，逢寒则痛。

痿论篇第四十四

吴云：痿，与萎同，弱而不用之意。高云：承上编痹证，而论痿证也。痿者，四肢委弱，举动不能，如委弃不用之意。潘氏《医灯续焰》云：痿者，委也。足痿不用，有委靡不振之义，故字从委。简按痿，崇系于四肢委弱之疾，而有肺痿阴痿等证。《巢源》作肺萎阴萎，知是痿与萎同。吴为明确。盖痿痹瘶三疾相类，古多混同。《说文》：痿，痹疾也。《前·哀帝纪》：痿痹。师古云：痿，亦痹病也。枚乘七疑，出舆入辇，命名蹶痿之机。此类是也。故本经分三篇，而详论之。

筋膜 张云：膜，犹幕也。凡肉理脏腑之间，其成片联系薄筋，皆谓之膜，所以屏障血气者也。凡筋膜所在之处，脉络必分，血气必聚，故又谓之膜原，亦谓之脂膜。

肺热叶焦 《甲乙》："焦"下更有焦字。

急薄着则 《甲乙》："着"下更有着字。吴云：着，留而不去也。张云：皮毛虚弱，而为急薄，热气留着不去。志云：《灵枢》云：皮肤薄着，毛腠夭焦。着者，皮毛燥着，而无生转之气，故曰着则生痿躄也。

痿躄 吴云：躄，足不用也。肺主气，气病则不能充周于身，故令手痿足躄。汪昂云：肺主皮毛，传精布气。肺热叶焦，则不能输精于皮毛，故虚弱急薄，皮肤燥着，而痿躄不能行，犹木皮剥，则不能行津于枝干而枯也。简按《史记·韩王信传》：仆之思归，如痿人不忘起。张楫云：痿，不能行。《吴越春秋》云：寡人念吴，犹躄者不忘走。躄，又作躃。《礼记》《释文》：躄，两足不能行也。由此观之，痿躄，并足废之疾。然痿者，痿弱之义。躄者，两足不能行之称，自不能无别焉。王则根据《疏五过论》：痿躄为挛之语，释为挛躄，吴则分为手足之病，俱似拘泥。此据他脏之例，当曰皮痿，而曰痿躄者，盖肺为痿证之主也。

枢折挈 吴云：枢纽关节之处，或折或挈。志本：挈，一字句。注云：枢析，即骨繇而不安于地。骨繇者，节缓而不收（以上《根结》篇文），故筋骨悬挈不收。汪昂云：枢纽之间，如折如挈。简按《说文》：挈，悬持也。推王意，谓膝腕之枢纽，失其悬持，如折去也，此注为长。《甲乙》：挈，作瘛，非。

胆泄 《甲乙》："胆"下有热字。简按《奇病论》：胆虚气上溢，而口为之苦，名胆瘅。

肺者脏之长也 志云：脏真高于肺，朝百脉，而行气于脏腑，故为脏之长。简按《病能论》《九针论》：并云肺者，五脏六腑之盖也。

肺热叶焦 吴：此下补"生痿躄"三字。简按此据上文着则生痿躄之语，亦未为得。

故曰 吴云：以下，古语也。马、张同。志云：谓下经《本病篇》，有此语也。以上论肺热叶焦，而成五脏之热。此下论五脏各有所因，而自成脉肉筋骨之痿。

胞络绝 高本：胞，作包。云：包，旧本讹胞，今改。悲哀太甚，则心气内伤，故包络绝。包络，心包之络也。包络绝，则血外溢，而阳热之气内动。其发病也，则心气下崩，下崩则数溲血也。简按此根据《新校正》改字，而其义则原于王及杨注，颇见确实。马云：此胞络者，乃胞络宫之胞字，正妇人受胎之所。彼心包络之包字，不从肉。王注以胞为包者，非。《评热论》云：胞脉者，属心而络于胞中，故悲哀太甚，则心系急。胞之络脉阻绝，上下不交，亢阳内动，逼血下崩，令人数为溺血也。张同。若根据此说，以胞为女子之胞，则丈夫必无脉痿之证，乖违甚矣。志云：胞之大络，即冲脉也。亦为臆解。但绝字，宜从马注，为阻绝之义。

大经空虚 张云：血失则大经空虚，无以渗灌肌肉，荣养脉络，故先为肌肉顽痹，而后传为脉痿。简按志以为胞之大络。高同。当从王注。

入房太甚宗筋弛纵 马云：思想既已无穷，所愿又不得遂，其意久淫于外，或至入房太甚，宗筋弛纵。高云：思想无穷，所愿不得，则怫郁于内，肝气伤矣。意淫于外者，其意淫纵于外，不静存也。入房太甚，宗筋弛纵者，房劳过度，阴器衰弱也。简按据下文使内也语，筋痿之证，因思想无穷，所愿不得，意淫于外，而又重之以房劳。马添一或字释之，高以四句为三款，且以宗筋弛纵为阴痿，并似乖于经旨。

白淫 吴云：今之浊带也。马云：在男子为精滑，在女子为白带。简按《本神》篇云：精伤则骨痠痿厥，精时自下。《玉机真脏论》云：出白名曰蛊。皆其义也。《圣济总录》云：淫泆不守，随溲而下也。

有渐于湿 马云：渐，音尖。《诗》云：渐车帷裳。注：渐，渍也。张云：渐，有由来也。

若有所留居处相湿 吴云：留，久留于水也。相，伴也。言居处之间，或伴乎湿也。张云：相，并也。马云：其居处又湿。志云：有湿浊之所留，而居处又兼卑下，外内相湿。简按相字难解，姑从志。

肌肉濡渍 《甲乙》：渍作溃。滑本同，误。

阳气内伐 马云：卫气内伐其阴气。简按《营卫生会篇》云：卫气内伐击也，马盖原于此。

络脉溢 简按此以外候言，乃孙络浮见也。

肉蠕动 张云：蠕，音软，微动貌。又曰：虫行貌。

主闰宗筋 《甲乙》：闰作润。马吴并云：闰、润同。马云：宗筋在人，乃足之强弱所系也。但阳明实，则宗筋润。阳明虚，则宗筋纵。世疑宗筋即为前阴。按《厥论》有曰：前阴者，宗筋之所聚，则宗筋不可以前阴言。张云：宗筋者，前阴所聚之筋也，为诸筋之会。凡腰脊溪谷之筋，皆属于此。故主束骨而利机关也。简按《五音五味》篇云：宦者去其宗筋。依此则张注似是。然前阴是宗筋之所会，故言断其前阴，而为去其宗筋，但不可即谓宗筋为前阴也。王注似详备，而有所未尽，宜参考诸篇，而始得其义（据王所说，疝癖疝气，横弦竖弦之属，盖宗筋努张之所致也。）

束骨 吴云：束，管摄也。

机关 《骨空论》云：侠髋为机，腘上为关。又据《邪客篇》：两肘、两腋、两髀、两腘者，皆机关之室。

冲脉者经脉之海也 《五音五味篇》云：冲脉起于胞中，上循脊里，为经络之海。《动输篇》并《海论》云：冲脉者，为十二经之海。

阴阳总宗筋之会 滑云：愚谓此即厥论，前阴者，宗筋之所聚，太阴阳明之所合之义也。张云：宗筋聚于前阴。前阴者，足三阴阳明少阳及冲任督跷九脉之所会也。九者之中，则阳明为五脏六腑之海，冲为经脉之海，此一阴一阳，总乎其间，故曰阴阳总宗筋之会也。简按高云：阴阳，阴跷阳跷、阴维阳维也，未若滑张二氏有所据也。

气街 志云：气街者，腹气之街。《甲乙》：一名气冲。简按《说文》：街，四通道也。又曰冲，通道也。知字异而义同。

带脉 《经别篇》云：当十四椎，出属带脉。二十八难云：带脉者，起于季胁，回身一周。杨注云：带之为言，束也。言总束诸脉，使得调柔也。回，绕也。绕身一周，犹束带焉。

不引 吴云：不能收引。高云：不引者，不能延引而环约也。简按吴义为长。

补其荥而通其输 吴云：十二经，有荥有输，所溜为荥，所注为输。

补，致其气也。通，行其气也。张云：上文云独取阳明，此复云各补其荥，而通其输。盖治痿者，当取阳明，又必察其所受之经，而兼治之也。如筋痿者，取阳明厥阴之荥输。脉痿者，取阳明少阴之荥输。肉痿骨痿，其治皆然。高云：各补其在内之荥血，而通其在外之输穴，正虚则补以调之，邪实则泻以调之。志同。简按当仍吴张。

和其逆顺 马云：补则逆取，泻则顺取。志云：和其气之往来也。高云：逆者和之使顺，顺者和之不使逆。简按《阴阳应象大论》：阴阳反作，病之逆从也。吴注：逆从，不顺也。盖此言逆顺，亦是不顺之谓，义始通。

以其时受月 高云：肝主之筋，心主之脉，肾主之骨，脾主之肉，各以其四时受气之月，而施治之，则病已矣。受气者，筋受气于春，脉受气于夏，骨受气于冬，肉受气于长夏也。简按吴改月作气，不可从。

厥论篇第四十五

张云：厥者，逆也，气逆则乱，故忽为眩仆脱绝，是名为厥。厥证之起于足者，厥发之始也。甚至猝倒暴厥，忽不知人，轻则渐苏，重则即死，最为急候。后世不能详察，但以手足寒热为厥，又有以脚气为厥者，谬之甚也。简按《千金方》凡例，以厥为脚气，然王注已言及之，则唐时有为其说者，可知也。考《灵枢·寒热病》篇曰：厥痹者，厥气上及腹则死。此特似指脚气冲心。虽仲景有寒厥热厥之分，亦以手足为言。盖彼以辨伤寒之寒热耳，实非若《内经》之所谓厥也。观《大奇论》曰：暴厥者，不知与人言。《调经论》曰：血之与气，并走于上，则为大厥，厥则暴死，气复反则生，不反则死。《缪刺论》曰：手足少阴太阴，足阳明五络俱竭，令人身脉皆重，而形无知也，其状若尸，或曰尸厥。若此者，岂止于手足寒热，及脚气之谓耶？今人多不知厥证，而皆指为中风也。夫中风者，病多经络之受伤。厥逆者，直因精气之内夺，表里虚实，病情当辨，名义不正，无怪其以风治厥也。医中之害，莫此为甚。简按厥，《尔雅》作瘚，《说文》亦作瘚。云：屰气也。从疒从屰从欠。又云：欮、瘚，或省疒。《史记·扁仓传》作蹷。刘熙《释名》：厥，逆气也。颜师古《注急就章》云：瘚者，气从下起，上行又心胁也。厥有气厥、血厥、痰厥、酒厥、脏厥、蛔厥、色厥等，《景岳全书》论之详焉。

五指之表 张云：足指之端曰表。

集于足下而聚于足心　简按集聚同义，然集有止之意，《国语》有隼集于陈侯之庭而死，是也。聚乃散之反。

皆从内也　张云：其寒也非从外入，皆由内而生也。故凡病阳虚者，必手足多寒，皆从指端始。

前阴　马云：前阴者，阴器也，外肾也。简按宁氏折骨分经云：睾丸，外肾也，属足厥阴肝经。又《韵会》云：外肾为势，宫刑男子割势。据此则宦者去其宗筋者，割去睾丸也。

下气上争不能复　吴云：下气，身半以下之气也。上争者，阳搏阴激，身半以下之气，亦引而上争也。马云：是在下之肾气，乃因强力，而遂与上焦之气相争，不能复如其旧。高云：在下之阴气，上争于阳，致阳气不能复。复，内藏也。

精气溢下　吴云：阴精之气，涌溢泄出而下也。志云：阳气上出，则阴脏之精气，亦溢于下矣。简按《上古天真论》：二八肾气盛，天癸至，精气溢泻。知是亦言精气漏泄，然彼由肾气有余，此因上盛下虚，义递异。

邪气因从之　张云：阳虚则阴胜为邪。简按吴云：邪气，阳气也，以其失所，目之为邪，此解太误。若改阳字作阴，则才通。

气因于中　汪昂云：寒从内发，即前不从外之意。高云：阴寒之邪气因于中，而阳气日衰。简按此一句，诸说参差。《甲乙》于作所，而吴则以此四字，移上文"前阴者宗筋之所聚"之上，马则改因作困，张则以气为上文之精气邪气，志则为气因于中焦水谷之所生，并不甚清晰，考上下文意，汪高所释似允当，今姑从之。

渗营其经络　张兆璜云：渗者，渗于脉外。营者，营于脉中。营气宗气，皆精阳之气。营行于脉中，诸阳之气，淡渗于脉外，非独卫气之行脉外也。

手足为之寒也　滑云：张子和曰：秋冬阴壮阳衰，人或恃赖壮勇，纵情嗜欲于秋冬之时，则阳夺于内，阴气下溢，邪气上行，阳气既衰，真精又竭，阳不荣养，阴气独行，故手足寒，发为寒厥也。

络脉满而经脉虚　志云：《灵枢·经脉》篇曰：饮酒者，卫气先行皮肤，先充络脉。夫卫气者，水谷之悍气也。酒亦水谷悍热之液，故从卫气，先行皮肤，从皮肤而充于络脉，是不从脾气，而行于经脉，故络脉满，而经脉虚也。

气聚于脾中　马云：下气上争，聚于脾中。志云：谷气聚于脾中。高同。

肾气日衰阳气独胜　宋本：日作有。吴作自。《甲乙》胜作盛（《张氏医通》云：论得寒厥之由，以其人阳气衰，不能渗荣其经络。阳气日损，阴气独在，故手足为之寒也，附子理中汤。论得热厥之由，则谓其人必数醉，若饱以入房，气聚于脾中，肾气日衰，阳气独胜，故手足为之热也，加减肾气丸）。

腹胀满　《甲乙》无"胀"字。马云：下气上争，而行之于上，则下虚，故气在腹，而不在足，所以腹中胀满也。夫曰阴气盛于上则腹满者，上文之寒厥，高云：阴寒之气盛于上，则上下皆阴，而阳气虚于下，下虚则腹胀满，以明腹满而为寒厥之意。简按张云：阴虚于下，则脾肾之气不化，故腹为胀满。恐非。

阳气盛于上　《新校正》据《甲乙》作腹满二字。详辨其义，滑亦从之，而马吴诸家，仍原文而解之。简按帝问有二或字，故举阴气盛于上，阳气盛于上之两端而答之，则新校正似是而却非。马云：乃上文之热厥耳。高云：阳热之气盛于上，则下气重上，而邪气逆。逆则阳气乱，乱则心神不宁，故暴不知人，以明暴不知人，而为热厥之意。

下气重上而邪气逆　吴云：重，平声，并也。邪气，气失其常之名也。简按《腹中论》云：阳气重上，有余于上，此亦论厥逆也，即是同义。

不知人也　志云：猝然昏瞆，或仆扑也。吴：此下补逆之微者半日复，逆之甚者一日复，复则知人矣十九字。简按经文未知旧如此否，要之不可定然矣。

厥状病能　马云：能，音耐。《礼·运篇》云：圣人耐以天下为一家，则能耐同。吴云：能，犹形也。张同。志云：病能者，能为奇恒之病也。简按吴近是。详见《病能论》篇首。

肿首头重　简按《脉解篇》：肿腰脽痛，着至教论，干嗌喉塞，乃与《论语》迅雷风烈，《楚辞》吉月辰良，并同字法。肿，志本作踵，非。

眴仆　《甲乙》：作眩仆。吴云：眴，目眩乱也。仆，颠仆也。马云：眴眩而仆倒，乃上重下轻之证也。

阳明之厥　汪昂云：按阳明多血多气。详本症病皆有余，与虚而厥者不同。

癫疾欲走呼　简按《阴阳类论》云：骂詈妄行，巅疾为狂。王注：以肾水不胜，故胃气盛，而颠为狂。盖与此同证，详见《宣明五气篇》。

后不利　志云：食饮入胃，脾为转输，逆气在脾，故后便不利。脾不转运，则胃亦不和，是以食则呕，而不得卧也。

口干溺赤　《甲乙》：口作舌。志云：阴液不能上资，是以口干心痛。肺金不能通调于下，故溺赤。水火阴阳之气，上下不爽，故腹满也。

泾溲　简按诸家不释，但张云：泾，音经，水名，义难通。《调经论》王注云：泾，大便也。溲，小便也。杨上善云：泾作经，妇人月经也。吴云：泾，水行有常也。溲，溺庾也。泾溲不利，言常行之小便不利也。数说亦未稳当。《灵枢·本神篇》亦有腹胀经溲不利之文。经：《甲乙》作泾，盖泾溲是小溲。《集韵》：泾，去挺切，泉也。刘熙《释名》：水直波曰泾。泾，径也，言道径也。溲者，二便之通称（《国语》：少溲于豕牢。《史记·仓公传》：有大小溲语。《吴越春秋》：太宰嚭奉溲恶。注：溲，即便也。恶，大便也）。故加泾字，别于大便。《脉要精微论》言小便为水泉，此亦一证。

阴缩肿　《甲乙》无"肿"字，是。

以经取之　吴云：《难经》曰：不盛不虚，以经取之者，是正经自病，不中他邪也。当自取其经（六十九难），正此谓也。马云：若不盛不虚，则在胆取胆，而不取之肝。在肝取肝，而不取之胆。所谓自取其经也，即名之曰经治，又曰经刺。

太阴厥逆　张云：按六经之厥，已具上文，此复言者，考之全元起本，自本节之下，另在第九卷中。盖彼此发明，原属两篇之文，乃王氏类移于此者，非本篇之重复也。

治主病者　张云：谓如本经之左右上下，及原输等穴，各有宜用，当审其所主而刺之，余准此。

虚满呕变下泄清　吴云：少阴，肾也。肾间命门之火虚衰，不足以生脾土，故令虚满。虚满者，中虚而满也。呕变者，水谷已变，犹呕逆而出。盖少阴在下，故食至下焦，其色已变犹呕也。泄清，下泄澄澈清冷也。志云：少阴之气，上与阳明相合，而主化水谷。少阴气厥，以致中焦虚满，而变为呕逆。上下水火之气不交，故下泄清冷也。按呕变，当作变呕。《灵枢·五味》篇云：若走骨，多食之令人变呕。与此篇大义相同，且有声无物曰呕，故不当作呕出变异之物解。高云：有欲呕之变证。简按佛典有变吐之语，知是呕变变呕，乃呕逆之谓。诸注恐属强解。

前闭　高云：前阴闭结。

谵言　吴云：肝藏魂，魂失其守，故谵言也。

不得前后　张云：或闭结不通，或遗失不禁，不得其常之谓也。三阴俱逆，则脏气绝。《阳明脉解》篇曰：厥逆连经则生，连脏则死，此之谓也。

志云：阴关于下也，简按此谓二便不通。张注：或遗失不禁，误。

僵仆 高云：即上文发为眴仆之义。

呕血善衄 志云：阳气上逆则呕血，阳热在上则衄血。此太阳之气，厥逆于上，以致迫血妄行。高云：阳热之气，不行皮毛内伤络脉，阳络伤则血外溢，故呕血善衄。简按吴本：无呕血二字，义不相蒙，崐僭去之，非也。

机关不利 张云：机关者，筋骨要会之所也。胆者，筋其应。少阳厥逆，则筋不利，故为此机关腰项之病。

发肠痈不可治 张云：肠痈发于少阳厥逆者，相火之结毒也，故不可治。高云：少阳经厥气逆，则枢转有乖，故机关不利不能枢转，从外则发肠痈。发肠痈，则内郁之气，从痈而泄，不可治少阳之主病，当治阳明之肠痈，此少阳厥逆病能。发于阳明，当治阳明，故不言治主病者，简按高：据仲景呕家有痈脓，不可治呕，脓尽自愈之例而释之，未知于经旨何如？存备一说。

184

惊者死 马云：肝之病发为惊骇，而胆与之为表里，故惊则死矣。张云：其毒连脏，故当死。

喘咳身热 志云：阳明气厥则喘，上逆则咳也。阳明之气主肌肉，故厥则身热。

善惊衄呕血 志云：二阳发病，主惊骇。衄血呕血者，阳明乃悍热之气，厥气上逆，则迫血妄行，此病在气，而及于经血。高云：闻水音则善惊，热迫于经则衄呕血。上文发肠痈，不可治少阳，当治阳明，是治阳明之意，已寓于上，故此不言治主病者。简按肠痈治阳明，未见所据，其不言治主病者，恐是脱文。

呕沫 吴云：肺主治节，行下降之令。肺病则不能降，故虚满而咳。虚满之久，必有留沫，故呕沫。高云：肺气满咳，不能四布其水津，故善呕沫。

手心主少阴 高云：手心主厥阴包络，手少阴心经，经厥气逆，皆有心痛之病。喉者，肺气也。心痛引喉，则两火上炎而烁金，又兼身热如焚如焰，则死不可治。马云：《邪客》篇言：心者，五脏六腑之大主也，精神之所舍也。其脏坚固，邪弗能容也。容之则心伤，心伤则精神去，神去则死，此所以死不可治。

腰不可以俯仰 吴云：其脉属于小肠，小肠系腰之部分，故腰不可以俯仰。张云：《四时气》篇曰：邪在小肠者，连睾系，属于脊，故腰不可以俯仰也。简按王以为错简文，吴张强为之解，似不切贴。

　　痓　马云：按全元起本：痓，作痉。痉，音炽。《伤寒论》有刚痉柔痉。痉，音敬，风强病也。此痓当以痉为是，后世互书者非。《灵枢·热病》篇第二十七节，有风痉证。高云：《经脉》篇云：大肠手阳明之脉，是主津液，今手阳明经气厥逆，津液不荣于经脉，故痓当资手阳明经之津液。简按张云：痓，谓手臂肩项强直也，此盖拘泥于本经之所流注，故云尔。

卷 六

病能论篇第四十六

马云：能，音耐。《礼·乐记》：故不耐无乐，其耐作能。《灵枢·阴阳二十五人》篇：皆有能字，古盖耐能通用。《阴阳应象大论》云：病之形能也。盖病之形状耐受，故此以病能名篇。张兆璜云：病能者，言奇病之形能也。简按吴释前篇病能云：能，犹形也，此解为是。

胃脘痈 吴云：吸门之下，贲门之上，受纳水谷之脘，名曰胃脘。简按《圣济总录》云：夫阴阳升降，则荣卫流通，气逆而隔，则留结为痈。胃脘痈者，由寒气隔阳，热聚胃口，寒热不调，故血肉腐坏，以气逆于胃，故胃脉沉细。以阳气不得下通，故颈人迎甚盛，令人寒热如疟，身皮甲错，或咳或呕，或唾脓血。观伏梁之病，亦有挟胃脘内痈者，以其裹大脓血，居肠胃之外故也，方附于一百二十九卷。

当候胃脉 滑云：即脉要精微，附上右外，以候胃也。马云：右关。吴张志同。简按附上右外，尺肤之位，而非脉之分位。以寸关尺，配五脏六腑者，《难经》以后之说，此言胃脉者，必别有所候。

逆者 《甲乙》作气逆者。

人迎甚盛 张云：即《终始篇》等所云：人迎三盛，病在阳明之谓。

精有所之寄则安 吴本，作精有所倚，则卧不安。注云：脏，阴也，主静，故脏有伤损，则有不足之患。阴精有所偏倚，则有亢甚之害，均之令人夜不安也。简按诸家顺文解释，义难通。吴据《甲乙》而删改，但精字仍旧文，殆为明晰，今从之。

不能悬其病 吴云：不能悬其病于空，使之不我疾也。马云：悬者，绝也。按《逆调论》第六节，有不得卧而息有音者，诸证尤详。但此曰不安，则不能安寝也，与彼有异。

偃卧 高云：正卧也。《评热论》云：不能正偃者，胃中不和也，故举而复问。

肺者脏之盖也 《痿论》云：肺者，脏之长也，心之盖也。《灵枢·九针论》云：五脏之应天者肺。肺者，五脏六腑之盖也。

右脉沉而紧，左脉浮而迟 马云：此当见于两尺也。吴张同。简按本经无寸关尺之说，此特言左右尔，必非两尺之谓也。

不然 马、吴、张并仍《甲乙》：然，作知。志高从旧文释之，故属强解。

此逆四时 志云：脉合四时，故冬诊之。左右脉皆当沉紧，今左脉反浮而迟，是逆四时之气矣。

病在肾颇关在肺 吴云：关，关系也。志云：肾主冬气，而又反浮在左，故当主病在肾，颇关涉于肺，当为腰痛之病。简按《甲乙》无关字。《奇病论》云：其盛在胃，颇在肺。句法正同。

肾为腰痛之病也 《甲乙》无肾字。

颈痈 《痈疽篇》云：发于颈者，名曰夭疽，其痈大而赤黑，不急治，则热气下入渊腋，前伤任脉，内薰肝肺，十余日而死矣。

其真安在 吴云：真，正治之法也。简按当仍《甲乙》作其治。

异等 志云：等，类也。高云：颈痈之名虽同，而在气在血，则异类也。

痈气之息 马云：以小针开除，而去病者。正以痈间有气顿息，不至甚也。吴：息，改瘜。云：瘜，腐肉也。针，铍针也，所以去针肉。张云：息，止也。痈有气结，而留止不散者，治宜甲针以开除其气，气行则痈愈矣。高云：颈痈，而气之止息者，其病在气，宜以针开通其气，而除去之。此气息成痈，而有针刺之真法也。颈痈而气盛血聚者，其病在血，宜石刺出血而泻之，此血聚成痈，而有石刺之真法也。此所以同病异治，而皆已也。简按《说文》：瘜，寄肉也。徐锴曰：息者，身外生之也，故古谓赊赁生举钱，为息钱，旋生土为息壤也。《方言》作膜，王释为死肉。吴则为腐肉，无所考据。张注允当，今从之。

同病异治也 吴：此下补"肤顽内陷者宜灸以引之"十字。云：以上文有其问，故僭补之。张兆璜云：陷下者，又宜灸，始言针灸，而后止言针石者，盖此篇。论五脏之相传，而肾脏之气，已传于肝，故止宜针宜石，设或有回陷于肾者，又常灸之。此虽不明言，盖欲人意会。读者宜潜心参究，不可轻忽一字。简按吴补固僭矣，而张注亦凿，俱不可从。

狂，《灵枢·癫狂》篇云：狂始发，少卧不饥，自高贤也，自辨智也，自尊贵也，善骂詈，日夜不休。《通评虚实论》云：癫疾厥狂，久逆之所生也。又《千金方》云：狂风骂詈，挝斫人，名热阳风，即怒狂也。

暴折而难决　马云：此人者，因猝暴之顷，有所挫折，而事有难决，志不得伸。吴云：暴折而抑之，不得剖决。志云：决，流行也。高云：决，散也。简按吴注为是。

阳明者常动　马云：《灵枢·动输》篇言是阳明独动不休，故凡冲阳（即跗阳）、地仓、大迎、下关、人迎、气冲之类，皆有动脉不止，而冲阳为尤甚。

巨阳少阳不动　吴云：巨阳，有委中、昆仑、少阳、有悬钟、听会，其脉皆不甚动，于其不甚动者，反动大疾，此阳厥善怒，而狂之候也。

动大疾　马云：大，当作长。简按非也。

夫食入于阴　张云：五味入口，而化于脾，食入于阴也，藏于胃以养五脏气长气于阳也。

生铁洛　张云：即炉冶间锤落之铁屑也。其属金，其气寒而重，最能坠热开结，平木火之邪，故可以下气疾，除怒狂也。凡药中用铁精、铁华粉、针砂、铁锈水之类，皆同此意。简按《本草经》作铁落。唐本注云：落，是铁皮滋液，黑于余铁。陶谓可以染皂，云是铁浆，误矣。苏颂《图经》云：铁落者，锻家烧铁赤沸，砧上打落细皮屑，俗呼为铁花，是也。初炼去矿，用以铸锅器物者，为生铁，再三销拍，可以作镙者，为鑐铁，亦谓之熟铁，此说是也。《别录》云：铁落，一名铁液。故王云：为铁浆非，是生铁液也。高云：洛，烙同。烙饮者，转赤为乌也。赤而乌，可以平巨阳之气，迂谬尤甚。《圣济总录》云：铁落，染皂铁浆，是。上一味，每服重汤内温一盏饮之，食后。此不读王注及唐本，乃袭陶谬也。

为饮　张云用水研浸，可以为饮。简按唐本注云：诸铁疗病，并不入丸散，皆煮取浆用之。此云为饮，亦煮取浆者与。

下气疾也　吴云：寒而镇重，故下气速，气下则不厥逆矣。志云：铁乃乌金，能伐肝木，故下肝气之疾速也。李时珍云：阳气怫郁，而不得疏越，少阳胆木，挟三焦少阳相火，巨阳阴火上行，故使人易怒如狂。其巨阳少阳之动脉，可诊之也。夺其食，不使胃火复助其邪也。饮以生铁落，金以制木也。木平则火降，故曰下气疾速气即火也。简按《列子·汤问》：吴楚之国，有大木焉。其名为櫾（音柚）。碧树而冬生，实丹而味酸。食其皮汁，已愤厥之疾。张湛注云：气疾也。《梁书·姚察传》：自免忧后，因加气疾。盖愤厥，乃阳厥之类。而气疾所指不一，凡狂易癫眩，惊悸痫瘈，心神不定之证，宜概称气疾焉。若以疾训速，或为效验疾速之义，或为逆气疾速之谓，乖谬亦甚。

泽泻术各十分麋衔五分 张云：泽泻，味甘淡，性微寒，能渗利湿热。白术，味甘苦气温，能补中燥湿止汗。麋衔，即薇衔，一名无心草，南人呼为吴风草，味苦平微寒，主治风湿。十分者，倍之也。五分者，减半也。简按苏颂云：凡古方云术者，乃白术也。此方，《圣济》名泽泻汤。《三因》名麋衔汤，并用白术。马云：术，即苍术非也。麋衔，本经作薇衔，一名麋衔。唐本注云：一名鹿衔草，言鹿有疾，衔此草瘥。陈嘉谟云：麋鹿有疾，衔此草瘥。《素问》之名，因此出。时珍云：据苏说，则薇衔麋衔，当作鹿衔也，此说误。麋鹿一类，不必改作鹿。刘恒采天名精，活麋，遂有活鹿草之名。麋麐，果鹿之误乎？活鹿草，当作活麋草也。《圣济》，十分作二两半，五分作一两一分。陶氏序录云：古秤惟有铢两，而无分名。今则以十黍为一铢，六铢为一分，四分为一两。然则四分为一两者，六朝以降之事，而此经云分者，非分两之分，总录误尔。三因：十分作一两，五分作半两，乃与张注符矣。

合以三指撮 吴云：合，修合也。三指撮，言如三指宽一撮也。简按陶序例：一撮者，四刀圭也。刀圭者，十分方寸匕之一，准如梧桐子大也。此云三指撮者，乃一方寸匕余也。张云：合以三指，用三指撮合，以约其数，而为煎剂也。考经文：此谓散药。张注谬尔。《圣济》云：上三味，捣罗为散，每服二钱匕，沸汤调，食后服。《三因》亦云：上为末，每服二钱，酒饮任调下，食前服。

为后饭 马云：药在饭后也，误。

所谓深之细者 高：以下二十四字，移于前颈痈之下，上经者以下六十九字，移于前在阴阳奇恒中之下，而为之注释，率属牵强，不可从。

奇病论篇第四十七

吴云：奇病，特异于常之病也。简按凡风也、痹也、厥也、痿也，属类颇多，此篇所载，重身、声喑、息积、疹筋等，率皆奇特之病，故以奇病名篇。

重身 《诗经·大雅》：大任有身。《毛传》：身，重也。笺，谓怀孕也。马：重，平声。

九月而喑 马云：喑，哑也。医书谓人之受孕者，一月肝经养胎，二月胆经养胎，三月心经养胎，四月小肠经养胎，五月脾经养胎，六月胃经养胎，七月肺经养胎，八月大肠经养胎，九月肾经养胎，十月膀胱经养胎。先阴经而后阳经，始于木而终于水，以五行之相生为次也。然以理推之，则手足十二经之经脉，昼夜流行无间，无日无时而不共养胎气也，必无分经养胎之理。今曰九月而喑，盖时至九月，则妊胎已久，儿体日长，胞络宫之络脉，系于肾经者，阻绝而不通，故间有为之喑者，非人人然也（此乃阻绝之绝，非断绝之谓。《生气通天论》云：大怒则形气绝，而血菀于上，亦阻绝之绝。《灵枢·经脉》篇云：肾足少阴之脉，从肾上贯肝膈，入肺中，循喉咙，挟舌本）。张云：喑，声哑不能出也。简按徐之才逐月养胎法，见于《千金方》。萧氏《女科经论》云：张嵊璜按喑，谓有言而无声。故经曰：不能言。此不能二字，非绝然不语之谓。凡人之音，生于喉咙，发于舌本，因胎气肥大，阻肾上行之经，以肾之脉入肺中，循喉咙，系舌本。喉者肺之部，肺主声音，其人切切私语，心虽有言，而人不能听，故曰喑。肺肾子母之脏，故云不必治。若大全解作不语，则为心病，以心主发声为言也。与子喑，了不相干。嵊璜所论如此。然医说引邵氏《后闻见录》云：郝翁名允，博陵人，一妇人妊，咽嘿不能言。翁曰：儿胞大经壅，儿生经行则言矣，不可毒以药。又引《医余》云：孕妇小语，非病也，闻如此者，不须服药，临产日，但服保生丸四物汤之类，产后便语。亦自然之理，非药之功，并是子喑。喑，乃舌喑，肾之脉系舌本，其理自明。萧所引却是迂谬。又考郭氏《保庆集》，第九论有产后不语，用七珍散，则知不啻胎前有此证也。

胞络 张云：胞中之络，冲任之络也。吴云：谓子室中之支络也。系，根系也。

刺法曰 此以下止疹成也，吴志为别章，是。

成其疹 吴云：疹，病也。张志同。简按《国语》：孤子寡妇疾疹。《伤寒例》云：小人触冒，必婴暴疹，王注恐非。

然后调之 此四字，宜据《新校正》删之，明是全注羼入，诸家为原文释之者，何诸？

无用镵石也 志云：镵，谓针。石，砭石也。《针经》曰：形气不足，病气不足，此阴阳气俱不足也，不可刺之，刺之则重不足。重不足，则阴阳俱竭，血气皆尽，五脏空虚，筋骨髓枯，老者绝灭，壮者不复矣。是以身羸瘦者，不可妄用针石。

腹中有形而泄之 志云：泄，谓用针泻之。《针经》曰：刺之害，中而不去则精泄，精泄则病益甚而恇。按腹中胞积皆为有形，在女子胞，则无益其有余。在息积，曰不可灸刺。在伏梁，曰不可动之。是腹中有形者，皆不可刺泄。刺虽中病，而有形之物不去，则反泄其精气。正气出，而邪病反独擅于其中，故为疹成也。简按马、张仍王，为重身之义，非也。

胁下满气逆 马云：胁下胀满，气甚喘逆。

息积 吴云：息积，即息贲肺积也。张云：积不在中，而在胁之下者。初起微小，久而至大，则胁满气逆，喘促息难，故名息积。今人有积，在左胁之下，俗名为痞者，其即此证，惟小儿为尤多。盖饮食过伤，脾不及化，则余气留滞，而结聚于此。其根正在胁间，阳明病剧，则上连于肺，此其所以为息积也。简按《百病始生》篇云：稽留不去，息而成积。据此则息谓生长（出《前·汉宣帝纪》师古注）。犹瘜肉之瘜也。《圣济总录》云：夫消息者，阴阳之更事也。今气聚胁下，息而不消，积而不散，故满逆为病，然气客于外，不干胃腑，故不妨食，特害于气息也。导引能行积气，药力亦藉导引而行故也，有方附于五十七卷。此以息而不消，积而不散，解息积之义，极是矣。而至谓害于气息，则竟未免歧误。

积为导引服药 高云：积，渐次也。须渐次为之导引而服药。导引，营运也，营运则经脉之亏者可复。若但服药，则药不能独治也。

尺脉数甚 简按十三难云：脉数，尺之皮肤亦数。丁氏注：数，心也，所以臂内之皮肤热也。盖与此同义。

筋急而见 吴云：身之大筋劲急也，简按王注为是。

疹筋 吴云：病筋也。简按《圣济总录》云：夫热则筋缓，寒则筋急。今也肝气内虚，虚则生寒，故筋急而见。其尺脉数甚者，盖尺里以候腹中，其人腹急，则尺脉见数，数亦为虚，以腹内气虚故也。气既寒而筋急。其色又见白黑，是为寒甚之证。有方附于四十二卷。又《外台》云：疝癖，发即两筋弦急。陈氏《妇人良方》云：疝者，在腹内近脐左右，各有一条筋脉急痛，大者如臂，次者如指，因气而成，如弦之状，名曰疝气也。慧琳《一切经音义》云：疝病，即腹中冷气病也。发即脉胀牵急，如似弓弦，故俗呼为疝气病也。据王注：此即疹筋也。

名曰厥逆 《圣济总录》：方附于五十一卷。李氏《兰室秘藏》有羌活附子汤。罗氏《卫生宝鉴》有麻黄附子细辛汤。危氏《得效方》有白附子散。并治大寒犯脑头痛。

帝曰善 高云：三字衍文。

五气之溢也 吴云：腥焦香臊腐也。张云：五味之所化也。马云：五脏之气也。志云：五气者，土气也。土位中央，在数为五，在味为甘，在脏为脾。高同，云：溢，泛溢也。简按《万历本医说》：作土气。志注为是。王意亦当如此。

脾瘅 《圣济总录》云：夫食入于阴，长气于阳，肥甘之过，令人内热而中满，则阳气盛矣，故单阳为瘅也。其证口甘，久而弗治，转为消渴，以热气上溢故也。有方附于四十五卷。

食甘美而多肥 《甲乙》作数食美，而多食甘肥。简按《甲乙》为是，枚乘七发，甘脆肥浓，命曰腐肠之药。

转为消渴 吴：转，作传，云：传，日久传变也。消渴，饮水善消，而渴不止也。

以兰除陈气 《圣济总录》：治脾瘅口甘中满，兰草汤：兰草一两，切，上一味，以水三盏，煎取一盏半，去滓，分温三服，不拘时候。张云：兰草，性味甘寒，其气清香，能生津止渴润肌肉，故可除陈积蓄热之气。简按李杲试效方，有兰香饮子，《兰室秘藏》名甘露膏，治消渴，饮水极甚，善食而瘦。王逊《药性纂要》云：《素问》所谓，治之以兰除陈气者，幽兰建兰之叶，非兰草泽兰也。建兰、幽兰，古所无，此袭寇宗奭陈嘉谟之谬说耳。

口苦取阳陵泉 此六字，宜据《新校正》而删之，诸家费解。

夫肝者中之将也 《甲乙》：肝上有"胆者中精之府"六字，与《新校正》所援异。《灵枢·师传》篇云：肝主为将。《六节脏象论》云：十二脏皆取决于胆。《本输》篇云：肝合胆，胆者，中精之府（《五行大义》引河图，文同）。盖本节主胆而言，《甲乙》文为正焉。《圣济总录》作夫胆为中正之官，清净之腑，十一脏之所取决，咽为之使。

咽为之使 张云：足少阳之脉，上挟咽。足厥阴之脉，循喉咙之后，上入颃颡，是肝胆之脉，皆会于咽，故咽为之使。

胆虚气上溢 《甲乙》无虚字。吴：虚，作嘘，云：嘘气，气上溢也。汪昂云：吴改胆虚，作胆嘘，欠通。气上溢，即嘘字之义。马云：此胆气以烦劳而致虚。张云：数谋虑不决，则肝胆俱劳，劳则必虚，虚则气不固，故胆气上溢。简按数谋虑不决，宜胆气怫郁，《甲乙》似是。《圣济总录》云：数谋不断，则清净者，浊而扰矣，故气上溢，而为口苦也。经所谓是动则病口苦，以气为是动也。有方附于四十二卷。《卫生宝鉴》有龙胆泻肝汤（与东垣方不同）。

胆募俞 吴云：胆募，日月穴也。胆俞，在脊十椎下，两旁各一寸五分。简按《甲乙》云：日月，胆募也，在期门下五分。马以为期门，误。王注腹募背俞，原于六十七难。

治在阴阳十二官相使中 治，吴改作论。注云：即《灵兰秘典》所论也。张同。简按王云：今经已亡，未知何是。

有癃者 吴云：癃，不得小便也。癃而一日数十溲者，由中气虚衰，欲便则气不能传送，出之不尽，少间则又欲便，而溲出亦无多也。简案《口问篇》云：中气不足，溲便为之变。陈氏《三因方》云：淋，古谓之癃，名称不同也。癃者，罢也。淋者，滴也。今名虽俗，于义为得，此说非是。戴侗《六书故》曰：淋、癃，实一声也。汉殇帝讳淋，故改癃为纛，改隆虑县为林虑县。盖《内经》《本草经》皆用癃字，作淋皆后人所改。

身热如炭，颈膺如格 吴云：身热如炭，胃主肌肉故也。颈膺如格，胃脉循喉咙，下乳内廉故也。张云：如格者，上下不通，若有所格也。

喘息气逆 马云：其息喘，其气甚逆。张云：喘息者，呼吸急促也。气逆者，治节不行也。

细微如发 《甲乙》无微字。

病在太阴，其盛在胃，颇在肺 马云：此病在太阴，经之不足，观气口微细之脉可知也；其气盛在于胃，观人迎躁盛之脉可知也。《六节脏象论》：《灵枢》终始禁服等篇，皆以人迎三盛，为病在阳明，所以谓之其盛在胃也。至于喘息气逆，颇关在肺，然肺虚也，非盛也，特邪气耳。简按参之于王说，义尤明晰，吴以太阴为脾，张则为脾肺二脏，与经旨左矣。

此所谓得五有余 《甲乙》无"所谓"二字。

五病之气有余也 《甲乙》无"五"字。

此其身不表不里亦正死明矣 《甲乙》无身字，正死，作死证。

巅疾 张云：即癫痫也。本经：巅、癫通用。于此节之义可见，诸家释为顶巅者非，盖儿之初生，即有病癫痫者，今人呼为胎里疾者即此，未闻有胎病顶巅者也。

母有所大惊 《甲乙》：母下有数字。张兆璜云：胎中受病，非止惊痫。

妊娠女子，饮食起居，大宜谨慎，则生子聪俊，无病长年。高云：其气上不下，则精与惊气并居，既生以后，故令子发为癫疾也。此癫疾为先天奇病，而属于不治也。

瘆然 瘆，庞厐同。《玉篇》：大也，乃状浮起貌也。厐，又庞杂之厐。故王兼二义而释之，详见于《评热病论》。马本：瘆作厐。

身无痛者 吴云：以其病不系于表，故身无痛。

肾风 马云：肾属水，故肾虚则水搐，肾不宜感风，故风在则体浮。风热则脉大，风与水搏，则脉紧。胀满则薄脾，而不能食，虽食亦少。《水热穴论》云：肾者，胃之关也，关门不利，故聚水而成其病，则欲其能食也难矣。高云：水因风动，故名肾风。简按王注《风论》云：肾脏受风，则面瘆然而肿，而张则云，非外感之风，乃风由内生者。内风之说未经见，则不可从。

惊已心气痿者死 吴云：肾邪陵心，令人善惊。若惊已而心气犹壮，是谓神正，生之徒也。惊已而心气痿者，是谓神亡，死之属也。志云：肾风非死证，此病生在肾，逆传其所胜，故死。简按痿，马、张仍王义。

大奇论篇第四十八

吴云：前有奇病论，此言大奇论者，扩而大之也。高本：删论字，盖以无问答之语也。

皆实即为肿 张云：满，邪气壅滞，而为胀满也。此言肝肾肺经，皆能为满。若其脉实，当为浮肿，而辨如下文也。简按王以满为脉气满实，考文理，张注为胜。王注痈肿，必是壅肿，传泻之讹耳。

肺之雍 马云：按《甲乙经》，雍作痈。肺肝肾三经，不宜生痈。此雍，断宜作壅，盖言气之壅滞也。吴张并云：雍、壅同。

喘而两胠满 吴本：胠，作胁。张云：胠，音区，腋下胁也。

脚下至少腹 简按马志据原文，不改脚为胠，却非。

跛易偏枯 张云：或为跛，或掉易无力，或偏枯不用，是皆肾经壅滞，不能营运所致。简按易，是痿易狂易之易，谓跛而变易其常，王注恐谬。

心脉满大 张云：火有余也，心主血脉，火盛则血涸，故痫瘛筋挛。

痫瘛筋挛 《甲乙》：瘛，作瘈。张云：痫，音间，癫痫也。瘛，音炽，抽搐也。挛，音恋，拘挛也。高云：神气不通于心包则痫，神气不行于骨节则瘛。瘛则筋挛于内，瘲则筋挛于外也。简按下文云：二阴急为痫厥。《通评虚实论》云：刺痫惊脉五。《灵枢·经筋》篇云：痫瘛及痉。《寒热病》篇云：暴挛痫眩，足不任。内经言痫者如此（详见《通评虚实论》注）。《玉机真脏论》云：筋脉相引而急，病名曰瘛。王注：筋脉受热，而自跳掣，故名曰瘛。《灵枢·邪气脏腑病形》篇云：心脉急甚者，为瘛疭。肝脉微涩，为瘛挛筋痹（瘛疭，详见《诊要经终》篇注），并与本篇互发。

肝脉小急 张云：小，为血不足。急，为邪有余。故为是病，夫痫瘛筋挛一也，而心肝二经皆有之。一以内热，一以风寒，寒热不同，血衰一也，故同有是病。

肝脉骛暴 熊音：骛，音务，奔也。志云：骛，疾走也，又乱驰也。简按《后汉·光武帝纪》注：直骋曰驰，乱驰曰骛，志注据此。

有所惊骇 马云：《金匮真言论》云：肝之病，发惊骇。

脉不至若喑 张云：此特一时之气逆耳，气通则愈矣。吴云：脉不至，在诸病为危剧，若其暴喑失声，则是肝木厥逆，气壅不流，故脉不至耳，不必治之，厥还当自止。简按志圈脉上，别为一章，非。

小急不鼓皆为瘕 马云：瘕者，假也，块似有形，而隐见不常，故曰瘕。脉本急矣，而其急中甚小，又不鼓击于手，则是沉也，必有积瘕在中，故脉不和缓耳。今三部之脉如此，皆可以即其本部，而决其为瘕也。简按《巢源》云：瘕，假也，谓虚假可动也。又云：谓其有形，假而推移也。盖瘕瘕，分而言之：瘕，积也；瘕，聚也。然瘕积亦可称瘕。《气厥论》瘕瘕，《阴阳类论》血瘕，《邪气脏腑病形》篇水瘕，《水胀》篇石瘕，《厥病》篇虫瘕，《伤寒论》固瘕，《神农本经》蛇瘕，《仓公传》遗积瘕、蛲瘕之类，是也。《说文》云：瘕，女病也。盖根据于《骨空论》，女子带下瘕聚，误为此说耳。郭璞注《山海经》瘕疾云：虫病也，此亦因有虫瘕蛲瘕而言，并不可从。李氏《必读》云：瘕，遐也，历年遐远之谓也。历年遐远之病，岂止于瘕聚乎？

石水 张云：此言水病之有阴阳也。吴云：沉，脉行肌肉之下也。石水者，水凝不流，结于少腹，其坚如石也。肾肝在下，居少腹之分，脉沉为在里，故肾肝俱沉，为石水之象。马云：水气凝结，如石之沉，故名为石水也。《阴阳别论》有阴阳结邪，多阴少阳，名曰石水，小腹肿。《灵枢·邪气脏腑病形》篇有肾脉微大，为石水，起脐以下，至小腹睡睡然，上至胃脘，死不治。《水胀》篇黄帝有石水之问，而岐伯无答，必有脱简。皆是积聚之类。简按《金匮要略》云：石水，其脉自沉，外证腹满不喘。尤怡注云：石水，水之聚而不行也，因阴之盛，而结于少腹，故沉而不喘。吴以为坚如石，误（《张氏医通》云：肾肝并沉，为石水，真武汤主之）。

风水 马云：蓄水冒风，发为肿胀，名曰风水。见《评热论》《水热穴论》《灵·论疾诊尺》篇。张云：风水者，游行四体，浮泛于上也。

并小弦欲惊 张云：肝肾并小，真阴虚也。小而兼弦，本邪胜也。气虚胆怯，故为欲惊。

皆为疝 马云：或结于少腹，或结于睾丸，或结于睾丸之上下两旁，肾肝二脉经历之所，皆是也。积土以高大者，曰山。疝有渐积之义，故名。简按《说文》云：疝，腹痛也。刘熙《释名》云：心痛曰疝。疝，诜也。先诜诜然上而痛也。又曰：疝，诜也，诜诜引小腹急痛。颜师古急就篇注云：疝，腹中气疾，上下引也。《金匮要略》云：腹痛，脉弦而紧，弦则卫气不行，即恶寒，紧则不欲食，邪正相搏，即为寒疝。楼氏《纲目》云：疝名虽七，寒疝，即疝之总名也。

心疝 高云：心脉搏滑急，则心气受邪，故为心疝。《脉要精微论》曰：诊得心脉而急，病名心疝，少腹当有形也。

肺疝 志云：肺脉当浮，而反沉搏，是肺气逆聚于内，而为肺疝矣。高云：肺疝，气疝也。简按《四时刺逆从论》：肺风疝，有目无证，不可得而知。《史·仓公传》云：气疝客于膀胱，难于前后溲，而溺赤。《巢源》：气疝，乃七疝之一。腹中乍满乍减而痛，名曰气疝。高以为气疝者，盖肺主气故也。

三阳急为瘕，三阴急为疝 志云：此言疝瘕之病，病三阴三阳之气，而见于脉也。子繇曰：瘕者，假也。假物而成有形。疝字，从山，有艮止高起之象，故病在三阳之气者为瘕，三阴之气者为疝。玉师曰：瘕，在肠胃之外，故三阳急。疝病五脏之气，故三阴急。马云：王注分瘕为血，疝为气者，未的当。知二病为气血相兼也。简按三阳三阴，据下文二阴二阳，王注为是，诸家亦仍王注。

二阴急为痫厥 马云：二阴者，心也。其脉来急，正以心经受寒，寒与血搏，发而痫为厥。志云：痫厥者，昏迷仆扑，卒不知人。简按痫厥，唯是痫病，志注为长。

二阳急为惊 张云：木邪乘胃，故发为惊。《阳明脉解》篇曰：胃者，土也，故闻木音而惊者，土恶木也，是亦此义。○高本，以二阴以下十一字，移于前节若喑不治自已下，非。

为肠澼，久自已 吴云：外鼓者，脉形向外而鼓也。外鼓，有出表之象，故不必危之，久当自止也。马云：此言心肝脾肾，皆为肠澼，而有死生之分者，以脉与证验之也。肠澼者，肠有所积，而下之也，然有下血者（即今所谓失血），有下白沫者（即今所谓去积），有下脓血者（即今之所谓痢），病在于肠，均谓之肠澼也。简按高云；肠澼，泄泻也，误。详见于《通评虚实论》。

肝脉小缓 张云：肝脉急大，则邪盛难愈，今脉小缓，为邪轻易治也。

血温身热者死 张云：肾居下部，其脉本沉，若小而搏，为阴气不足，而阳邪乘之，故为肠澼下血。若其血温身热者，邪火有余，真阴丧败也，故当死。

心肝澼 高云：言心脉肝脉不和，而病肠澼也，亦如肾脉之肠澼下血也。志云：此承上文，而言阴血。盛者，虽受阳薄，尚为可治，盖重阴血以待阳也。夫心主生血，肝主藏血，是以心肝二脏，受阳盛之气，而为肠澼者，亦下血。如二脏同病，则阴血盛，而可以对待阳邪，故尚为可治之证。简按诸家仍王义，志意略异，王注似妥。

皆鬲偏枯 吴云：凡脉贵于中和，胃脉沉鼓涩，偏于阴也。外鼓大，偏于阳也，心脉小坚急，亦偏于阴也。鬲，阴阳闭绝也。偏枯，半身不用也。以其阴阳偏胜，故为证亦偏绝也。张云：胃为水谷之海，心为血脉之主，胃气既伤，血脉又病，故致上下痞鬲，半身偏枯也。简按马云：为膈证与偏枯，高改皆作背，并非。志云：鬲者，里之鬲肉，尤误（《张氏医通》赵以德云：胃与脾为表里，胃之阳虚，则内从于脾，从脾则脾之阴盛，故胃脉沉鼓涩。涩者，少血多气之诊也。胃之阳盛，则脾之阴虚。虚则不得与阳主内，反从其胃，越出部分，而鼓大于臂之外。大者，多气少血之候也。心者，元阳君主之宅，生血生脉。今因元阳不足阴寒乘之，故心脉小坚急。小者，阳不足。坚急者，阴寒之象也。夫心胃之三等脉见一，即为偏枯。心乃天真神机开发之本，胃乃谷气充天真之原，一有相失，则不能制其气，而宗气散，故分布不周，不周经脉则偏枯，不周五脏则喑。喑者，肾与包络内绝也）。

男子发左，女子发右 张云：男子左为逆，右为从。女子右为逆，左为从。此逆证也。志云：从内而发于外，故曰发。简按张注本于《玉版论》，为是。

不喑 张云：若声不喑，舌可转，则虽逆于经，未甚于脏，乃为可治，而一月当起。若偏枯而喑者，肾气内竭而然，其病必甚。如《脉解篇》曰：内夺而厥，则为喑俳，此肾虚也。正以肾脉循喉咙，挟舌本故耳。简按王注，原于《奇病论》，重身九月而喑之义而释之，恐谬。

其从者 张云：若男发于右，而不发于左，女发于左，而不发于右，皆谓之从。从，顺也。高云：《玉版论要》曰：男子右为从，女子左为从。其从者，谓男子发于右，女子发于左，不同于上文之发也。简按王注，左右互错，马吴志同，俱失经旨。

血衄 《甲乙》作衄血。张云：搏脉弦强，阴虚者最忌之。凡诸人血鼻衄之疾，其脉搏而身热，真阴脱败也，故当死。

悬钩浮 张云：失血之证多阴虚，阴虚之脉多浮大，故悬钩而浮，乃其常脉，无足虑也。悬者，不高不下，不浮不沉，如物悬空之义。脉虽浮钩，而未失中和之气也。简按悬，乃悬空无根之象。钩浮，乃阳盛阴虚之候（十五难云：脉之来疾去迟，故曰钩。吕广注云：阳盛其脉来疾，阴虚脉去迟也。脉从下上，至寸口疾，还尺中迟，环曲如钩），不似脉弦强而搏击于指，此乃亡血家之常脉。若释悬而为不浮不沉，则于钩浮之浮，其谓之何？吴既误，而张袭之耳，吴又以常脉，为平人不病常脉，更误。

如喘 马云：喘者，气涌而不和，脉体如之。张云：如气之喘，言急促也。高云：喘，疾促不伦也。脉至如喘，失其常度，故名曰暴厥。申明暴厥者，一时昏愦，不知与人言。简按如，《甲乙》作而，如而通用（出于庄七年《左传》杜注），下如数同。

浮合 张云：此下，皆言死期也。高云：浮合于皮肤之上，如汤沸也，诸家根据王注。

予不足也 熊音：予，与同。

微见 马云：微之为言，仅也。吴云：始见也，言始见此脉，便期九十日死。若见之已久，则不必九十日矣。所以在九十日者，以时更季易，天道变，而人气从之也。志云：士宗曰：微，对显言，微现此脉，期以九十日而死。若显露之，不逾时日矣。后之交漆，亦犹是也。高云：微于皮肤之上，见此数极之脉，中按求之，则不见也。故至九十日而死。经脉应月，一月一周，九十日者，三周也。简按士宗，即是高世栻，前说似是。

予夺也 吴云：夺，失也。

草干 马云：心精被夺，火王于夏，犹有可支，至秋尽冬初，心气全衰，故曰草干而死。

如散叶 吴云：飘零不定之状也。木遇金而负，遇秋而凋，故深秋则死。志云：飘零虚散之象。简按今《甲乙》作丛棘。

省客 吴云：省问之客。张云：或去或来也。塞者，或无而止。鼓者。或有而搏。是肾原不固，而无所主持也。

悬去枣华 张云：枣华之候，初夏时也。悬者，华之开。去者，华之落。言于枣华开落之时，火王而水败。马云：悬去，犹俗云虚度也。吴移悬去于鼓字下，简按张注稳妥。

如丸泥 张云：泥弹之状，坚强短涩之谓。志云：往来流利如珠，曰滑。如丸泥者，无滑动之象。

榆荚落 张云：榆钱也，春深而落，木王之时，土败者死。马云：秋冬之交也。简按本草，苏颂云：榆三月生荚。李时珍云：未生叶时，枝条间先生榆荚，形状似钱而小，色白成串，俗呼榆钱。据此则张注为胜。

如横格 张云：如横木之格于指下，长而且坚，是为木之真脏，而胆气之不足也。禾熟于秋，金令王也，故木败而死。简按《说文》：格，木长貌。王释格为木，盖本于此。若张注，为横木之格于指下，则木之义，于经文中无所取，不知其意果何如（张注：全袭吴之误）。

如弦缕 马云：如弓弦之缕，犹俗之所谓弦线也，主坚急不和。《奇病论》云：胞脉者，系于肾，盖妇人受胎之所，即胞络宫。张云：如弦之急，如缕之细，真元亏损之脉也。胞，子宫也，命门元阳之所聚也。胞之脉系于肾，肾之脉系舌本。胞气不足，当静而无言。今反善言，是阴气不张，而虚阳外见，时及下霜，虚阳消败而死矣。

如交漆 马吴高并云：交，当作绞。志云：交，绞也。张云：如写漆之交，左右傍至，缠绵不清也。简按左右傍至也下，恐脱是其予不足也一句。故马云：脏腑俱虚，大体皆弱。吴云：阴阳乱也。志云：冲任之脉绝也。高云：复申明胞精不足之意，率属臆解。今《甲乙》：漆，作棘。

三十日死 吴云：月魄之生死，以三十日为盈虚，故阴气衰者，不能过其期也。高云：经脉一周也。

少气味韭英而死 马：以少气为句，注云太阳为三阳，三阳主于外。今精气不足，故浮鼓肌中，而欲出于外，其势不能入于阴也，主少气，正以脉涌则气乏也。韭有英时，冬尽春初也，水已亏极，安能至于盛春耶？张同。吴云：少气，气不足也。少味，液不足也。韭至长夏而英，长夏属土，太阳壬水之所畏也，故死。高云：气为阳，味为阴。太阳有寒热阴阳之气，太阳虚故少气味，英盛也。韭英，乃季春土王之时，韭英而死，土克水也。简按少气味，未详。姑从马说，韭英，吴、高似是。

如颓土之状 志云：颓土，倾颓之土也。脾主肌肉，如颓土而按之不得者，无来去上下之象，高同。

五色先见黑 志云：土位中央，而分主于四季，当五色俱见而先见黄。若五色之中，而先见黑，是土败而水气乘之矣。

白垒 《甲乙》作白累。马云：垒，当作蔂。《诗》云绵绵葛蔂。蔂，亦葛之属。吴云垒者，瘾疹之高起者。北方黑色，主收藏。西方白色，主杀物故死。张云垒、蔂同，即蓬蔂之属。蔂有五种。而白者发于春。木王之时，土当败也。简按垒、蔂通，不必改。《尔雅》：诸虑，山櫐。郭注云：今江东呼櫐为藤，似葛而粗大。《广雅》云：蔂，藤也。《一切经音义》引《集训》云：藤，蔂也。蔂，谓草之有枝条。蔓延，如葛之属也。吴越间谓之藤。《本草》马志云：蔂者，藤也。则蓬蔂，明是藤蔓矣。据此则蔂所指不一，未知白垒是何物，张说难信。吴读为痞瘤之瘤，亦恐非。○志云：玉师曰：以经水如浮波，心脉如火薪，肝脉如散叶，胃脉如泥丸，太阳如涌泉，肌脉如颓土，皆以五行之气，效象形容。盖此乃五脏虚败之气，变见于脉，非五脏之病脉也。

悬雍 高云：雍，作痈。虚肿之痈，上浮本大也。简按诸注并不允，盖雍、瓮通。《山海经》：悬瓮之山，晋水出焉。郭璞注云：山腹有巨石，如甕形，因以为名。甕，亦作瓮。《说文》：罌也。《广雅》：瓶也。盖取其大腹小口，而形容浮揣切之益大之象也。《甲乙》雍作痈，非。

浮揣切之益大 马云：悬雍，本浮也。揣切之际，其脉益大，而全无沉意。张云：浮短孤悬，有上无下也。志云：揣，度也。先轻浮而度之，再重按而切之，其本益大。简按志注与经旨相反，不可从。吴：揣下，补无力二字，赘。

十二俞之予不足也 《甲乙》：予上，有气字。张云：俞皆在背，为十二经脏气之所系。水凝而死，阴气盛，而孤阳绝也。

水凝而死 《甲乙》：凝，作冻。

如偃刀 张云：卧刀也。浮之小急，如刀口也。按之坚大急，如刀背也。高云：偃，息也。刀，金器也。简按高说未知何谓。

菀熟 《甲乙》作寒热。诸本：熟，作热。张云：此以五脏菀热，而发为寒热，阳王则阴消，故独并于肾也。腰者肾之府，肾阴既亏，则不能起坐。立春阳盛，阴日以衰，所以当死。菀、郁同。简按吴云：熟，热之深，谬甚。

如丸滑不直手　张云：如丸，短而小也。直，当也，言滑小无根，而不胜按也。马吴并云：直，值同。《甲乙》作着。

枣叶生而死　张云：大肠应庚金。枣叶生初夏，火王则金衰，故死。马云：枣叶之时，则先枣华之候矣。

如华　《甲乙》作如春。马云：是似草木之华，虚弱而按之无本也。

善恐不欲坐卧　马云：令人善恐，以心气不足也。不欲坐卧，以心气不宁也。张云：小肠不足，则气通于心，善恐不欲坐卧者，心气怯而不宁也。

行立常听　志云：如耳作蝉鸣，或如钟磬声，皆虚证也。

季秋而死　马云：小肠属火，火王犹可生，至季秋，则衰极而死矣。志云：遇金水生旺之时而死。

脉解篇第四十九

马云：按此篇论病，大抵出于《灵枢·经脉篇》。诸经为病，篇内曰所谓者，正以古有是语，而今述之也。高云：六气主时，始于厥阴，终于太阳。此举三阳三阴经脉之病，则太阳主春，正月为春之首，太阳为阳之首也。少阳主秋，九月为秋之终，少阳为阳之终也。阳明主夏，五月为夏之中，阳明居阳之中也。三阴经脉，外合三阳，雌雄相应。太阴合阳明，故主十一月，十一月，冬之中也。少阴合太阳，故主十月，十月冬之首也。厥阴合少阳，故主三月，三月，春之终也。太阴为阴中之至阴，故又主十二月，十二月，阴中之至阴也。错举六经之病，复以三阳三阴，主四时之月，而错综解之，所以为脉解也。

肿腰脽痛　脽，熊音谁。张同。马吴音疽。张云：尻臀也。高本：肿，一字句。云：《六元正纪大论》曰：太阳终之气，则病腰脽痛。故太阳经脉之病，有肿以及腰脽痛也。简按脽从肉，音谁。其音疽者，睢鸠之睢，从且。马吴误。脽，《说文》：尻也。《汉·东方朔传》：连脽尻。注：臀也。盖脽从肉，故王释为臀肉。此四字，即与厥论肿首头重，著至教论，干嗌喉塞，字法正同，高注非。

正月太阳寅　志云：太阳为诸阳主气，生于膀胱水中，故以太阳之气为岁首。（杨慎《丹铅录》云：考《纬书》，谓三皇三世，伏羲建寅，神农建丑，黄帝建子，至禹建寅，宗伏羲，商建丑，宗神农，周建子，宗黄帝，所谓正朔三而改也。简按此云正月太阳寅，明是黄帝建寅，而非建子，《纬书》之言，难信据也。杨氏好读《内经》，盍论及于此耶？）。

病偏虚为跛者 高本，"病"上有"所谓"二字。云：旧本所谓二字，误传出也下，今改正。偏虚，犹偏枯。《大奇论》云：肾雍则髀胻大，跛易偏枯。故申明所谓病偏虚为跛者。

东解地气而出也 东，宋本作冻。马、吴、高、志并同。解下句，吴删而字。云：冻解，解冻也。高云：地冻始解，地气从下而上出也。张云：正月东风解冻。简按东，作冻，则而字不妥。盖谓阳气自东方，解地气之冻，而上出也。

所谓偏虚者 "所谓"二字，从高而删之，为是。

盛上而跃故耳鸣也 高云：《经筋》篇云：手太阳之筋，其病应耳中鸣。故申明所谓耳鸣者，乃阳气万物，盛上而跃，跃则振动，故耳鸣也。

狂巅疾 张云：巅，癫同。按《经脉》篇：足太阳经脉条下，作癫，盖古所通用也。所谓甚者，言阳邪盛也。阳邪实于阳经，则阳尽在上，阴气在下，上实下虚，故当为狂癫之病。

浮为聋 高云：《经脉篇》曰：手太阳之脉，入耳中，所生病者，耳聋。故申明所谓浮为聋者，是逆气上浮，而为聋，皆在气也。简按马云：脉浮则聋，非。

故为喑也 张云：声由气发，气者阳也。阳盛则声大，阳虚则声微。若阳盛已衰，故喑哑不能言也。

内夺 吴云：内，谓房劳也。夺，耗其阴也。

喑俳 张云：俳，音排，无所取义，误也。当作痱。《正韵》音沸，废也。内夺者，夺其精也，精夺则气夺而厥，故声喑于上，体废于下。元阳大亏，病本在肾。肾脉上挟舌本，下走足心，故为是病。高云：俳、痱同，音肥。喑痱者，口无言，而四肢不收，故曰此肾虚也。简按楼氏《纲目》：引本节及王注，俳，作痱。张注，盖原于此。《灵枢·热病篇》云：痱之为病也，身无痛者，四肢不收，志乱不甚，其言微知，可治。甚则不能言，不可治也。楼氏《纲目》云：痱，废也。痱，即偏枯之邪气深者。痱与偏枯，是二疾。以其半身无气营运，故名偏枯。以其手足废而不收，或名痱，或偏废，或全废，皆曰痱也。《汉·贾谊传》云：辟者一面病，痱者一方病。师古注：辟，足病。痱，风病也（本出于《说文》）。由此观之，痱，即仲景中风篇所谓邪入于脏，舌即难言者。盖痱是病名，偏风是所因，偏枯是病证，必非有别也。吴云：俳，阳事废也，非。《圣济总录》有喑俳门，载治舌喑不能言，足废不能用，肾虚弱，其气厥不至舌下，地黄饮子等方，具于五十一卷。

少阴不至者厥也 张云：此释上文内夺而厥之义也。少阴者，肾脉也，与太阳为表里。若肾气内夺，则少阴不至。少阴不至者，以阴虚无气，无气则阳衰，致厥之由也。简按王注太阴之气，逆上而行，可疑。

心之所表也 马云：胆之脉行于胁，而心之脉出于腋，为心之表，故为心胁痛也。张云：少阳属木，木以生火，故邪之盛者，其本在胆，其表在心。表者，标也。简按张注仍王义，今从之。

九月阳气尽 高云：若九月之时，阳气已尽，而阴气方盛，少阳火气不盛，不能为心之表，故有心胁痛之病也。

阴气藏物也 张云：阴邪凝滞，藏伏阳中，喜静恶动，故反侧则痛。高云：《经脉篇》曰：足少阳病，不能转侧，故申明所谓不可反侧者，九月阴气方盛，阴气所以藏物也。物藏则不动，故少阳经脉，有不可反侧之病也。

草木毕落而堕 《文选》潘岳寡妇赋：木落叶而陨枝。李善注云：毛苌《诗传》曰：陨，坠也。《千金方》，蒲黄汤主疗，小儿落床堕地。

气盛而阳之下长 吴云：气盛，气盛于阴也。之，往也。下，下体也。阳之下，谓阳气往下，如少阳之脉，出膝外廉，行于两足，是也。长，生长也。阳为动物，长于两足，故令跃。

相薄 张云：薄，气相薄也。吴云：薄，摩荡也。

水火相恶 高云：厥，为阴为水，乃水火相恶，又木能生火，故闻木音，则惕然而惊也。简按本节所解，与《阳明脉解》篇异义。

所谓客孙脉云云 高云：出处未详，大抵皆阳明之病。孙脉，孙络脉也。

其孙络太阴也 高云：阳明之脉，不从下行，而并于上。并于上者，则其孙络之脉，合脾之大络，而为太阴也。阳明并于上，故头痛鼻鼽。孙络太阴，故腹肿也。简按此一句难通，故吴改作其头之孙络，腹之太阴也十字。张以为太阴者，言阴邪之盛，非阴经之谓，俱臆见也。高注稍妥，姑从之。

上走心而为噫 马云：《宣明五气论》曰：心为噫。又《口问》篇云：寒气客于胃，厥逆从下上散，复出于胃，故为噫。夫《素问》言心，而《灵枢》言胃，则此篇兼言阴气走于胃，胃走于心，见三经相须，而为噫也（三经，谓心脾胃）。

故呕也 张云：脾胃相为表里，胃受水谷，脾不能运，则物盛满而溢，故为呕。

得后与气 熊音，得后，谓得大便也。气，谓快气。马云：后者，圊也。气者，肛门失气也。张同。云：阳气出，则阴邪散，故快然如衰，一阳下动，冬至候也。故应十一月之气。简按吴云：气，谓嗳气，误。

阳气皆伤 吴云：伤者，抑而不扬之意。高云：承秋之肃杀也。

呕咳上气喘也 张云：阳根于阴，阴根于阳，互相倚也。若阴中无阳，沉而不升，则孤阳在上，浮而不降，无所根据从，故为呕咳上气喘也。按前章，列本节义于手太阴肺病条下，此则言于肾经，正以肺主气，肾主精，精虚则气不归元，即无所根据从之义。简按此原于吴注，而更详焉。

色色 马高云：二字衍文。吴改作邑邑，云：愁苦不堪貌。张云：当作邑邑，不安貌。秋气至，微霜下，万物俱衰，阴阳未定，故内无所主，而坐起不常，目则脘脘无所见。以阴肃阳衰，精气内夺，故应深秋十月之候。简按邑邑，与悒悒通。《史记·商君传》云：安能邑邑，待数十百年。悒，《说文》：不安也。张注本此。志载高说云：色色，犹种种也。色色不能，犹言种种不能自如也。此解不通，今从张注。

阴阳内夺 志云：秋气始至，则阳气始下，而未盛于内，阴气正出，而阴气内虚，则阴阳之气，夺于内矣。

煎厥 吴云：阳气不治者，阳气不舒也。肝气当治，而未得者，木性不得条达也。肝志怒，故善怒。煎厥者，怒志煎熬厥逆也。张云：按煎厥一证，在本篇，言阳虚阴盛，在《生气通天论》，言阴虚阳盛，可见煎厥有阴阳二证。简按此与少阴，不相干涉，乃属少阳厥阴之病，则为可疑。诸家不言及于此者，何？高独以少阴君火之阳气不治而释之，此乃运气家之言，竟不免牵强焉。张以阳气不治，为阳虚，不可从。

阳气入 吴云：阳邪入薄于肾，故善恐。张云：阴气将藏未藏，而阳邪入之，阴阳相薄，则伤肾而为恐。马云：《宣明五气篇》曰精气并于肾，则为恐也。

胃无气，故恶闻食臭也 张云：胃无气，胃气败也。胃气所以败者，肾为胃关。肾中真火不足，不能温养化原，故胃气虚，而恶闻食臭也。此即《经脉》篇，饥不欲食之义。

故变于色也 张云：色以应日，阳气之华也。阴胜于阳，则面黑色变，故应秋气。此即《经脉》篇面如漆柴之义。高云：地色，地苍之色，如漆柴也。因秋时肃杀之气，内夺其精华，故至冬，则变于色而黑如地色也。

咳则有血者，阳脉伤也 高云：《经脉》篇云：肾病咳唾则有血。故申明所谓咳则有血者，乃阴血乘于阳位，阳脉不归于阴，故曰阳脉伤也。阴血乘阳，脉不归阴，则阳脉满。十月之时，阳气未盛于上，未当盛时而脉满，则阳气内逆，故满则咳，咳则有血，而且见于鼻也。张云：阳脉伤者，上焦之脉伤也。盖肾脉，上贯肝膈，入肺中，故咳则血见于口，衄则血见于鼻也。

癫疝 高云：犹㿗疝也，言高肿也。《经脉》篇云：厥阴病，丈夫癫疝，妇人少腹肿。简按王氏《资生经》云：《千金》曰：气冲主癫。《明堂下经》曰：治㿗疝，则是癫，即癫疝也。《巢源》云：癫者，阴核气结肿大也，详见于《阴阳别论》㿗疝注。

厥阴者辰也 张云：辰，季春也。五阳一阴，阴气将尽，故属厥阴。阴邪居于阳末，则为癫疝少腹肿，故应三月之气。

三月一振 吴云：振，物性鼓动也。张云：阳气振也。高云：《经脉》篇云：厥阴病，腰痛不可以俯仰，故申明所谓腰脊痛，不可以俯仰者，三月之时，振动发生，草木向荣而华秀，故三月一振荣华，生机虽盛，犹未畅达，故万物一皆俯而不仰也。

一俯而不仰也 马云：凡俯者不可以仰，仰者不可以俯。故肝应其时，腰痛之病，俯仰似难也。

所谓癫癃疝肤胀 高云：出处未详，大抵皆厥阴之病。癫，癫疝也。癃，溺闭也。癫癃疝肤胀者，阴器肿，不得小便，则肤胀也。简按《灵·水胀》篇云：肤胀者，寒气客于皮肤之间，𪔀𪔀然不坚，腹大身尽肿，皮厚，按其腹，窅而不起，腹皮不变，此其候也。

曰阴亦盛 曰，吴本作由。张云：此复明癃疝肿胀之由，在阴邪盛也。阴盛则阳气不行，故为此诸证。张兆璜：曰所谓，曰者者，是设为之问辞，下文是答辞，故增一曰字以别之。简按上文，并无增一曰字者，特于末节而有之，可疑。吴本似是。而吴云：阴亦盛者，言阳固盛，而阴亦盛也，此注恐非。亦字，承上文疝及腰脊痛而下之，盖与《平人气象论》一呼脉再动，一吸脉亦再动之亦同义。

嗌干 马云：阴阳相薄，而在内为热中，在上为嗌干也。高云：《经脉篇》云：足厥阴病，甚则嗌干；手厥阴病，心中热。

刺要论篇第五十

马云：刺要者，刺针之要法，故名篇。吴云：要，至约之理也。

各至其理 志云：理者，皮肤肌肉之文理。

无过其道 张云：应浅不浅，应深不深，皆过其道也。高云：无过其皮肉脉骨之道，中其道，毋容过也。

毫毛腠理 志云：毫毛腠理者，鬼门元府也。高云：毫毛中之腠理也。简按《文·选西京赋》注，引《声类》及《广韵》云：毫，长毛也。志：玄府之解未为得。王注详焉。

秋病温疟 《甲乙》：疟下，有热厥二字。志云：肺主秋收之令，秋时阳气下降，阴气外出，妄动其肺，则收令化薄，阴阳之气反相得于外，而为温疟矣。动，谓动其脏气也。

溯溯然 《甲乙》作淅淅然。志云：逆流而上，曰溯。溯溯然者，气上逆，而寒栗也。简按溯溯然，于义难协，今从《甲乙》而改之。《皮部论》：溯然。《甲乙》又作淅然。

烦不嗜食 《甲乙》：烦下，有满字。吴云：脾气不运，则中气不化，故令烦。脾病则不磨，故令不嗜食。

冬病胀腰痛 吴云：冬月无以奉藏，而病胀与腰痛矣。

销铄胻酸 《甲乙》作消泺。高云：酸作痠。吴云：销铄者，骨髓日减，如五金遇火，而销铄也。简按枚乘《七发》：虽有金石之坚，犹将销铄而挺解也。李善注云：贾逵《国语》注曰：铄，销也。《甲乙》消泺，盖与骨空论淫泺同义。金匮虚劳篇，足酸削（此二字，本见于《周礼》郑注）。《巢源》作痠廝，知酸痠通用，不必改痠。

不去矣 马云：不能行动而去也。简按《三部九候论》：脱肉身不去者死。王注云：犹行去也。

刺齐论篇第五十一

马云：齐者，后世剂同。刺以为剂，犹以药为剂，故名篇。简按《一切经音义》云：剂限。《考声》云：分段也。《韵诠》云：分剂也。《三苍》云：

分齐也。知是齐剂同，限剂分剂之义。盖刺之浅深，有限有分，故曰刺齐。吴高如字读，为齐一之谓，非。

刺骨者无伤筋云云 高云：欲知其分，必先知其非分。如刺骨者，刺入骨分，无伤其筋。刺筋者，刺入筋分，无伤其肉。刺肉者，刺入肉分，无伤其脉。脉有络脉，有经脉。上编，脉居肉后，经脉也。此篇，脉居肉先，络脉也。刺脉者，刺入脉分，无伤其皮。此言刺宜深者勿浅，浅则非分矣。简按下文云：刺肉无伤脉者，至脉而去，不及肉也。即脉浅肉深，与前篇刺肉无伤脉，义相乖。故高有经脉络脉之说。然经文无明据，恐是两篇各一家之言，高注似强解。

刺皮者无伤肉云云 高云：以上文层次言之，当云刺皮者无伤脉。今不言脉者，以脉不止络脉，复有经脉，络脉在肉前，经脉居肉后，言肉而脉在其中。故曰：刺皮者，刺入皮分，无伤其肉。刺肉者，刺入肉分，无伤其筋。刺筋者，刺入筋分，无伤其骨。此言刺宜浅勿深，深则非分矣。简按此亦似牵强。然从前诸家，顺文解释，无于经文参差处，而致思者，如高可谓善读古书者矣。

至筋而去不及骨也 张云。病在骨者，直当刺骨，勿伤其筋。若针至筋分，索气而去，不及于骨，则病不在肝，攻非其过，是伤筋也。简按以下三项，宜以此例焉。马云：此明言上文前四句之义也。

至脉而去不及肉也 卢冶云：脉在肉中，肉在溪谷，脉有脉道，理路各别者也。所谓至脉而去不及肉者，谓刺在皮肤络脉之间，不及里之筋骨，非针从脉而再入于肉也。是以略去刺脉无伤肉句者，使后学之意会也。简按是属影撰，然高注全本于此，要之上文宜云刺皮者无伤脉，刺脉者无伤肉，而不及之。至于此，亦无伤脉刺脉之言，实可疑焉。

所谓刺皮无伤肉者 张云：刺皮过深，而中肉者，伤其脾气。简按以下二项，宜以此例焉。马云：此明言首节末三句之义也。

刺禁论篇第五十二

禁数 志云：数，几也，言所当禁刺之处有几也。高云：数，条目也。帝承上二篇之意，谓刺要刺齐，其中必有所禁，故愿闻禁数。

要害 高云：言各所要，亦各有所害，当详察也。志云：五脏有紧要为害之处，要害二字，当知非刺中五脏（顾炎武《日知录》云：《南越·尉佗传》：发兵守要害处。按《汉书·西南夷传》注，师古曰：要害者，在我为要，于敌为害也。此解未尽。要害，谓攻守必争之地，我可以害彼，彼可以害我，谓之害，人身亦有要害。《素问》：岐伯对黄帝曰：脉有要害。《后汉·来歙传》：中臣要害）。

肝生于左，肺藏于右 高云：人身面南，左东右西。肝主春生之气，位居东方，故肝生于左；肺主秋收之气，位居西方，故肺藏于右。

心部于表，肾治于里 志云：部，分也。心为阳脏而主火，火性炎散，故心气分部于表；肾为阴脏而主水，水性寒凝，故肾气主治于里。

脾为之使 高云：脾土王于四季，主营运水谷，以溉五脏，故为之使。志云：脾主为胃行其津液，以灌四旁，故为之使。

胃为之市 志云：心为阳中之太阳，故部于表；肾为阴中之太阴，故治于里。盖以四脏之气，分左右表里上下，脾胃居中，故为之市。

膈肓 吴云：膈，膈膜也。肓，膈上无肉空处也。志云：膈，膈膜也。内之膈肉，前连于胸之鸠尾，旁连于腹胁，后连于脊之十一椎。肓者，即募原之属，其原出于脐下，名曰脖胦。高云：肓，脐旁肓俞穴也。简按吴注《腹中论》云：腔中无肉空隙之处，名曰肓。又注《痹论》云：肓，腔中空虚无肉之处也。张则袭其说云。肓者，凡腔腹肉理之间，上下空隙之处，皆谓之肓。并因误读王注云布散于胸腹之中，空虚之处，熏其肓膜。王意岂以肓为空虚之处乎？而张于本节，则全根据杨义。杨注原于《说文》。盖古来相传之说，宜无异论。志云：募原之属。高云：肓俞，皆臆造已。当与《举痛论》及《痹论》参考。

小心 马云：心之下，有心包络，其形有黄脂裹心者，属手厥阴经。自五椎（心俞）之下而推之，则包络当垂至第七节而止。盖心为君主，为大心，而包络为臣，为小心也。吴云：脊共二十一节，此言七节，下部之第七节也。其旁乃两肾所系。左为肾，右为命门。命门者，相火也。相火代心君行事，故曰小心。张同。昂云：旁者，两肾也。中者，命门也。按心者性之郭，肾者命之根。两肾中间，一点真阳，乃生身之根蒂。义取命门，盖以此也。中有相火，能代心君行事，故曰小心。杨上善云云。吴亦主其说。盖心君无为，吾人一日动作云为，皆命门之相火也。马注云云。若根据此解，旁字似无着落。志云：七节之旁，膈俞之间也。小，微也，细也。中有小心者，谓心气之出于其间，极微极细。高同。简按《甲乙》，亦作志心。王似指心包络，杨则为十四椎旁肾俞，而又云：得名为志者，心之神也。而阴阳类论，上空志心，王以为小心，杨以为入肾志于心神之义。杨注彼此义异，未太明晰。且凡脊椎从上数而至下，未有从下数而云某椎者，亦觉不允。背腧篇，心腧，在五焦（当作椎，下同）之间。膈俞，在七焦之间，而心包俞，经文无所考（铜人等，以心椎旁，为厥阴俞）。王马未为得矣。吴张虽主杨，然命门昉见于《难经》。相火固是运气家之言，并非本经之义。志高杜撰无论矣。窃疑云七节之旁，云上空，既非心包，又非肾，必有别所指也。举数说以俟考。

从之有福，逆之有咎　马云：顺其所而不伤，则有福；逆其所而伤之，则有咎。所谓要害之当察者以此。

刺中肝五日死　马云：五日，疑作三日，乃木生数也，高同。

其动为语　张云：无故妄言也。简按《宣明五气》篇云：心为噫，肝为语，肾为嚏，肺为咳，脾为吞。全本、《甲乙》作欠，非。

刺中肺三日死　马云：三，疑为五。王注：释《诊要经终篇》，以为金生数四日毕，当至五日而死者，是也。高同。

刺中胆一日半死　马云：胆为六腑之一，当别于五脏，故另为一节。一日半死，以其为生数之半也。张云：凡十一脏者，皆取决于胆，是谓中正之官、奇恒之腑。伤之者，其危极速，呕出于胃，而胆证忌之。木邪犯土，见则死矣。高云：《邪气脏腑病形》篇云：胆病者，呕宿汁，故其动为呕。呕，胆气虚也。

中大脉　马云：刺冲阳脉也。冲阳穴，为胃经之原（《伤寒论》以为跌阳之脉）。高云：胃足阳明之脉，下足跗，其支者，别跗上，入足大指，交于足太阴。刺跗上，刺胃脉也。中大脉，中伤大指之经脉也。中大脉，而血出不止，则太阴之脉，不能循大指而上，故死。简按大脉，盖谓冲脉之别。《灵枢·动输》篇云：冲脉，并少阴之经，下入内踝之后，入足下。其别者，斜入踝，出属跗上，入大指之间，注诸络，以温足胫。又《逆顺肥瘦篇》云：其前者，伏行出跗属，下循跗，入大指间，渗诸络而温肌肉。其已如此，今刺而中伤之，则所以致死也。中。去声。

溜脉　《甲乙》：溜，作流。马云：溜、流同。按《本输》篇云：溜于鱼际，则溜与流同。所谓溜脉者，凡脉与目流通者，皆是也。又按《大惑论》云：五脏六腑之精，皆上注于目，而为之精。《论疾诊尺》篇云：赤脉从上下者，太阳病；从下上者，阳明病；从外走内者，少阳病。此皆溜脉之义也。吴张义同。志云：溜脉者，脉之支别，浮见于皮肤之间者也。高云：阴阳相过之脉也。简按志高注。未见所据，今从马义。

脑户 志云：督脉，从脑户而上，至于百会。囟会，乃头骨两分，内通于脑。若刺深，而误中于脑者，立死。

舌下 张云：舌下脉者，任脉之廉泉穴，足少阴之标也。中脉太过，血出不止，则伤肾。肾虚则无气，故令人喑。按《忧恚无言》篇曰：足之少阴，上系于舌，络于横骨，终于会厌。《脉解》篇曰：内夺而厥，则为喑俳，此肾虚也。然则喑本于肾，无所疑矣。马云：王注以为脾脉者，无义。

刺足下布络中脉 马云：布络者，凡足之六经，皆有络脉也。误中其脉，而血又不出，则必邪不得散，而为肿矣。王注止以为然谷之中者，凿之甚也。吴云：浮浅散见之络，中脉则过于深矣。简按中，王读如字，非。

为肿 张云：若血不出，气必随针而壅，故为肿也。

刺郄中大脉 马云：郄中之下，有一中字，去声。张云：郄，足太阳委中穴也。刺委中，而中其大脉，伤阴气于阳经，故令人仆倒且脱色也。简按郄下句，志高为浮郄穴，非。

仆脱色 吴云：太阳为诸阳之会，故令如此。简按《经脉》篇云：甚者泻之则闷，闷甚则仆不得言，闷则急坐之也，俱是后世所谓针晕也。详见于《针灸聚英》等。

刺气街中脉 王注，中，如字，诸家读为去声，今从之。

为肿鼠僕 《甲乙》：僕，作鼷。《千金》作鼷。马云：僕，当作鼷。刺气街者，血中其脉，而血又不出，则血气并聚于中，故内结为肿在鼠鼷之中也。张同。吴云：僕，仆也。刺之中脉，血不得出，则为肿，如鼠仆焉。简按马注为是，但僕不必改鼷。鼷，《说文》：小鼠也。鏷，《玉篇》：鼠名。《巢源》附骨疽候云：产妇女人，喜着鼠鏷髂头陛膝间。知是僕、䑑、鏷同义，即鼠鼷也。志高以为鼠鼷僕参，非。

根蚀 熊音，蚀，音食，如蚕食叶。张云：乳房，乃胸中气血交凑之室，故刺乳上之穴，而误中乳房，则气结不散，留而为肿。肿则必溃，且并乳根皆蚀，而难于愈也。简按根，谓乳房之根，非乳根穴。吴云：生脓根而内蚀，非（《汉书·西羌传》：疽食浸淫，莫知所限。又《后汉·董卓传》：溃痈虽痛，胜于内食）。

刺缺盆中，内陷 志云：缺盆在喉旁两横骨陷中，若缺盆然，故以为名。刺缺盆中者，刺手阳明大肠脉也。手阳明之脉，下入缺盆，络肺，下属大肠。内陷气泄者，脉内陷，而气反泄于内也。《针经》曰：人之所生成者，血脉也。故为之治针，必大其身，而圆其末，令可以按脉勿陷，以致其气。盖刺之要，气至而有效。若内陷而气反下泄，则为咳喘之逆证矣。经云：气上冲胸，喘不能久立，病在大肠，盖大肠为肺之腑也。简按志仍王注，缺盆中句。吴马张高，根据前例，以为中其内陷之脉，恐泥。高云：刺之过深，则为内陷，下俱仿此。

刺手鱼腹内陷 志云：鱼腹，在手大指下，如鱼腹之圆壮，手太阴之鱼际穴也。肺主气，而与大肠为表里。脉内陷，则血不得散，气不得出，故为肿。以上论手足头项胸背，皆有要害之处。简按诸家鱼腹句，内陷句，为是。

刺阴股中大脉 张云：阴股大脉，足太阴箕门血海之间。吴云：脾肾肝三脉，皆行于阴股。志云：阴股，足少阴经脉所循之处。大脉，大络也。高云：厥阴之脉，起于足大指，循阴股而上。刺阴股中，伤大指之经脉，故血出不止。简按诸说不一，吴似允当。

内漏 《甲乙》无内字。吴云：内漏，脉气他泄而漏也。张云：脓生耳底，是为内漏。

刺膝髌出液 马云：犊鼻，在膝髌之下。则犊鼻两旁之上，为膝髌也。张云：髌，膝盖骨也。简按《白虎通》云：髌，膝盖骨也。《圣济总录》云：髀枢下端，为膝盖骨者，左右共二，无势多液。志云：膝乃筋之会。液者，所以灌精濡空窍者也。

刺膺中陷中肺 马云：次中字，去声。刺膺中之穴，如足阳明胃经气户库房屋翳膺窗，足少阴肾经俞府或中之类。乃误中云门中府，则肺气上泄，故为病喘息而逆，仰首而息也。简按此总言膺中诸穴，盖肺位于胸膺中，故误中肺，则为云云证，不必中府云门二穴。

肘中 张云：手太阴之尺泽，厥阴之曲泽者，是也。

气归之 张云：气泄于此，则气归之。志云：内陷者，不能泻出其邪，而致气归于内也。气不得出，则血不得散，故不能屈伸也。简按王注恶气，恐非。

刺阴股下三寸 马云：此言刺肝穴，而误使内陷者，当遗溺也。王注为肾经之络。今按肝经有阴包穴，治遗溺，在膝上四寸，则正当股下三寸之处，肾经无穴。张云：阴股之脉，足三阴也，皆上聚于阴器。惟少阴之在股间者，有经无穴。其在气冲下三寸者，足厥阴之五里也，主治肠中热满不得溺。若刺深内陷，令人遗溺不禁，当是此穴。然厥阴之阴包，阳明之箕门，皆治遗溺。若刺之太深，则溺反不止矣。

腋下胁间 宋本：腋，作掖。马吴张并同。高本作腋，注云：腋，旧本讹掖，今改。手厥阴心包之脉，循胸出胁，上抵腋下，刺腋下胁间，刺心包之脉也。刺之过深，中伤内陷，脉不循经，上迫于肺，故令人咳。简按腋字，《说文》所无，作掖为正。腋下胁间，诸家仍王，言令人咳，则王注为是。

腨肠 马云：腨肠，足鱼腹中承筋穴，俗云脚肚。吴云：腨，足腹也。张云：足肚也，肉浓气深，不易行散，故刺而内陷，则为肿。志云：俗名腿肚。

匡上陷骨中脉 马云：匡，目眶也，俗云眼眶。陷骨，谓匡骨也。脉，乃目之系也。中，去声。高云：匡上，目眶之上，眉间也。陷骨，丝竹空穴，眉后陷骨也。简按匡、眶同。《史记·淮南王安传》：涕满匡而横流，是也。《甲乙》：丝竹空，在眉后陷者中，足少阳脉气所发。《外台》：一名目窌，高注似是。

为漏为盲 张云：流泪不止，而为漏，视无所见，而为盲。诸家并同。

刺关节中液出 马云：中，平声。高云：关节，骨节交会之机关。淖液泽注于骨，骨属屈伸，若刺关节中伤其液，致液出而不能淖泽注骨，故不得屈伸。此举刺之要害，皆为刺禁者如此。简按高，中，读为去声，非。

刺志论篇第五十三

马云：志者，记也。篇内言虚实之要，及泻实补虚之法，当记之不忘，故名篇。吴改虚实要论，云，旧作刺志论，今以篇内之言无当，僭改。简按篇首论虚实，而篇末结以针法补泻之义，斯为刺志也。改易篇名，却无谓矣。

气实形实，气虚形虚 马云：凡气与形，谷与气，脉与血相称者为常，而相反者为病也。气者，人身之气也（如营气卫气，是也）。形者，人之形体也（次节，岐伯以身字代形字）。气实则形实，气虚则形虚，此其相称者为常，而相反则为病矣。然此气之虚实，必于脉而验之，但不可即谓气为脉也。观下文有血脉对举者可知。王注引《阴阳应象大论》之形归气，以验其虚实之同，甚有见。至以气为脉气，则非矣。

气虚身热 马吴高并根据《甲乙》：气字上补气盛身寒四字，是。

脉少血多 吴：少，作小。马云：少，当作小。张云：脉盛血少者，阳实阴虚也，脉少血多者，阳虚阴实也。简按血之多少，盖察面而知之。

得之伤寒 马云：此伤寒者，初时所感之寒，至于日久，则寒亦为热矣。故《热论》曰：凡热病者，皆伤寒之类也。《水热穴论》：帝曰：人伤于寒，而传于热，何也？岐伯曰：夫寒感则身热。张云：按《热论篇》曰：人之伤于寒也，则为病热。本节，复以身寒者为伤寒，身热者为伤暑，其说若乎相反，不知四时皆有伤寒，而伤暑惟在夏月。病不同时者，自不必辨。惟于夏至之后，有感寒暑，而同时为病者，则不可不察其阴阳也。盖阴邪中人，则寒集于表，气聚于里，故邪气盛实，而身本因寒也。暑邪中人，则热触于外，气伤于中，故正气疲困，而因热无寒也。此夏月寒暑之明辨。故以二者，并言于此。非谓凡患伤寒者，皆身寒无热也。

得之有所脱，血湿居下也 张云：谷入多者，胃热善于消谷也。脱血者，亡其阴也。湿居下者，脾肾之不足，亦阴虚也。阴虚则无气，故谷虽入多，而气则少也。高云：夫谷入多，而气反少者，其内则得之有所脱血，或湿邪居下之病。简按血脱液干，水湿归下，并胃中津乏，故消谷善饥，与《伤寒论》抵当汤治证，其理略同。王注：以脱血湿居下为一事，恐非。

谷入少而气多 张云：邪在胃，则不能食，故谷入少。邪在肺，则息喘满，故气多。

胃及与肺 吴删与字。

饮中热也 吴云：有痰饮者，脉来弦小。有中热者，血出必多。张云：脉小者，血应少，而反见其多，必或酒或饮，中于热，而动之也。高云：夫脉小血反多者，其内必饮酒中热之病。酒行络脉，故血多行于外，而虚于内，故脉小。昂云：按灵素皆无痰字，惟此处有饮字。简按中，读如字，高注义长。

脉有风气水浆不入 张云：风为阳邪，居于脉中，故脉大。水浆不入，则中焦无以生化，故血少。吴云：此上皆释反者为病之词。

入实者，左手开针空也 吴云：空，上声。马云：大凡用针之法，右手持针，左手掐穴，方其入针泻实之时，则左手掐穴，开针空以泻之，及其去针补虚之时，则左手闭穴，闭针空以补之。张云：入实者，刺实也；入虚者，刺虚也。简按据上文：虚者，气出也。入虚，当是出虚。滑吴张志高，并作右手开针空，非也。当仍王及马注。

针解篇第五十四

马云：按《灵枢》有《九针十二原》篇，而《小针篇》正所以解《九针十二原》篇之针法。此篇与《小针解篇》，大同小异，故亦谓之针解篇。愚故以《小针解篇》之词，参入而释之。高本：篇，作论，盖以其有岐黄问答之语也。

菀陈 马云：《灵枢》作宛，郁也。张云：本经，宛菀通用，通作郁。

疾按之 马云：此补法也。《小针解》云：徐而疾则实，言徐纳而疾出也，则以入针为徐，而不以出针为徐，与此解不同。

徐按之 马云：此泻法也。《小针解》云：疾而徐则虚者，言疾纳徐出也，亦与此不同。

寒温气多少也 吴云：寒为虚，温为实，气少为虚，气多为实。志云：言实与虚者，谓针下寒，而气少者，为虚，邪气已去也。针下热，而气多者，为实，正气已复也。

疾不可知也 马云：其寒温多少，至疾而速，正恍惚于有无之间，真不可易知也。

知病先后也 吴云：先后，有标本之辨，故察之。

工勿失其法 马云：《小针解》曰：为虚与实，若得若失者，言补者，佖（音必，满貌）然若有得也，泻则恍然若有失也。义与此亦异。

离其法也 张云：粗工为离其法耳。

补泻之时 《甲乙》此下有以针为之四字，《九针十二原》篇同。

与气开阖相合也 马云：其针入之后，若针下气来，谓之开，可以迎而泻之。气过谓之阖，可以随而补之，针与气开阖相合也。简按此本于王注，诸家并同。

阴气隆至 吴：此下补针下寒三字。

知病之内外也 马云：言病深则针深，病浅则针浅，分病之内外也。

深浅其候等也 吴云：四肢孔穴，与胸背之孔穴，虽有远近不同，其浅深取气则一也。高云：深则远，浅则近，其候气之法，与深浅等。简按高注近是。

无邪下 马云：邪，斜同。高云：《十二原论》云：正指直刺，无针左右，神在秋毫，属意病者。夫正指直刺，无针左右，是义无斜下也。

下膝三寸也 《本输》篇云：入于下陵。下陵，膝下三寸，胻骨外三里也。唯云膝下，似无准。《千金》云：在膝头骨节下三寸。《资生》云：犊鼻下三寸。

跗之 新校正：据《骨空论》，作跗上。马张高并从其说。吴云：跗，拊误。拊，重按也。拊之者，以物重按于三里分也。盖三里跌阳，一脉相通，重按其三里，则跌阳之脉不动，其穴易辨。志云：跗之者，足跗上之冲阳脉也。简按马张吴虽改字不同，其意本于王义，今考唯云所谓跗之者，举膝分易见也，而无按三里，则跌上之脉止之说，则不可从。疑是跗上脱低字，之上脱取字。《灵枢·邪气脏腑病形篇》云：三里者，低跗取之。巨虚者，举足取之。而全本作低胕，可以证也。

巨虚 马云：巨虚上廉，张同。简按《甲乙》云：在三里下三寸。《本输篇》云：下三里三寸，为巨虚上廉。《明堂下经》云：在胻骨外大筋内，筋骨之间，陷者中。《铜人》：一名上巨虚。

下廉 吴云：陷上为巨虚上廉，陷下为巨虚下廉，上下相去三寸。简按《本输篇》云：复下上廉三寸，为巨虚下廉。

帝曰余闻九针 马云：此节，当与《灵枢·九针论》第一节参看。

人脉应人 吴云：内营外卫，人在气交之中之象也。张云：动静有期，盛衰有变，位于天地之中，人之象也。

人筋应时 高云：人筋十二，足筋起于足指，手筋起于手指，手足为四肢，一如十二月分四时，故人筋应时。

合气 简按新校正，引别本：气，作度，近是。

应野 志云：《阴阳应象大论》云：地有九野，人有九窍。九野者，九州之分野也。人之三百六十五络，犹地之百川，流注通会于九州之间。

三百六十五节气 《小针解》云：节之交，三百六十五会者，络脉之渗灌诸节者也。子华子云：一身之为骨，凡三百有六十，精液之所朝夕也。由此观之，与三百六十五络，所指自异。

心意应八风 此以下，至应之九，必有脱误。

应五音六律 张云：发之多，齿之列，耳之聪，目之明，五声之抑扬清浊，皆纷纭不乱，各有条理，故应五音六律。志云：发齿耳目共六，齿又为六六之数，而发之数，不可数矣。律吕之数，推而广之，可千可万，而万之外，不可数矣。

应地 吴云：人之十二脉，外合十二水。血以象阴，水之类也，气以响之，血以濡之，脉行而不已，水流而不息，是其应地者也。

人肝目应之九　吴、张以此六字，与下文二百二十三字，共为蠹简残缺，必有遗误，是也。志：至九窍三百六十五，为注释。高：以九之一字，连下为烂文，而注人肝目应之五字，并不可从。

长刺节论篇第五十五

高云：《灵枢·官针》篇云：刺有十二节。《刺节真邪论》云：刺有五节。长，犹广也。所以广五节十二节之刺，故曰长刺节。高本，删论字。简按长者，触类而长之之长（《易·系辞》）。高注为是，马吴以为长于刺法之义，误。

刺家不诊　张云：善刺者，不必待诊，但听病者之言，则发无不中，此以得针之神者为言，非谓刺家概不必诊也。《十二原》篇又曰：凡将用针，必先诊脉，视气之剧易，乃可以治，其义为可知矣。

听病者言　吴云：听病者其所苦，而刺之。

头疾痛　高云：因病在头，卒然而痛也。

为藏针之　马云：言头痛者，其病在脑。脑，即骨也，乃深入其针，如藏物然。张云：藏，言里也，即深入其针之谓。志云：藏，隐也，谓隐针而藏刺之也。盖头之皮肉最薄，易至于骨，故至骨而无伤骨。简按藏字未详，吴根据全本删之，似是。

上无伤骨肉及皮　吴：上，作止，连上句，是。

皮者道也　马云：皮乃经脉往来之路，不可伤也，简按王注是。

阴刺　马云：按《官针》篇云：五曰阳刺（《灵枢》作扬）。阳刺者，正纳一，旁纳四，而浮之，以治寒气之博大者也。十曰阴刺。阴刺者，左右率刺之，以治寒厥，足踝后，少阴也。今本篇阴刺之法，乃是阳刺，则阳误作阴，张高同。

大脏　吴作本脏。注云：寒热之气深，而专于一脏者，求其本脏而刺之。简按马张并根据王为五脏，是。

脏会　吴云：刺俞之迫脏者，以其为脏气所会集也。

与刺之要　高本：寒热去下句，刺之下句。注云：止与刺者，中病即止之意，下凡言止者，皆止与刺也。无论阳刺阴刺，大要发针之时，贵浅出其血，以通络脉也。简按与字未妥，高注稍通。

血小者 《甲乙》，作"而"一字，今从之。

深之 马云：深，当作浅。吴云：腐肿，外肿也。大为阳毒，其患浅；小为阴毒，其患深。刺者亦视其小大深浅，而刺之也。张同。高云：多血，多脓血也，大痈多血，当浅刺之；小者，小痈也，痈小未溃，毒气在内，当深刺之。简按血小者三字，据《甲乙》改作"而"一字，义自分明，不须费解。

皮髓 马云：《内经》中，有应用肉旁者，每以骨旁代之，有应用骨旁者，每以肉旁代之。则髓可作脂。《左传》桓公六年，随季梁谏追楚师，而公言牲栓肥腯。腯亦肥意。皮腯原非穴名。愚意自少腹之皮肥浓以下，尽其少腹内，取穴而止。张云：当作皮骺。骺，骨端也。盖谓足厥阴之章门期门二穴，皆在横皮肋骨之端也。及下至小腹而止者，如足阳明之天枢归来，足太阴之府舍冲门，足少阴之气穴四满，皆主奔豚积聚等病。吴亦作骺。注云：当是肋骨之端，大包穴之分。简按髓，《字书》无所考。熊音，徒骨切。盖以为腯字（腯，音突）。马说本此，志高并同。《新校正》引《释者》作皮骺，苦末反。今考卷末《释音》光抹切。张注从之。骺，《集韵》：骨端也。今仍张注。

两旁四椎间 马云：乃手厥阴心包络之俞也。张高同。吴云：当是膏肓之穴处。志同。简按《千金方》：厥阴俞，在第四椎下，两旁各一寸半，《甲乙》不载。故王云：据经无俞，知古经无此穴。

髎髎 熊音，上口亚反，腰骨也，下力条反。诸注并根据王义云：居髎穴也。简按髎，又作胴。《玉篇》：腰骨也。王履《小易赋》云：腰当监骨之上兮，监骨下则尻椎可度。腰骨曰膃（乌老切）。膃上曰胴。程式《医彀》云：尻上横者，为腰蓝骨。蓝骨上为腰骨，一名髂（音祆）。髂上为胴。沈彤《释骨》云：骶之上，挟脊十七节，至二十节起骨，曰腰髁骨，曰两踝。其旁临两股者，曰监骨，曰大骨，曰髎。今根据《玉篇》及王注，沈说为是。《甲乙》，居髎，在章门下八寸三分，监骨上（当作下字，误），陷者中。

季胁肋间 马引王注京门，作章门。志仍之。恐误。《甲乙》云：京门，在监骨下（当作上字，误）。腰中挟脊季肋下一寸八分。

导腹中气 吴云：导，引也，导引腹中热气，下入少腹，则病已也。

少腹两股间 高云：冲门穴也。简按《甲乙》云：冲门上，去大横五寸，在府舍下，横骨两端约文中。诸注不指言穴名，为肝肾穴者是。

腰髁骨间 马本，无骨字。张云：凡腰中在后在侧之成片大骨，皆曰髁骨。在后者，足太阳之所行。在侧者，足少阳之所行。高云：背十三椎下外旁，肓门穴也。简按高注非是。

病起筋炅 志云：筋舒而病起，筋热而病已。高云：刺之得宜，则病起筋热，病起筋热则病已，病已而止刺也。简按高注义通，吴删病起二字。

大分小分 马云：《气穴论》曰：肉之大会为谷，则合谷阳谷等，为大分，肉之小会为溪，则解溪侠溪等，为小分。

痏发若变 《灵枢·官针》篇云：疾浅针深，内伤良肉，皮肤为痈。吴云：变其常也。马云当发痏，而有他变也。

诸分且寒且热 高云：病在诸阳脉，而且寒且热，则邪气乘于经脉矣，诸分而且寒且热，则邪气乘于分肉矣。分肉之邪，经脉之邪，两相交并，病名曰狂。简按上文且寒且热四字，疑衍。

名曰狂 张云：且寒且热者，皆阳邪乱其血气，热极则生寒也，故病为狂。

岁一发不治 张云：阴胜则为癫病，岁一发月一发者，气深道远，有宿本也，故不易治。月四五发者，暴疾耳，其来速其去亦速，此为可治者也。

其无寒者 马云：若至于无寒，则为病已之兆。张云：若其无寒者，则癫疾亦有阳邪，或泻或补，当用针调之也。按《甲乙经》曰：刺诸分，其脉尤寒者，以针补之，是乃言为阴证。

病风且寒且热 马云：此即风论之所谓寒热证也。吴云：炅汗出者，寒去独热，而汗出也。数过，数次也。刺诸分理络脉者，贵乎多刺也，汗既出，而犹寒热，则邪盛而患深，非可以旦夕除者，必三日一刺，百日始已。

大风 马云：即《风论》及《灵·四时气》篇，皆谓之疠也。疠，音癞。

刺肌肉 张云：所以泄阳分之毒，风从汗散也。

刺骨髓 张云：所以泄阴分之风毒也。

须眉生而止针 吴云：风毒去尽，营卫皆复，须眉重生，而止针矣。高云：凡二百日，则天干二十周，须眉生，而止针。

卷　七

皮部论篇第五十六

吴云：皮外，诸经之分部也。高云：皮之十二部也，手足三阳三阴，十二经络之脉，皆在于皮，各有分部。

脉有经纪　马云：脉有经纪，故《灵枢》有《经脉》篇，筋有结络，故《灵枢》有《经筋》篇，骨有度量，故《灵枢》有《骨度》篇者，是也。

以经脉为纪　志云：纪，记也。欲知皮之分部，当以所见之络脉分之，然当以经脉为纪。

害蜚　马云：阳明而曰害蜚者，阳气自盛，万物阳极，则有归阴之义，故曰害蜚。物之飞者，尤为属阳也（如《诗经》有四月莠葽，及《本草》至夏则草枯，而有夏枯草之类）。吴云：害，与阖同。所谓阳明为阖，是也。蜚，蠢动也。盖阳明者，面也。面者，午也。五月，阳气蠢动，而一阴气上，与阳始争，是阖其阳也。张云：蜚，古飞字。蜚者，飞扬也，言阳盛而浮也。凡盛极者必损，故阳之盛也，在阳明。阳之损也，亦在阳明。是以阳明之阳，名曰害蜚。高云：阳明之阳，行身之前，而主阖。阖则不开，有害于飞，故名曰害蜚。蜚，犹开也。简按诸注未允，盖害、盍、阖，古通用（《尔雅·释言》：害，盍也。郭注：盍，何不也，或作害。《庄子·则阳篇》云：阖尝舍之。注：何不试舍其所为乎）。《尔雅·释宫》：阖，谓之扉。疏：阖，扇也。《说文》曰：阖，门扇也。一曰：闭也。蜚，音扉。害蜚，即是阖扉，门扇之谓。《离合真邪论》云：阳明为阖，义相通（害，读为胡腊切）。

上下同法　《甲乙》：上上，有十二经三字。

阳主外阴主内　吴：二句，移于为纪者之下。张云：络为阳，故主外。经为阴，故主内。如《寿夭刚柔》篇曰：内有阴阳，外亦有阴阳。在内者，五脏为阴，六腑为阳。在外者，筋骨为阴，皮肤为阳也。凡后六经之上下，五色之为病，其阴阳内外，皆同此。

枢持 《甲乙》：持，作杼。吴云：枢，枢轴也，所谓少阳为枢，是也。持，把持也。盖少阳居于表里之间，犹持枢轴也。张云：枢，枢机也。持，主持也。少阳居三阳表里之间，如枢之运，而持其出入之机，故曰枢持。简按据《甲乙》：枢杼，即枢轴。《诗经·小雅》：小东大东，杼柚其空。柚，轴同。《淮南·说林训》：黼黻之美，在于杼轴。

上下同法 《甲乙》无此四字，下同。

皆少阳之络也 吴此下，补五色诊视如上六字。

在阴者主出 出，《甲乙》作外。吴删故在阳以下十九字，云：与上文不相承，僭去之。张云：邪必由络入经，故其在阳者主内，言自阳分而入于内也。在阴者主出，以渗于内，言出于经而渗入于脏也。此邪气之序，诸经之皆然者。出字义，非外出之谓。《说文》曰：出，进也，象草木益滋上出达也。观下文少阴经，云其出者，从阴，内注于骨，与此出字同意。志云：在外六经之气，从阳而内；在内经脉之气，从阴而外，出于皮肤。复从皮肤，而入肌肉筋骨，以渗于脏腑募原之间，而内通于五脏。此论经脉之气，环转无端，盖从内而外也。高云：皮络之邪过盛，则入客于经，络为阳主外，络盛客经，则阳气内入，故在阳者主内。经为阴主内，阳气内入，则阴气外出，故在阴者主出。出而复入，以渗于内，此阴阳经络，外内出入，不独手足少阳为然，而诸经皆然。简按上文云：阳主外，阴主内，则似义相戾，故张引《说文》：训出为进，殆属强解，今姑仍高义。

关枢 马云：盖少阳为枢，而此太阳为三阳，最在外，则此太阳为关枢也。《阴阳离合论》以阳明为阖，太阳为开，而此以太阳为关。关者，阖也。盖彼就表之表而言，而此对少阳而言耳。吴云：关，固卫也。少阳为枢，转布阳气。太阳则约束，而固卫其转布之阳，故曰关枢。张云：《阴阳离合论》曰：太阳为开，辞异而义同也。高云：太阳之阳，行身之背而主开，故名曰关枢。关，犹系也。枢转始开，开之系于枢也。简按《老子》：善闭者无关楗，而不可开。《说文》：关，以横木持门户也。由是观之，关，无开之义。吴注为长，盖《阴阳离合论》开阖枢，则以形层而言，此篇则以皮部而言，此所以不能无异也，且害蜚枢持关枢之类，为三阳三阴之称者，不过借以见神机枢转之义，亦宜无深意焉。

枢儒 吴云：儒，当作腝。手少阴之脉，下循臑内后廉。足少阴之脉，上股内后廉，皆柔软肉胜之处，故曰腝。枢腝者，枢机运于腝内也。所谓三阴离合，少阴为枢，是也。张云：儒。《说文》：柔也。王氏曰：顺也。少阴为三阴开阖之枢，而阴气柔顺，故名曰枢儒。高云：少阴之阴，从膲而上注胸中而止，枢转神机，区别水火，故名曰枢儒。儒，犹区也。简按诸注亦未允。儒，《新校正》引《甲乙》作𥢶，似是。𥢶（音软），或作楥，又作柄。《尔雅》：柄，谓之窠。注：即栌也。疏：谓斗拱也。苍颉篇云：栌拱，柱上木也，柱上承斗之曲木也（见《一切经音义》）。少阴之阴，取名于枢上柱头之𥢶，故曰枢𥢶欤？今本《甲乙》，作枢儒。

皆少阴之络也 吴：此下，补五色诊视如阳明七字。

其出者从阴内注于骨 吴云：出，谓出于阳经也。出于阳则入于阴，入于阴，故注于骨。张云：谓出于经而入于骨，即前少阳经云，在阴者主出以渗于内之义。

心主之阴 高云：心主，手厥阴心主包络也。手足无分，上下同法，故举手之厥阴以明之。是足之厥阴，亦同于手足之厥阴也。

害肩 马云：肩，重也。万物从阴而沉，而此阴气有以杀之，故曰害肩。吴云：厥阴脉，上抵腋下，故曰害肩。害，阖同。盖言阖聚阴气于肩腋之分，所谓厥阴为阖，是也。张云：肩，任也，载也。阳主乎运，阴主乎载。阴盛之极，其气必伤。是阴之盛也，在厥阴；阴之伤也，亦在厥阴，故曰害肩。然则阳明曰害蜚，此曰害肩者，即阴极阳极之义。高云：心主之阴，起于胸中而主阖。阖则不能外任，故名曰害肩。肩，犹任也。简按诸注亦未允。盖肩、掮同，枅也。《说文》：枅，屋栌也。徐锴云：柱上横木承栋者，横之似笄也。《说文》又曰：关，门栌也。《尔雅·释宫》曰：关，谓之椳。注：柱上欂也，亦名枅。疏：柱上方木，是也。《集韵》：枅，或作掮。阖掮者，谓阖扉上容枢之枅与？

关蛰 吴云：关，封也。所谓太阴为关，是也（简按《阴阳离合论》太阴为开，而吴云为关。误也）。蛰，蛰虫也。盖太阴者，里也。里者，子也。十一月，万物气皆藏于中，犹封蛰也。张云：关者，固于外。蛰者，伏于中。高云：太阴之阴，循足胫，交出厥阴之前而主开，故曰关蛰。蛰，犹藏也，藏而后开，开之关于蛰也。简按诸注亦未允。《甲乙》：蛰，作执。盖蛰，是𣎴之讹。𣎴、阑同。《谷梁传》昭八年，以葛覆质以为𣎴。范甯注：𣎴，门中桌。《释文》：槷，门橜也。《尔雅》：橜，谓之阑。《周礼·考工记》郑注：阑，古文作槷，乃门中橜也。关槷者，取义于门中之橜，左右之扉所合处欤？

廪于肠胃 吴云：廪，舍也。简按王注为是。

溯然 《甲乙》作淅然。吴云：溯、淅同，洒淅恶寒也。张云：溯然，竖起也，寒栗貌。溯，音素。逆流曰溯。简按从《甲乙》为是。

感虚乃陷下 《甲乙》，感作盛，似是。盛下句。

肉烁 吴云：肉热也。张云：销铄也。简按逆调论：肉烁。王注：烁，言消也。是。

䐃破 吴云：䐃者，肩肘髀厌皮肉也。䐃破者，人热盛则反侧多，而皮破也（详见《玉机真脏论》注）。

毛直而破 张云：液不足，而皮毛枯槁也。

不与 吴云：不及也。言邪客皮部，则部中壅滞，经气不及，而生大病也。张云：若不预为之治，则邪将日深，而变生大病也。与、预同。高云：若腑脏之气，不与于皮，而生大病也。与，去声。简按《甲乙》作不愈，义尤明显。

经络论篇第五十七

吴：作经络色诊论。

无常变也 吴，常下句，是。

222

阳络之色变无常 张云：《脉度》篇曰：经脉为里，支而横者为络，络之别者为孙。故合经络而言，则经在里为阴，络在外为阳。若单以络脉为言，则又有大络孙络，在内在外之别。深而在内者，是为阴络。阴络近经，色则应之。故分五行，以配五脏，而色有常也。浅而在外者，是为阳络。阳络浮显，色不应经。故随四时之气，以为进退，而变无常也。观《百病始生篇》曰：阳络伤则血外溢，阴络伤则血内溢，其义可知。何近代诸家之注，（吴马）皆以六阴为阴络，六阳为阳络，岂阳经之络必无常，阴经之络必无变乎？皆误也。

淖泽 《甲乙》泽作澤。注：音皋。考澤、泽同。《诗》：鹤鸣九皋。《毛传》：皋，泽也。《史记·天官书》：其色大圜黄澤。注：音泽（淖，出《阴阳别论》）。

此皆常色，谓之无病 《甲乙》皆作其。马云：八字，当在从四时而行也之下。吴志并同。简按张高顺文注释，非是。

谓之寒热 张云：五色俱见，则阴阳变乱，失其常矣。故为往来寒热之病。吴，此下补此皆变色谓之有病八字。

气穴论篇第五十八

吴云：人身孔穴，皆气所居，故曰气穴。

愿卒闻之　张云：卒，尽也。

稽首再拜对　吴，删此五字。

溢意　张云：溢，畅达也。吴，去因请溢意以下，至岐伯再拜而起曰一百二十六字。

逡巡　志云：退让貌。简按郭璞《尔雅》注云：逡巡，却去也（《文选注引》）。

目以明耳以聪矣　马云：目以耳以，俱已同。

圣人易语，良马易御　简按语御押韵，盖此古谚。

未足以论也　高云：今余所访问者，亦真数之发蒙解惑，真数之外，未足以论也。简按枚乘《七发》：况直眇少烦懑，醒浓病酒之徒哉！故曰：发蒙解惑，不足以言也。李善注：《素问》黄帝曰：发蒙解惑，未足以论也，所引本篇文。

背与心相控而痛云云　志云：心，谓心胸也。控，引也。背与心相控而痛者，阴阳相引而为痛也。此先论阴阳二气，总属任督之所主。吴云：以下计八十七字，按其文义，与上下文，不相流贯，僭去之。张云：共计八十七字，按其文义，与上下文，不相流贯。新校正，疑其为《骨空论》文，脱误于此者，是。

十椎及上纪　马云：十椎之十，当作大，下同。按脊属督脉一经，但十椎下无穴，当是大椎也。张云：十椎，督脉之中枢也。此穴，诸书不载，惟气府论，督脉气所发条下。王氏注曰：中枢，在第十椎节下间，与此相合，可无疑也。志云：十椎，在大椎下。第七椎，乃督脉至阳穴。盖大椎上，尚有三椎，总数之为十椎也。高仍马注，简按今从张注。

背胸邪系，阴阳左右　张云：此详言上文，背与心相控而痛者，悉由任督二脉之为病也。马云：邪、斜同。在后为背，在前为胸，在背为阳，在胸为阴。正以背与胸斜系，阴阳左右如此，故为前后之病。又背之督脉，斜出尻脉，络胸胁，支心贯膈上肩，如天突之上，又斜下肩，交背大椎之下，是以必刺天突大椎胃脘关元耳。高仍马。邪，读为斜，张志为邪气之邪。简按马义为长。

脉满起　高云：经脉满盈，从而起也。

脏俞五十穴　马云：此与《灵枢·本输》篇同，下文腑俞同。

中胂两旁　张云：胂，膂同。

大椎上两旁各一　马云：即大杼穴。新校正以为大椎旁无穴，意者亦若今人以项之高骨，为大椎耳。吴云：当是天柱二穴，在挟项后发际，大筋外廉陷中。志与马同。张引王及《新校正》云：今于大椎上旁，按之甚痠，必当有穴。意者《甲乙》等经，犹有未尽。简按《甲乙》：大杼，项第一椎下，两旁各一寸五分。明是大椎上，非大杼之谓，今从张注。

目瞳子浮白二穴　诸家并仍王注，为胆经二穴。果然，则二穴上，阙各一字。或云：是《甲乙经》所载，足阳明四白穴。《骨空论》曰：督脉上系两目之下中央。《气府论》曰：面鼽骨空各一，皆谓之也。此说近是。

两髀厌　张云：谓髀枢骨分缝中，即足少阳环跳穴也。沈氏《经络全书》云：谓之枢者，以楗骨转动，如户之枢也，亦曰髀关。简按厌，于协切，厴同。《经脉》篇云：足少阳之脉，绕毛际，横入髀厌中，是。

犊鼻　马云：去膝膑下，胻骨上，侠解大筋陷中，形如牛鼻，故名。简按《骨空论》云：胻骨空，在辅骨之上端。王注：犊鼻穴也。

耳中多所闻　《根结》篇云：少阳结于窗笼。窗笼者，耳中也。张云：即听宫也。《刺节真邪论》云：刺其听宫。

枕骨　高云：脑后左右玉枕穴，即枕骨也。简按诸家仍王注，今亦从之。

背俞　志云：谓膈俞穴，在大椎下第七椎间，各开中行一寸五分。高同。简按诸家仍王注，今亦从之。

分肉　高云：脐上水分穴，两旁滑肉门，为分肉。简按此属臆解，不可从。《刺腰痛论》云：刺肉里之脉，在太阳之外，少阳绝骨之后。王注：分肉主之，穴在足外踝直上，绝骨之端，如后二分，筋肉分间，阳维脉气所发。与此注少异。

踝上横　高云：踝上横纹之解溪穴。简按此说，亦未见所据。

水俞在诸分　张云：水属阴，多在肉理诸分之间，故治水者，当取诸阴分，如水俞五十七穴者，是也。高云：水气不行，则皮肤胀满，故水俞在诸分。诸分，周身肌腠之分理也。

热俞在气穴　张云：热为阳，多在气聚之穴。故治热者，当取诸阳分，如热俞五十九穴者，是也。高云：热气有余，则经脉消烁，故热俞在气穴。气穴，阳气循行之穴孔也。

两骸厌中二穴 马，骸字下句。注云：灸寒热之法，其穴皆在两骸之中。《骨空论》曰：辅骨上横骨下为楗，侠髋为机，膝解为骸关，侠膝之骨为连骸，骸下为辅，辅上为腘，腘上为关，横骨为枕，则骸之为义，在膝解也。厌中，即前环跳穴。王注以上节骸字，连为骸厌，则上节两字可读乎？甚非。张云：两骸厌中，谓膝下外侧骨厌中，足少阳阳关穴也。骸，音鞋。《说文》：胫骨。吴同。志云：两骸厌中二穴，谓足少阳之阳陵泉也。高云：两骸，形身左右也。环跳二穴，当身左右厌中，即上文髀厌分中，环跳穴也。简按《甲乙》：阳关，在阳陵泉上三寸，犊鼻外陷者中。则张注为是，今从之。

天府下五寸 《灵枢·本输》篇云：尺动脉在五里，五输之禁也。王所引《针经》文，见《玉版篇》。

凡三百六十五穴 吴云：自脏俞至此，并重复，共得四百零七穴，除重复，约得三百五十八穴，盖世远经残，不可考也。马云：通共计之，有三百五十七穴，其天突、大椎、上脘、关元，俱在内。天突、关元、环跳，俱重复。想有脱简，故不全耳。张云：自脏俞五十穴至此，共三百六十五穴，若连前天突、十椎、胃脘、关元四穴，则总计三百六十九穴，内除天突、关元及头上二十五穴，俱系重复外，实止三百四十二穴。盖去古既远，相传多失。志云：自天突、十椎、上脘、关元，至厌中二穴，共计三百六十四穴，然内多重复。高云：自天突，至天府下五寸，共三百六十六穴（此乃不除重复）。一岁三百六十五日而有奇，周天三百六十五度四分度之一，则三百六十六，数相吻合也。简按以上诸说，纷纭不一，今查之，自脏俞至五里，凡三百五十七穴。

游针之居 张云：针所游行之处也。志云：游针者，谓得针之道，而以神遇之，若游刃然，恢恢乎有余地矣。

以溢奇邪以通荣卫 马云：奇邪者，不正之邪也。一值此邪，则渐至外为发热，而内为少气，须当急泻无怠，以通营卫可也。张云：溢，注也，满也。奇，异也。邪自皮毛，而溢于络者，以左注右，以右注左，其气无常处，而不入于经，是为奇邪。表里之气，由络以通，故以通营卫。高云：《缪刺论》云：邪入舍于孙络，不得入于经，流溢于大络，而生奇病。奇邪，犹奇病也。奇邪在络，故孙络以溢奇邪。溢，泛溢，犹外出也。孙络之所以溢奇邪者，以孙络合大络，而通荣卫也。简按高注义长，然以上下文义求之，以通营卫四字，恐衍。

营卫稽留 吴云：稽，迟也。

气竭血着 吴云：着，著同，凝结而不流也。

溪谷之会 张云：肉之会根据乎骨，骨之会在乎节，故大节小节之间，即大会小会之所，而溪谷出乎其中。凡分肉之间，溪谷之会，皆所以行荣卫之大气者也。《说文》：泉出通川为谷。又《诗》有《谷风》。《诗诂》：风自谷出也。宋均曰：无水曰谷，有水曰溪。故溪谷之在天地，则所以通风水，在人身则所以通血气。简按王充《论衡》云：投一寸之针，布一丸之艾，于血脉之蹊，笃病有廖。盖蹊，即溪谷之溪。

大气 马云：即宗气。《灵枢·五味》篇云：大气积于胸中。《刺节真邪》篇云：宗气流于海。张云：以行荣卫之大气者也。高云宗气也，积于胸中，以司呼吸，而合于皮毛者也。简按今从马高注。

外破大䐃 吴作大腘。张云：腘，当作䐃。误也。盖䐃可称大，腘不必称大也。简按马志高并随文为解，非也。

卷肉 吴云：卷，音捲。简按新校正，全本作寒肉，疑是搴讹（搴，亦缩也）。

溪谷三百六十五穴会 吴云：此又言溪谷，亦三百六十五穴，盖在诸经孙络之内，非复别有三百六十五穴。张云：有骨节而后有溪谷，有溪谷而后有穴俞。人身骨节三百六十五，而溪谷穴俞应之，故曰穴会，亦应一岁之数。

小痹淫溢，循脉往来 张云：邪在孙络，邪未深也，是为小痹。志云：脉，谓孙络脉也。

帝乃辟左右 吴删辟以下二十三字，于义似是。

金兰之室 志云：藏之于心也。简按此不过尊奉而珍宝之之谓，志注凿矣。

三百六十五脉 张云：即首节三百六十五穴会之义。

传注十二络脉，非独十四络脉也 高云：并注于络。络，大络也。《灵枢·经脉论》：有手太阴少阴心主太阳阳明少阳之别，足太阳阳明少阳太阴少阴厥阴之别，并任脉之别，督脉之别，为十四大络。故曰：传注十四络脉，非独手足三阴三阳之十二络脉也。四，旧本讹二；二，旧本讹四，今改。

内解泻于中 张云：解，解散也，即《刺节真邪》篇解结之谓。泻，泻去其实也。中者，五脏也。此言络虽十二，而分属于五脏，故可解泻于中，左右各五，故云十脉。高云：十四络脉，外合孙络，则有三百六十五会，内合五脏，则有左右五俞之十脉，故曰内解。泻于中者十脉，所以承十四络脉，而申明内通五脏之俞脉，以补上文孙络之未尽者，又如此。

气府论篇第五十九

马云：气府者，各经脉气交会之府也。故有言本经，而他经之穴，入其中者，止论脉气所发所会，不以本经别经为拘也。其穴有多少，亦不拘于本经故耳。前篇论穴，故名气穴，而此论脉气所发，故名曰气府也。高删论字，此亦以无问答也。

七十八穴 吴云：下文，考得九十一穴，多一十三穴，此与近世不同，近世左右共一百二十六穴。张云：详考本经下文，共得九十三穴，内除督脉少阳二经，其浮气相通于本经，而重见者，凡十五穴，则本经止七十八穴。近世经络相传，足太阳左右，共一百二十六穴，即下文各经之数，亦多与今时者不同。

入发至项三寸半 马云：谓大杼风门二穴也。盖自后项，上至入发，则自入发至项而下，计有三寸半许，其数正如二穴所在也。中乃督脉，旁有四行，俱足太阳经穴，故曰旁五。二穴，各开中行一寸半，则在左之穴，至在右之穴，共相去三寸也（按入发者，入后发际也，在后曰项，在侧曰颈，在前曰喉。新校正以入发为前发际，故欲以项字更为顶字，且以囟会至百会，百会至后顶，俱有三寸之说，又以半字为衍，何其强也。今如愚注，则王注自明，《新校正》不必赘矣）。马云：项，当作顶，自眉上入发，曲差穴也，自曲差上行。至顶中通天穴，则三寸半也。并通天而居中者，督脉之百会也。百会，为太阳督脉之会，故此以为言百会居中，而前后共五穴，左右凡五行，故曰旁五。自百会前，至囟会后，至强间左右，至少阳经穴，相去各三寸，共五五二十五穴，如下文者也。高云：顶，旧本讹项，今改。顶，前项穴也，自攒竹入发际，至前顶，其中有神庭上星囟会，故长三寸半。前顶在中行，次两行，外两行。故旁五。言自中及旁，有五行也。简按《甲乙》：神庭，在发际直鼻，上星，在直鼻中央，入发际一寸。囟会，在上星后一寸。前顶，在囟会后一寸五分。凡四穴，通三寸半。高注似是。

浮气 吴云：阳气浮于巅顶之上者也。张云：言脉气之浮于巅也。

项中大筋两旁各一 高云：风池二穴。

风府两旁各一 高云：天柱二穴，以明上文外两旁，在项中大筋两旁，名为风池者，各一。内两旁在风府穴两旁，名为天柱者，各一也。简按此与王注互异。《甲乙》：天柱，在侠项后发际，大筋外廉陷者中，足太阳脉气所发。又云：风池，在颞颥后，发际陷者中。由此观之，王注为是。

十五间各一 吴云：间，两骨之间。自大椎，至胞肓，凡十五肋，故曰十五间。十五间各一者，今《甲乙经》所载十三穴，并去脊三寸，附分，云云（与王注同），左右合成二十六穴。近世有膏肓二穴，在魄户之次，晋汉而上，率未有也。曰十五间各一，当得三十穴方是。不然，则五当作三矣。简按张加大杼膏肓二穴，为十五穴。马以五脏六腑之俞，中膂内俞，白环俞，为十五俞。志高同。然膏肓，晋以上无所见，而五脏六腑之俞，乃出下文，故并不可从。

两角上 吴云：角，谓额角。张云：耳角也。高云：头角也。沉氏《释骨》云：额之中曰颜，曰庭。其旁曰额角。巅之旁崭然起者，曰头角，亦曰角。《经筋篇》云：足少阳之筋，循耳后，上额角，交巅上。彤按耳上近巅者，乃头角，非额角也。故额角，为头角之讹。简按据沈之说，此所言两角，亦头角之谓。天冲穴，在耳后发际二寸，故张云耳角，误。

锐发 高云：即鬓发。锐，熊音，睿。

面骬骨 马，骬、骹同。王，下文骬骨注云：骬，頄也，頄面颧也。高云：面上鼻气旁通之处，故曰面骬。简按骹，《字书》无考，或恐是颊字。高说亦未见所据，盖是杜撰。沉氏《释骨》云：目之下起骨，曰頄，其下旁高而大者，曰面骬骨，曰颧骨，亦曰大颧，亦曰頄。骬、頄，古通用。

挟脐广三寸各三 高：三寸，作二寸。注云：挟脐，与脐相并也。广：开广也，挟脐广二寸。天枢穴也。各三，乃天枢外陵大巨，左右各三，凡六穴。简按高据《甲乙》等，改二寸，似是。然而遗滑肉门一穴，何诸？

下脐二寸，挟之各二 高：作三寸。注云：下脐三寸，关元穴也。下脐三寸挟之，乃外两旁之水道归来气冲，左右各三。简按若作二寸，则阙气冲一穴，故高作三寸。然而气冲穴，下文举之，则不可从。

伏菟 吴本：作伏兔。

骬骨下各一 高云：即上文面骬骨空之下，两巨髎穴。简按《甲乙》：颧髎，在面颥骨下廉陷者中，则旧注为是。张云：骬当作頄，颧髎二穴也。张注前面骬骨云：頄同，而此改字，疏甚。

耳郭上各一 高云：郭，匡郭也。

曲掖上 高云：肩端尖骨，从后下陷，是为曲掖。简按曲掖，盖谓肘掖曲弯之处，犹曲脉之曲。臑俞，肩臑之后，大骨之下，胲之曲弯上，是穴。高注恐非。

柱骨上陷者各一 高云柱骨，项骨也。柱骨上陷者，两肩井穴也。简按肩井，在肩上陷者中，即是项骨外旁，安得言项骨上陷者，此必别有所指。诸注并同，今无可考。

上天窗四寸 高云：浮白穴也，简按与前注异，未知孰是。

小指本 高云：指本，指头也。肘以下，至手小指本，谓肘骨之下，从侧而下，至小指之头。简按《新校正》，以本为爪甲之本，却非。

大迎骨空各一 吴云：一出足阳明，一出乎此。岂手阳明、足阳明二经，所并发者乎？《甲乙》为晚出之书，未足据也。

角上各一 吴云：颔厌穴也。张同。高云：头角之上，两天冲穴也。简按王注前文足少阳耳前角下各一云，谓悬厘二穴，而此注亦云悬厘，误矣。吴以角为额角，高为头角，故其说不一。《甲乙》颔厌，在曲周颞上廉（周，《铜人》作角）。悬厘，在曲周颞颥下廉。《铜人》：天冲，在耳后入发际二寸。则吴注为得。

项中足太阳之前 高云：足太阳之脉，下项行身之背，今在足太阳项中之前，乃人迎之下，气舍二穴。简按在后曰项，在侧曰颈，在前曰喉。今气舍在颈，不可云项中足太阳之前也。当从王注。

挟扶突各一 高云：承上文气舍而言，故曰挟扶突，谓气舍扶突穴相并也。简按此注亦非。

肩贞下三寸分间各一 高云：肩贞下三寸，消泺穴也。分间，即肩贞分肉之间，天宗臑俞穴也。

面中三 高云：面之中央，从鼻至唇，有素髎、水沟、兑端三穴。简按此本于张注，诸家载龈交，而不载兑端。龈交，在唇内齿上，不宜言面中。今从张高。

及旁十五穴 吴云：从大椎，至长强，十三穴，又会阳，在两旁各一吗，共十五穴。张云：会阳二穴，属足太阳经，在尻尾两旁，故曰及旁，共十六穴。本经连会阳，则二十九穴也。

骶下 诸本，作骶下。熊音，丁计反。张云：骶，音底，尾骶也。

鸠尾下三寸，胃脘五寸，胃脘 马云：言鸠尾下一寸，曰巨阙，又下一寸半，曰上脘。今曰三寸者，正以鸠尾上之蔽骨数起也。鸠尾下三寸半，为胃之中脘。今五寸者，字之讹也。张云：鸠尾，心前蔽骨也。胃脘，言上脘也。自脐上，至上脘五寸，故又曰五寸胃脘。此古经颠倒文法也。高本：鸠尾下三寸（句），胃脘五寸（句），胃脘以下（句）。注云：鸠尾下三寸，自鸠尾之下，有巨阙上脘中脘三穴，当三寸也。胃脘五寸，自上脘至脐中，有中脘建里下脘水分脐中五穴，当五寸也。胃脘以下，指脐中也。志注义同。

至横骨六寸半一 马云：言自中脘以下，有建里下脘水分神阙阴交气海石门关元中极曲骨等穴，共计一十三寸。今曰六寸半一者，疑当为二六寸半者二，则为十三寸也。张云：《骨度篇》曰：髑骭以下至天枢，长八寸，天枢以下至横骨，长六寸半，正合此数。一，谓一寸，当有一穴。此上下共十四寸半，故亦有十四穴，自鸠尾至曲骨，是也。高云：自胃脘以下之脐中，由中极至两旁横骨，有阴交气海石门关元中极五穴。五寸，中极至横骨，约寸半余，当六寸半一分也。自鸠尾至两横骨，凡十五穴。此任脉任于前，而为中行腹脉之法。简按从鸠尾下三寸，至于此，诸注未清晰，今姑仍张义。吴改作鸠尾下三寸胃脘，四寸胃脘，八寸脐中，以下至横骨五寸，十四俞，腹脉法也。盖旧经文当如此，然竟不免为肆臆矣。

下阴别一 吴云：阴别，任脉至阴而支别也。张云：自曲骨之下别络，两阴之间，为冲督之会，故曰阴别。高云：下阴，下于阴前，会阴穴也。别一，上文横骨不通会阴，别从曲骨至会阴之一穴。简按下阴别，盖会阴一名，高注恐非。

龈交一 志云：龈交穴，一在唇内齿下龈缝中。盖上古以龈交有二，督脉之龈交，入上齿；任脉之龈交，入下齿也。以上下之龈齿相交，故名龈交。高云：齿缝，任督之交，故曰龈交。简按龈交有二，其说难根据，考上文诸穴，则其误自明。

足少阴舌下 志云：谓肾脉之上通于心，循喉咙，挟舌本，而舌下有肾经之穴窍也。简按《刺疟论》云：舌下两脉者，廉泉也。《根结》篇云：少阴根于涌泉，结于廉泉。知是任脉廉泉之外，有肾经廉泉。故王云：足少阴舌下二穴。薛氏《口齿类要》云：舌下廉泉穴，此属肾经。马张以任脉廉泉释之，疏矣。

毛中急脉一 吴云：少阴舌下，厥阴毛中。四穴，古无穴名。张云：急脉，在阴毛之中。凡疝气急痛者，上引小腹，下引阴丸，即急脉之验，厥阴脉气所发也。今《甲乙》《针灸》等书，俱失此穴。马同。《图翼》云：按此穴，自《甲乙经》以下诸书皆无，是遗误也。《经脉》篇云：足厥阴，循股阴，入毛中，过阴器。又曰：其别者，循胫上睾，结于茎。然此厥阴之正脉，而会于阳明者也。简按志云：谓肝经之脉，起于大指丛毛之际，而肝气之弦急也。高云：曲骨穴也。并非。

手少阴各一 志云：言三百六十五穴之中，有心脉之穴二也。高云：左右少冲各一。简按吴马张根据王注，似是。

手足诸鱼际 吴云：凡手足黑白肉分之处，如鱼腹色际，皆曰鱼际。张云：手足掌两旁丰肉处，皆谓之鱼。此举诸鱼际为言者，盖四肢为十二经发脉之本，故言此以明诸经气府之纲领也。简按志云：手之鱼际，肺之脉气所发。足之鱼际，脾之脉气所发也。高同。此说不可从。

凡三百六十五穴也 吴云：凡三百九十八穴，除去重出四穴，实多二十九穴。张云共三百八十六穴，除重复十二穴，仍多九穴。简按志高强合三百六十五穴之数，不可凭焉。

骨空论篇第六十

吴云：空、孔同。骨空，髓空也。马云：骨必有空。空，即穴也，故名篇。

风从外入 高云：风从外入，伤太阳通体之皮肤，故令人振寒。从皮肤而入于肌腠，故汗出。随太阳经脉上行，故头痛。周身肌表不和，故身重。

大风颈项痛 志云：此言风邪入于经者，亦当治其风府也。夫风伤卫，卫气一日一夜，大会于风府。是以大风之邪，随卫气而直入于风府者，致使其头项痛也。简按马引长刺节论，以大风为疠风，误。

风府在上椎 吴云：言在项骨第一节上椎也。张同。高云：项上高起第一椎，为大椎。项上平坦第一椎，为上椎。大椎至尾骶，共二十一节。大椎之上，另有二节也。简按甲乙诸书，并云：风府在入发际一寸。而此云：在上椎。又《灵枢·本输》篇云：颈中央之脉，名曰风府。若其入发中，则不宜云在上椎，又云颈中央。况本篇下文云：髓空，在脊骨上空，在风府上，则知风府不入发中。《甲乙》等说可疑矣，录以俟考。志以上椎为大椎，误甚。

厌之 马云：厌、压同。吴云：以手按其穴也。简按《说文》曰：擪，大指按也。

噫嘻 熊音，依熙，痛声也。志云：盖意为脾志，喜为心志。心有所忆，谓之意。意之所在，神亦随之。简按此说可谓凿矣。噫嘻，又作噫嘻。

《诗经·周颂》：噫嘻成王。毛传：噫，叹也。嘻，和也。郑笺：噫嘻，有所多大之声也。《左传》定八年：嘻速驾。杜注：嘻，惧声。正义曰：噫嘻，皆是叹声，犹云嗟嗟也。《说文》：譆，痛也。徐锴云：痛而呼之言也。

从风憎风 马云：此言感风恶风者。吴云：病由于风，则憎风。志云：从风迎风也。

失枕 吴云：失枕者，风在颈项，颈痛不利，不能就枕也。张同。高，折一字句，至正灸脊中，连上为失枕治法。注云：夜卧失枕，患在肩上横骨间，伸舒不能，故如折也。简按高注非是。《巢源·失枕候》云：失枕，头项有风，在于筋脉间，因卧而气血虚者，值风发动，故失枕，是也。又《和剂指南》云：诸风挫枕转筋者，皆因气虚，项筋转侧不得，筋络不顺疼痛，乃亦失枕之谓。

肩上横骨 马云：肩上横骨间，乃肩尖端上行两叉骨罅间陷中，名巨骨穴。王注以为缺盆穴者，恐缺盆难治失枕。吴同。张云：或为足少阳之肩井穴，亦主颈项之痛。

折使榆臂 榆，宋本作揄。诸本误作榆者，本于熊本。马云：折，音舌。《礼·杂记》：大夫不揄绞。《玉藻》：夫人揄狄。其揄俱读为摇。此言折臂者，当有灸之之法也。凡人折臂者，使人自摇其臂而曲之，上与肘齐，即臂脊之中而灸之，以疏通其肘臂之气。盖细详之，乃三阳络之所也（系手少阳三焦经，腕后臂外四寸，灸七壮，禁针。按督脉十一椎下，有脊中。此穴，与折臂无义，故为臂脊之中。王注以为此节，治上节失枕者，尤非）。吴云：折使，谓手拘挛，而曲其所使也。榆臂，如榆枝之掉摇其臂也。是风在手阳明使然。故令齐其肘，正灸臂脊之中，盖手阳明大肠经之分也。张云：折，痛如折也。榆，当作揄，引也。谓使病者，引臂下齐肘端，以度脊中，乃其当灸之处。盖即督脉之阳关穴也（在第十六椎下）。志云：折者，谓脊背磬折，而不能伸舒也。榆，读作摇，谓摇其手臂，下垂齐肘尖，而正对于脊中，以灸脊中之节穴。高云：摇臂平肘，则脊中有窝，当正灸脊中，毋他求也。简按诸说不知何是。《脉要精微论》王注折髀云：髀如折。又注折腰云：腰如折也。马张解折字，盖本于此。揄，引也，出于《说文》。而《灵枢·邪气脏腑病形篇》云：取诸外经者，揄申而从之。则张注有所据焉。阳关穴，《甲乙》《千金》《外台》并不载，但《铜人》云：伏而取之。

八髎 本篇下文云：尻骨空，在髀骨之后，相去四寸。王云：是谓尻骨八髎穴也。又《刺腰痛论》云：腰痛引少腹，控䏚不可以仰。刺腰尻交者，两踝肿上。王注腰尻交者，谓髁下尻骨两旁四骨空，左右八穴，俗呼此骨为八髎骨也。当考《甲乙》《千金》，及《十四经发挥》诸书。

鼠瘘寒热 吴云：鼠瘘，寒气陷脉为瘘，其形如鼠也。为病令人寒热。简按《灵枢·寒热篇》云：寒热瘰疬，在于颈腋者，皆何气使生？岐伯曰：此皆鼠瘘寒热之毒瓦斯也，留于脉而不去者也。张注云：瘰疬者，其状累然，而历贯上下也。故于颈腋之间，皆能有之。因其形如鼠穴，塞其一复穿其一，故又名鼠瘘。盖寒热之毒，留于经脉，所以联系不止。一曰：结核连续者，为瘰疬。形长如蚬蛤者，为马刀。朱震亨云：瘰疬，不作寒热者可生，稍久转为潮热者危，是也。《淮南·说山训》：狸头愈鼠，鸡头已瘘。《说文》：瘰，漏创也。瘘，肿也。一曰久创，知是二字俱漏疮之谓。盖其状累然未溃者，为瘰病。已溃而脓不止者，为鼠瘘。

寒府在附膝外解营 张云：凡寒气自下而上者，必聚于膝，是以膝膑最寒，故名寒府。营，窟也。当是足少阳经之阳关穴（在阳陵泉上一寸）。盖鼠瘘，在颈腋之间，病在肝胆，故当取此以治之。吴云：营，空也。志云：鼠瘘，寒热病也。其本在脏，其末上出于颈腋之间。寒府者，膀胱为肾脏寒水之腑。病在脏，而还取之腑者，谓阴脏之邪，当从阳气以疏泄也。营，营穴也。谓所取寒府之穴，在附于膝之外筋，营间之委中穴也。高本：解营，各一字句。注云：太阳膀胱寒水，为肾之腑，故还刺寒府。寒府，太阳经脉也。附膝外，膝外侧也。解，骨解，膝外侧之骨缝也。荣，荣俞，足小指本节之通谷穴也。简按太阳寒水，运气家之言，不可从。营，窟也，乃外解之穴也。《礼运》：冬则居营窟，夏则居橧巢。《孟子·腾文公篇》：下者为巢，上者为营窟。下文云：齐下之营。明是营，乃窟之义。张注为是。鼠瘘之患，在于颈腋，而取之于膝外解营，故曰还刺。

拜 志云：拜，揖也。取膝上外解之委中者，使之拜，则膝挺而后直，其穴易取也。简按吴澄《礼记纂言》云：《周礼》九拜，一曰拜，先跪，两膝着地，次拱两手到地，乃俯其首，不至于地，其首悬空，俱与腰平。《荀子》所谓平衡曰拜，是也。《周礼》谓之空首。《尚书》谓之拜手。与凡经传记，单言拜者，皆谓此拜也。考《说文》：手著胸曰揖。《仪礼》乡饮酒礼注：推手曰揖，引手曰厌。《礼·玉藻注》：揖之，谓小俯也。由此观之，拜与揖递别，志以揖释拜，误。

跪 志云：跪则足折，而涌泉之穴，宛在于足心之横纹间矣。简按《释名》云：跪，危也，两膝隐地，体危倪也。《礼记》郑注：坐，皆训跪。然记云：授立不跪，授坐不立。《庄子》亦云，跪坐而进之。则跪与坐，又有小异。跪有危义，故两膝着地。伸腰及股，而势危者，为跪（盖此以跟着尻，耸身者也）。更引身而起者，为长跪（盖膝着地，伸腰者也）。两膝着地，以尻着蹠，而稍安者，为坐也。详见《朱子文集》（六十八卷）及《日知录》。

任脉者起于中极 张云：以下任冲督脉，皆奇经也。起，言外脉之所起，非发源之谓也。下仿此。简按杨玄操注二十八难云：任者妊也，此是人之生养之本，故曰位中极之下，长强之上。李时珍云：任脉，起于会阴，循腹而行于身之前，为阴脉之承任，故曰阴脉之海。

上颐循面入目 吴云：《难经》《甲乙》无此六字。盖略之也。

冲脉者起于气街 杨玄操云：冲者，通也。言此脉，下至于足，上至于头，通受十二经之气血，故曰冲焉。虞庶云：《素问》曰：冲脉起于气街。《难经》曰：起于气冲，又针经穴中，两存其名。冲街之义，俱且通也。李时珍云：冲脉起于会阴，挟脐而行，直冲于上，为诸脉之冲要。故曰十二经脉之海。

并少阴之经 张云：冲脉，起于气街，并足少阴之经，会于横骨大赫等十一穴，挟脐上行。至胸中而散。此言冲脉之前行者也。然少阴之脉，上股内后廉，贯脊属肾，冲脉亦入脊内，为伏冲之脉，然则冲脉之后行者，当亦并少阴无疑也。《逆顺肥瘦篇》曰：冲脉者，五脏六腑之海也。其下者，注少阴之大络，出于气街。又云：其下者，并于少阴之经，渗三阴。《动输篇》云：冲脉者，十二经之海也。与少阴之大络，起于肾下，出于气街。简按虞庶云：《素问》曰：并足少阴之经。《难经》却言并足阳明之经（简按《痿论》：与阳明，合于宗筋）。况少阴之经，挟脐左右各五分，阳明之经，挟脐左右各二寸，气冲又是阳明脉气所发。如此推之，则冲脉自气冲起，在阳明少阴二经之内，挟脐上行，其理明矣。李时珍云：足阳明，去腹中行二寸，少阴去腹中行五分，冲脉行于二经之间也。

内结七疝 马云：内者，腹也。腹之中行，乃任脉所行之脉路，则宜其为病若是。《难经·二十九难》云：其内苦结，男子为七疝，女子为瘕聚。七疝，乃五脏疝，及狐疝癫疝也（出于《刺逆从》《脉要精微论》《大奇论》《脉解》《阴阳别论》《灵·邪气脏腑病形》等）。吴云：七疝，寒、水、筋、血、气、狐、癫、也。张注《四时刺逆从》篇云：七疝者，乃总诸病为言。如本篇所言者，六也（狐疝风，及五脏风疝）。《邪气脏腑病形》篇所言者，一也（㿉疝）。盖以诸经之疝，所属有七，故云七疝。若狐癞冲厥之类，亦过为七疝之别名耳。后世如巢氏所叙七疝，则曰厥、癥、寒、气、盘、肘、狼（虞庶《难经》注：根据《巢氏》释之）。至张子和非之曰：此俗工所立谬名也。于是亦立七疝之名，曰：寒、水、筋、血、气、狐、癞（吴注本之）。学人当以经旨为宗。简按七疝，考经文，其目未明显，姑从马张之义。王永辅惠济方，以石、血、阴、气、妒、肌、疝癞为七疝，亦未知何据。李中梓《必读》别立七疝之名，分㿉与癞，误甚。

带下瘕聚 吴云：带下，白赤带下也。瘕聚，气痛不常之名。马云：瘕聚者，乃积聚也。《大奇论》曰：三阳急为瘕。按后世有八瘕者，亦因七疝之名，而遂有八瘕名色，即蛇瘕、脂瘕、青瘕、黄瘕、燥瘕、血瘕、狐瘕、鳖瘕，是也，《内经》无之。志云：瘕者，假血液而时下汁沫。聚者，气逆滞而为聚积也。高云：带下，湿浊下淫也。瘕聚，血液内瘀也。简按赤白带下，昉见于《病源》，而古所谓带下，乃腰带以下之义。疾系于月经者，总称带下。《史记》扁鹊为带下医。《金匮》有带下三十六病之目，可以见也。虞庶注二十九难云：瘕者，谓假于物形。是也。

逆气里急 张云：冲脉挟脐上行，至于胸中。故其气不顺，则隔塞逆气，血不和，则胸腹里急也。简按丁德用注二十九难云：逆气，腹逆也。里急，腹痛也。巢氏《病源》云：里急，腹里拘急也。

督脉者起于少腹 杨玄操注二十八难云：督之为言，都也，是人阳脉之都纲。李时珍云：督脉起于会阴，循背而行于身之后，为阳脉之总督，故曰阳脉之海。张云：少腹，小腹也。简按《庄子·养生主》：缘督以为经。《释文》李颐云：督，中也。朱子云：督，旧以为中。盖人身有督脉，循脊之中，贯彻上下。见医书。故衣背当中之缝，亦谓之督。见《深衣注》。皆中意也。考督，又作裻裂。刘熙《释名》曰：自脐以下，曰水腹，水汋所聚也，又曰少腹。少，小也，比于脐上为小也。《太平御览》云：腹下旁曰少腹。御览之说，非也。

骨中央 张云：横骨下，近外之中央也。

系廷孔 吴云：廷孔，阴廷之孔也。张云：廷，正也，直也。廷孔，言正中之直孔，即溺孔也。志云：廷孔，阴户也。溺孔之端，阴内之产门也。此言督脉起于少腹之内，故举女子之产户以明之。当知男子之督脉，亦起于少腹内，宗筋之本处也。简按廷、挺同。产门挺出，故曰廷孔。志注为是。张训正也，直也，以为溺孔，误。王三字连读，以端为上端，产户在溺孔之下，并非是。

篡间 《甲乙》作纂。张云：篡，初患切，交篡之义。谓两便争行之所，即前后二阴之间也。简按李时珍《八脉考》释音：篡，初患切，阴下缝间也。盖篡，当作纂，《甲乙》为是。《说文》：纂，似组而赤。盖两阴之间，有一道缝处，其状如纂组，故谓之纂。张以篡夺之篡释之，非。

少阴上股内 楼氏《纲目》云：自少阴上股内至目十五字，必有脱简，否则古注衍文。

其少腹直上者 张云：按此皆任脉之道，而本节列为督脉。《五音五味》篇曰：任脉冲脉，皆起于胞中，上循背里，为经络之海。然则前亦督也，后亦任也，故《启玄子》引古经云云。

冲疝 《五脏生成篇》云：有积聚在腹中，有厥气，名曰厥疝。《史记·仓公传》云：齐郎中令循病，众医皆以为蹶入中，而刺之。臣意诊之曰：涌疝也，令人不得前后溲。盖与此同证异名，后世或呼为奔豚疝气，是。

治在骨上 志云：骨，谓脊背之骨穴也。高同。简按与诸注异，未详孰是。

在齐下营 志云：营，谓腹间之肉穴也。高云：乃少腹以下，骨中央，督脉所起之部也。

渐者上侠颐也 志云：渐者，谓督脉之入喉者，上唇齿，而渐分为两岐，挟颐入目，当于渐上侠颐之处，而刺之。高云：此复申明冲脉之为病也。《灵枢·五音五味》篇云：冲脉任脉，皆起于胞中。其浮而外者，会于咽喉，别而络唇口，是冲脉不但至胸中，而亦上颐循面，故复举冲脉之病以明之。简按前注并为治阳明之脉，而上文言上颐循面者任也。高引《五音五味篇》，以为冲脉，非是。

蹇膝 高云：蹇，难也。蹇膝，膝难进也。膝蹇，故伸不能屈。简按《说文》：蹇，跛也。《释名》云：蹇，跛蹇也，病不执事役也。高训难，见《易·蹇卦》。

治其楗 张云：股骨曰楗（详见后文）。治其楗者，谓治其膝辅骨之上，前阴横骨之下，盖指股中足阳明髀关等穴也。

治其机 张云：挟臀两旁，骨缝之动处，曰机，即足少阳之环跳穴也。

暑解 吴云：热蓄骨解也。张云：因立暑中，而肢体散解不收者，当治其骸关，谓足少阳之阳关穴也。简按王引一经，似是。

拇指 熊音：拇，音母，大拇指也。吴云：小拇指也。足太阳经所出，故治其腘。张同。志云：足之拇指，厥阴肝经之井荥，厥阴之脉，上腘内廉，故当治其腘。高云：足大指也。简按《说文》：拇，将指也。急就篇颜师古注：拇，大指也。一名将指。吴注误。

如物隐者　马云：如膝中有物隐于内者，当治其关，疑是承扶穴也。系足太阳膀胱经，尻臀下阴纹中。高云：隐，犹藏也。膝痛如物隐者，痛而高肿，如物内藏也。

背内　吴云：谓太阳经之气穴背俞之类也。志高同。简按马张仍王注，定为大杼穴，恐非。

治阳明中俞髎　吴云：俞髎，谓六俞之穴，井荥输原经合，取其所宜也。张云：王氏注：为三里。愚谓指阳明输穴，当是陷谷耳。高云：髎，骨穴也。中俞，足阳明输穴也。五输之穴，前有井荥，后有经合，输居中，故曰中俞髎，足中指间陷谷穴也。

若别　马云：谓三里穴，而欲取别穴。吴云：若胻痛支别者，宜治巨阳荥通谷，少阴荥然谷也。张云：若再别求治法，则足太阳之荥穴通谷，足少阴之荥穴然谷，皆可以治前证。简按于文义，张注近是。

淫泺　张云：滑精遗沥也，如《本神》篇曰：精伤则骨痠痿厥，精时自下，即此节之谓。高云：淫，极也。泺，寒也。淫泺胻痠，极寒而胻痠削也。熊音：泺，力毒反。简按此状胻痠之貌也。《灵枢·厥病》篇：风痹淫泺。又云：股胫淫泺。《巢源》：皮肤淫跃。又云：淫淫跃跃。《肘后方》云：风尸者，淫跃不知痛之所在。《本草》黑字云：狸骨，主风疰尸疰鬼疰，毒气在皮中，淫跃如针刺者。《千金》：隐轸六十四种风，淫液走入皮中。《巢源》注病，肌肉淫奕，又淫奕皮肤，去来击痛。《文选》枚乘《七发》：血脉淫濯，手足惰窳。李善注：淫濯，谓过度而且大也。又曰：濯，大也。《龙龛手鉴》云：瘧，音药，淫病也。瘶，病消也，并是淫泺之泺。盖淫泺，淫跃、淫液、淫奕、淫濯，并同。张高之解，固牵强，而王注亦属未安。又《灵枢·厥病》篇注，马云：风痹者，其邪气淫泆消烁，病难得愈。张云：淫泺者，淫浸日深之谓，二说亦通。

治少阳之维　张云：维，络也。《经脉》篇云：少阳之别，名曰光明，去踝五寸，坐不能起，取之所别。简按《扁鹊传》：中经维络。知维，乃络之谓。

辅骨上横骨下为楗　吴云：辅骨，膝辅骨。横骨，腰横骨。是楗为股骨也。张同。高云：上文云：蹇膝伸不屈，治其楗。所谓楗者，辅骨上横骨下为楗。股胫皆有辅骨，乃大骨之旁骨，此辅骨股内旁骨也。横骨，脐下小腹，两旁之骨也。简按辅骨有二，经文无所考，可疑矣。沈彤《释骨》云：自两髂而下，在膝以上者，曰髀骨，曰股骨。其直者曰楗。考枯骨象，髀枢在关旁纳机，不在机端，而说者名髀骨，为髀枢骨，又以为楗骨下，误甚。考楗，通作键。《说文》：楗，距门也。《颜氏家训》曰：蔡邕《月令章句》云：键，关牡也，所以止扉。楗骨之义，盖取于此。张云：楗，音健，刚木。似未切贴。

挟髋为机 吴云：髋，两股间也。侠髋相接之处为机。张云：髋，尻也，即膲臀也。一曰：两股间也。机，枢机也。挟臀之外，即楗骨上运动之机。故曰：挟髋为机，当环跳穴处，是也。高云：上文云，坐而膝痛，治其机。所谓机者，挟髋为机。挟，并也。髋，臀上两旁侧骨也。沈承之《经络全书》云：髋，腰胯骨也，亦谓之踝（即腰踝骨）。腰旁挟脊，平立陷者中，按之有骨，机关处动者，是也。沈彤云：关之旁曰髀枢，亦曰枢机者，髀骨之入枢者也。简按髋，《说文》：髀上也。《广雅》《释名》并云：䯊也。䯊，腰骨也。两股间，谓之髋，未见所据。

膝解为骸关 张云：骸，音鞋。《说文》云：胫骨也。胫骨之上，膝之节解也，是为骸关。高云：上文云：立而暑解，治其骸关。所谓骸关者，膝后分解之处。沈彤云：按即膝外解上下之辅骨，盖名关，本取两骨可开阖之义，故指骨解与两骨并通。

连骸 张云：膝上两侧，皆有挟膝高骨，与骸骨相接连，故曰连骸。

骸下为辅 张云：连骸下高骨，是为内外辅骨。高云：骸下，即骸关之下。沈彤云：挟膝之骨，曰辅骨。内曰内辅，外曰外辅。其专以骸上为辅者（《骨空论云》：骸下为辅。下，乃上之讹也），则膝旁不曰辅，而曰连骸。骸上者，胫之上端也。简按《诗》：有乃弃尔辅（正义云辅，是可解脱之物。盖如今人缚杖于辐，以防辅车也）。《左传》：有辅车相依（《韩非·十过篇》：夫虞之有虢也，如车之有辅。辅依车，辅亦依车）。可知辅即夹车轴，故假为颊车，又假为挟膝之称也。又据彤说，骸上为辅，则下文辅上为腘，亦当作辅下为腘，此必不然。

辅上为腘 张云：辅骨上，向膝后曲处为腘，别委中穴也。

腘上为关 张云：腘上骨节动处，即所谓骸关也。高云：上文云：膝如物隐者，治其关。所谓关者，上为关，腿曲处之上也。

头横骨为枕 张云：脑后横骨为枕骨。高云：上文云：膝痛不可屈伸，治其背内，背上通枕骨，故不释背内，而释头横骨为枕。知头横骨为枕，则知脊直骨为背矣。简按高属强解。志云：骨之精髓，从枕骨之髓空，而会于脑，故论膝骱之骨，而曰头横骨为枕，言骨气之上下相通也。此说稍通，然以上下文义求之，盖有他篇释周身骨节之名者，此其断文。以上文有楗机骸关等之名，后人次于此者，所以上文无治其枕之说也。《一切经音义云》：顖。《声类》云：项中有所枕也。《考声》：脑后骨也。今谓之玉顖，知枕又作顖。

左右各一行 高本作二行。注云：行，音杭。旧本讹左右各一行，今改二行。伏兔上两行，行五，乃左右各二行，行五，则四五二十俞。其俞在腘，踝上各一行，行六穴，则左右十二俞，其俞在足，是水俞五十七穴，而本于肾也。简按考下编《水热穴论》，若一行，则不合五十七之数，今从之。

脑后五分 高，作三分。

在颅际锐骨之下 吴，删在字。高云：在悬颅穴之际。悬颅，在头两旁锐骨之下。锐骨，尖骨也。简按悬颅，在曲角颞颥中，不得言脑后，诸家仍王为风府，今亦从之。

断基下 吴云：言一空在口内上断之基。张云：唇内上齿缝中，曰断交。则下齿缝中，当为断基。今曰基下者，乃颐下正中骨罅也。马同。云：系任《脉经》。简按下颐，当在承浆下，吴注似指龈交。

复骨 马云：在项后之中，复有骨之上，即喑门穴也。吴云：项有三骨，中骨之次，又复一骨，故云：中复骨下，盖大椎穴也。张云：即大椎上骨节空也。复，当作伏。盖项骨三节不甚显。简按张注为是。然伏复通用，骨蒸复连，或作伏连，一伏时，本是一复时，则不必改字。

尻骨下空 马吴张并仍《新校正》，为长强，今从之。

数髓空在面挟鼻 张云：数，数处也。在面者，如足阳明之承泣巨髎，手太阳之颧髎，足太阳之睛明，手少阳之丝竹空，足少阳之瞳子髎、听会，挟鼻者，如手阳明之迎香等，皆在面之骨空也。

当两肩 简按《甲乙》：大迎，一名髓空，故王以为大迎。

髃中之阳 吴云：髃阳，髃之外也。张云：髃，肩髃也。中之阳，肩中之上嵲也，即手阳明肩髃之次。志云：阳，外侧也。简按《说文》：髃，肩甲也。

臂骨空在臂阳，去踝四寸 张云：臂阳，臂外也。去踝四寸，两骨之间，手少阳通间之次也，亦名三阳络。吴云：臂有两骨，去踝四寸许，髓空在其间。臂阳，臂外也。简按《甲乙》：三阳络，在臂上大交脉，支沟上一寸。而《甲乙》又云：支沟，在脘后二寸，两骨之间，陷者中。如此则不合去踝四寸之数，可疑矣。吴不指言某穴，似是。

股际骨空 吴云：股际骨，前阴曲骨也。张云：毛中动下，谓曲骨两旁股际，足太阴冲门动脉之下也。高云：股际，阴股交会之际。股际骨空，在毛中动下，乃动脉之下，跨缝间也。简按曲骨在毛际，今曰毛中，不可定为曲骨穴。

尻骨空 志云：尻骨，臀骨也。髀骨，在股骨之上，少股两旁，突起之大骨，前下连于横骨，后连于尻骨。高云：尻骨，尾骨也。髀骨，臀侧骨也。髀之后，相去四寸，正当尻骨空之处。简按以上骨空，诸家定为某穴，唯志高不注穴名，盖有所见也。

扁骨有渗理凑 张云：扁骨者，对圆骨而言。凡圆骨内皆有髓，有髓则有髓孔。但若扁骨，则有血脉渗灌之理凑，而内无髓。吴同。高云：扁骨，胸脊相交之肋骨也。志同。简按扁骨，概通体扁骨而言。张注为是。

易髓无空 吴云：但有渗灌之腠，无复髓孔也，故变易无体，则无孔也。高云：易，交易也。扁骨，有澹渗之纹理，凑会于胸脊，其内则无髓孔，申明渗理凑者，髓之交易也。无髓孔者，两头无空也。简按高似稳贴，马张志仍王。

灸寒热之法 张云：此下灸寒热之法，多以虚劳为言，然当因病随经而取之也。

壮数 《千金方》云：凡言壮数者，若丁壮，病根深笃，可倍于方数，老少羸弱，可减半。沈括《笔谈》云：医用艾一灼，谓之一壮，以壮人为法也。其言若干壮，壮人当根据此数，老幼羸弱，量力减之。

橛骨 简按《说文》：橛，弋也。又厥，尻骨也。知橛骨，即是厥骨，本或作撅，非。

陷者灸之 张云：陷下之处，即经气之不足者。

肩上陷者灸之 高云：五脏六腑之俞，皆在于背，故视背俞，其俞内陷者，则于左右以灸之。视之之法，须举其臂肩，举臂肩而背上陷者，即灸之。简按诸家以肩髃释之，拘矣。以下，高不指言穴名。

腨下陷脉 张云：足太阳承山穴也。

动如筋者 张云：此结聚也。但随其所有而灸之，不必拘于俞穴。吴云：此非谓穴，乃肉间结核也。

掌束骨下　高云：束骨，横骨也。掌束骨下，犹言掌下束骨，谓横骨缝中，大陵二穴。楼氏《纲目》云：王注阳池，未详是否。简按《甲乙》：阳池，在手表上腕中陷者中。大陵，在掌两筋间陷者中，亦未知孰是。

犬所啮　张云：犬伤令人寒热者，古有灸法如此。吴云：古别有灸法，故云然也。简按《千金翼》云：狂犬咬人，令人吮去恶血尽。灸百壮，后日日灸，百日止。《铜人经》云：外丘，治猘犬所伤，毒不出，发寒热，速以三壮艾，可灸啮处，立愈。喫，本作啮。非。

二十九处　张云：自犬啮之上，共计二十九处，犬伤者无定处，故不在数内。简按高，合犬啮处二，为二十九处。然经文无犬啮处二文，不可从。今考自大椎至巅上一，合左右共二十七处，加犬所啮，为二十八处。知如新校正所言，跗上之下，去灸之二字者，误也。

伤食灸之　伤食，诸家为饮食伤之义。高独改食作蚀，注云：若灸二十九处，乃伤烂如蚀，阳气下陷，则当灸之。牵强甚矣。

视其经之过于阳者　吴云：刺以泻其阳，药以和其阴。张云：阳邪之盛者也。

水热穴论篇第六十一

马云：论治水治热之穴，故名篇。

胕肿　吴云：浮肿曰胕。张同。高云：胕肿者，皮肌胀满，水气不行。简按胕，音符。《山海经》：竹山有草焉，其名曰黄蓲。浴之已疥，又可以已胕。郭璞注云：治胕肿也。马则云：其胕必肿，误。

肾汗出　《经脉别论》云：持重远行，汗出于肾。

玄府者，汗空也　马云：汗空虽细微，最为玄远，故曰玄。张云：汗属水，水色玄，汗之所居，故曰玄府。从孔而出，故曰汗空。然汗由气化，出乎玄微，是亦玄府之义。

分为相输　马云：此二经之分，本为相输相应，俱受其病者，以水气之留也。张云：言水能分行诸气，相为输应，而俱受病者，正以水气同类，水病则气应，气病则水应，留而不行，俱为病。志云：此水分为相输，而上下俱受病者。盖肾俞之循尻而下，复循腹而上，贯肺中，水气之留于经俞故也。高云：肾气上升，肺气下降，上下分行，相为输布。今俱受病者，乃水气之所留聚也。

伏兔上各二行 简按伏兔，诸家以为足阳明经穴，恐非也。此盖谓膝上有肉起，如兔之状，故名之。又据辅骨考之，取义于车伏兔。輹，一名伏兔，又作軬。《考工记》郑注：軬，伏兔也。贾疏云：汉时名，今人谓之车屐也。志云：上，谓伏兔上，非上下之上也。此说可从。行五，盖今无可考，诸注为腹上，亦恐非。高云：并伏兔之穴，在内旁两行。其一有血海、阴陵泉、地机、筑宾、交信五穴，其一有阴包、曲泉、膝关、中都、蠡沟五穴，以上诸穴，并在膝下，不得言伏兔上，注高误耳。

三阴之所交 张云：三阴，肝脾肾三阴也。三经所交，俱结于脚，故足太阴有三阴交。高作三阴交之所结于脚也。注云：三阴交，旧本讹三阴之所交，今改正。两行并行，三阴交总结于下，上连于胫，下贯于脚，故曰三阴交之所结于脚也。简按今仍旧文。《经脉》篇云：足太阴，交出厥阴之前，上膝股内前廉。足少阴，上股内后廉。足厥阴，交出太阴之后，上腘内廉，循股入毛中。此所谓三阴所交结于脚，是也。

踝上各一行行六 志云：谓照海、水泉、大钟、大溪、然谷、涌泉六穴也。高云：谓三阴交、漏谷、商丘、公孙、太白、大都六穴。

名曰太冲 志云：夫圣人南面而立，前曰广明，后曰大冲。大冲之地，名曰少阴。少阴根起于涌泉，是泉在地之下，从至阴而涌出。故曰：肾者至阴也。

帝曰春取络脉分肉 高云：《本输篇》云：春取络脉诸荥，大筋分肉之间，故问春取络脉之分肉，刺极浅者何也？简按《本输》篇、《四时气》篇、《寒热病》篇、《终始》篇、《四时刺逆从论》《诊要经终》篇，并论四时刺法，本节最详，而义互异，然与水热穴，义不太涉，疑是他篇错简。

夏取盛经分腠 高云：《四时气篇》云：夏取盛经孙络，取分间，绝皮肤，故问夏取盛经分腠，刺稍深者，何也。

脉瘦气弱 马云：脏气始长，其脉尚瘦，其气尚弱。志高同。

阳气留溢 《甲乙》：留，作流。

热熏分腠 《甲乙》作温于腠内。

绝肤而病去 马云：用刺法者，必取此盛经分腠以治之，先以左手按，绝其皮肤，而右手刺之，即病去者，邪尚浅也。吴云：绝其邪气于肤间。高云：夏时亦有绝皮肤，取孙络之病，故又言绝肤而病去者，邪居浅也。今所谓取盛经者，乃盛阳之经脉，不在皮肤也。

秋取经输　马云：各经之经穴输穴也。高云：《四时气》篇云：秋取经输，邪在腑，取之合，故问秋取经输，刺之深者，何也。

收杀　高云：收，收敛。杀，肃杀也。

取输以泻阴邪　高云：时方清肃，故阴气初胜。白露乃下，故湿气及体。阴气初胜，则阴气未盛，湿气及体，则未能深入，故取输，以泻阴湿之邪。俞，经输也。所以答帝秋取经俞之问。

取合以虚阳邪　高云：秋时亦有阳邪内入之病，若果阳气在合，则取合以虚阳邪，所以然者，秋时阳气始衰，故当更取于合，不但取于经输也。简按马云：此节，帝分明以经输为问，而伯乃对言所取在合，其阴经则取输，要知伯之所答者为是，而帝之所问者误也。此说不可从。皇甫士安既云：是谓始秋之治变，是也。

故曰冬取井荥　吴云：故曰，古语也。冬时既取其在下之井荥，则下无逆阴，故春时木气升发，亦无衄衄之患也。高云：《金匮真言论》云：冬不按跷，春不衄衄。不按跷者，使之藏。取井荥者，亦使之藏。故不曰冬不按跷，而冬取井荥也。○马云：按此篇，秋曰治合，则阳气尚在合而治之，冬曰井荥，以阴邪欲下逆而出之，其春必刺络脉分肉处，夏必刺盛经分腠矣。《难经》以春为刺井，夏为刺荥，秋为刺经，冬为刺合，与此大反。要知经之所言者是，而《难经》则非也。简按《灵枢·顺气一日分为四时篇》：冬刺井，春刺荥，夏刺输，长夏刺经，秋刺合，又《本输》篇云：春荥，夏输，秋合，冬井。并与此篇同。《新校正》云：与九卷义相通，即是也。

领别　《札记·仲尼燕居》郑注：领，犹治也。

膺俞　高云：膺中第一俞两旁，俞府穴也。简按《甲乙》：俞府，在巨骨下，去璇玑旁各二寸，陷者中，宜是言膺中第一俞。而《甲乙》：中府，一名膺中俞。则高注却非。

背俞　高云：背中第一俞，两旁肺俞穴也。简按与旧注异，未知孰是。新校正：亦疑王注其说不一。

髓空　志云：即横骨穴，所谓股际骨空，在毛中动下。高云：《骨空论》云：髓空，在脑后三分，锐骨之下，悬颅二穴。简按《甲乙》：大迎，一名髓孔。若为督脉之腰俞，则不合此八者之数。王注恐非，志注亦无征。然若为悬颅大迎等穴，则并在头部，不宜次于委中之下，亦似可疑。

热之左右也　吴云：左右，习近也。马云：皆治热之左右穴也。

调经论篇第六十二

马云：内言病有虚实，宜善调其经。

神有余 《甲乙》：神下有有字。下文，气下、血下、形下、志下，并同。

精气 王引《针经》，见《灵枢·决气篇》云：腠理发泄，汗出溱溱，是谓津。谷入气满，淖泽注于骨，骨属屈伸洩泽，补益脑髓，皮肤润泽，是谓液。文少异。《易·系辞》云：精气为物。疏：阴阳向导之气，氤氲积聚，而为万物也。《春秋繁露》云：气之清者为精。治身者，以积精为宝。

十六部 志云：十六部之经脉也。手足经脉十二，跷脉二，督脉一，任脉一，共十六部。高云：谓两肘两臂两腘两股，身之前后左右，头之前后左右也。简按高胜于旧注。

脾藏肉 高云：脾藏身形之肉，则形有余不足，脾所主也。

而此成形 吴：此，作各。

志意通 《甲乙》：通下，有达字。吴补调字。

成身形五脏 《甲乙》：无身字，及五脏二字。

五脏之道皆出于经隧 吴云：道，路也。隧，田间之水道也。谓之经隧者，经脉流行之道也。简按王据于《左传》杜注：阙地通道曰隧。吴本于《周礼》隧人职，义并通。

血气未并 张云：并，偏聚也。邪之中人，久而不散，则或并于气，或并于血，病乃甚矣。

神之微 张云：此外邪之在心经也。浮浅微邪，在脉之表，神之微病也。

出血 吴删二字。

勿之深斥 吴云：斥，刺也。张云：斥，弃除也。高云：斥，开拓也。简按今从高注。

按而致之 吴云：以按摩致气于其虚络。

勿释 吴云：勿，已也。

着针勿斥 志云：着针者，如以布懑着之，乃从单布上刺，谓当刺之极浅，而勿推内其针。简按此谓着针于病处，勿开拓而泄其气也。王注为是。

移气于不足 高云：微泄其邪，移气于不足之气而补。简按《新校正》引《甲乙》《太素》，删不字。马云：移邪气于不足。立非。

息利少气 马云：《本神》篇言肺虚则鼻息不利少气，即本文之少气也。实则喘喝，胸盈仰息，即本文之喘咳上气也。高云：息利，鼻气出入也。

白气微泄 高云：犹言微虚也。

泻其经隧 张云：泻其经隧者，谓察其有余之脉，泻其邪气而已。志云：经隧，大络也。高云：通经脉之隧道，故必无伤其经。简按杨注似是。

适人必革 张云：适，至也。革，变也。先行按摩之法，欲皮肤之气流行也。次出针而视之曰：我将深之。欲其恐惧，而精神内伏也。适人必革者，谓针之至人，必变革前说，而刺仍浅也。如是则精气既伏于内，邪气散乱，无所止息，而泄于外，故真气得其所矣。志云：出针，出而浅之也。视之，视其浅深之义也。曰我将深之，适人之邪，浅客于皮，必与正气相格，庶邪散而正气不泄。故曰：我将深之。谓将持内之，而使精气自伏，复放而出之，令邪无散乱，迎之随之，以意和之，无所休息，使邪气泄于皮毛腠理，而真气乃相得，复于肌表。此用针浅深之妙法也。简按张注本、杨志注似允当，然其旨未明晰，今亦仍杨义。

精气自伏 高云：精气退伏，不濡空窍也。邪气散乱者，散乱于经，邪无从出也。无所休息者，正虚邪盛，病无已时也。惟刺之极浅，使邪气泄于腠理，从腠理而外泄，故真气乃相得。简按此与旧注相乖，不可从。

不足则恐 今《甲乙》作不足则慧。

孙络水溢 《甲乙》：水作外。

脉大疾出其针 吴云：脉大者，留针之久，气至而脉渐大也。简按高，疾字下句，非。

泾溲 吴云：泾，水行有常也。溲，溺溲也。泾溲不利，言常行之小便不利也。简按诸注并误（详见于《厥论》）。

微风 吴云：肌肉蠕动，肌肉间如虫行动也。风为动物，故动者命曰微风。高云：风邪入于肌肉，则肌肉蠕动，命曰微风，言微风在肌肉也。

腹胀飧泄 张云：肾藏志，水之精也。水化寒，故肾邪有余，则寒气在腹，而为腹胀飧泄。肾气不足，则阴虚阳胜，而为厥逆上冲。《本神篇》曰：肾藏精，精舍志。肾气虚则厥，实则胀。

骨节有动 《甲乙》：动，作伤。吴：此下，补则骨节有微风六字。

泻然筋血者 马吴张并云：然筋，当作然谷。志云：然，谓然谷穴，在足踝下之两经间（高作筋间），故曰然筋。简按《本输篇》云：肾溜于然谷然骨之下者也。《缪刺论》云：刺足内踝之下，然骨之前出血。据此则杨注为是。

刺未并 高云：血气未并，五脏安定，骨节有动，故问刺未并奈何。

邪所乃能立虚 简按不必从《甲乙》改字，王注义通。

气血以并 以，《甲乙》作已。以、已同。

阴阳相倾 张云：并，偏胜也。倾，倾陷也。气为阳，故乱于卫。血为阴，故逆于经。阴阳不和，则气血离居。故实者偏实，虚者偏虚，彼此相倾也。

血并于阴，气并于阳 吴云：血并于阴脏，是为重阴。气并于阳腑，是为重阳。惊狂，癫狂也。志云：此言血分气分之为阴阳也。脉外气分为阳，脉内血分为阴，阴血满之于外，阳气注于脉中，是为阴阳匀平。如血并居于阴，则阴盛而血实。心主血脉，故阴盛则惊。气并于阳，则阳盛而气实，阳盛则发狂也。

血并于阳，气并于阴 吴云：血并于阳，则表寒。气并于阴，则里热。炅中，热中也。

心烦悗 悗，《甲乙》作闷。吴云：心火为阴邪所蔽，故烦悗。

善怒 吴云：阳并于下部，则肝木为阳所炙，故善怒。

善忘 张云：血并于下，则阴气不升。气并于上，则阳气不降。阴阳离散，故神乱而喜忘。志云：《灵枢经》曰：清浊之气相干，乱于胸中，是为大愧。《伤寒论》曰：其人喜忘者，必有蓄血，宜抵当汤下之。

如是血气离居，何者为实 高本，作如血气离居，是何者为实。注云：旧本如是二字相连，今改。简按不必改字，义自通。

消而去之 马云：温则消释而易行。高云：消，不凝也。去，流也。

络之与孙脉 吴，作孙络。注云：络，正络也。孙络，支络也。志云：络者，经脉之支别也。孙脉者，乃孙络之脉别经者。简按今仍志。

俱输于经 输，《甲乙》作注。

大厥 张云：上文言血与血并，气与气并，偏虚偏实也，此言血与气并，并者为实，不并者为虚也。血气并走于上，则上实下虚。下虚则阴脱，阴脱则根本离绝，而下厥上竭，是为大厥。志云：气复反则生，谓复归于下也。盖阳气生于下，而升于上，血气并逆，则气机不转而暴死，反则旋转而复生。

何道从来 高云：从何道来。简按《天真论》，病安从来。字法同。

皆有俞会 吴云：经穴有俞有会也。马云：六阳经六阴经，皆有俞穴所会。志云：俞者，谓三百六十五俞穴，乃血脉之所流注。会者，谓三百六十五会，乃神气之所游行，皆阴阳血气之所输会者也。高云：俞会者，五五二十五俞，六六三十六俞，与周身阴阳血气，相会合也。

阴阳匀平 《甲乙》作絊平。简按絊，音旬。《说文》：圜采也，义不相协。

得之风雨寒暑 简按据下文，宜云风雨寒湿。

输于大经脉 马云：《皮部论》云：邪客于皮，则腠理开，开则邪入客于络脉。络脉满，则注于经脉。经脉满，则入舍于腑脏也。《缪刺论》云：邪之客于形也，必先合于皮毛，留而不去，入舍于孙脉，留而不去，入舍于络脉，留而不去，入舍于经脉。义同。

皮肤不收 吴云：不收者，肌肤虚浮，不收敛也。此由湿胜所致。张云：皮肤不收，而为纵缓。肌肉坚紧，而为削瘦。高云：不收，汗出而不闭密也。简按寒主收敛，此云不收，则与肌肉紧紧相反，《甲乙》《太素》近是。

聂辟气不足 马云：乃肌肉僻积之意。《根结篇》有肠胃聂辟，是主肠胃而言。张云：凡言语轻小曰聂，足弱不能行曰辟。志云：聂，偗同。辟，积也。高云：肌肉皮肤，聂聂然而辟动也。简按聂辟，褶襞也。《仪礼》：襚者以褶。《礼记》：衣有襞折曰褶。通作褔。《一切经音义》云：褔皱，之涉知猎二反。褶，犹褶叠也，亦细褶。王注义同。《甲乙》，不足下有"血涩"二字。

喜怒不节 张云：按下文，以喜则气下为虚，而此节所重在怒，故曰实也。观阴气上逆之意，言怒可知。又《举痛论》曰：怒则气上。正此之谓。简按下文云：喜则气下，则此喜字衍，《新校正》为是。《淮南·精神训》云：人大怒伤阴，大喜坠阳。

熏满 简按今仍《甲乙》作动脏。

形气衰少 吴云：形气，阴气也。衰少，虚也。

谷气不盛 马云：形气衰少，而饮食随减，所以谷气不盛也。志云：饮食劳倦则伤脾，脾主肌肉，故形气衰少也。水谷入胃，由脾气之转输，脾不营运，则谷气不盛矣。

下脘不通 志云：上焦不能宣五谷之味，下焦不能受水谷之津。高云：上焦不能宣五谷味，故上焦不行。下脘不能化谷之精，故下脘不通。

热气熏胸中 《甲乙》无热气二字。

玄府不通 志云：玄府，毛窍之汗空也。毫毛之腠理闭塞，则卫气不得泄越，而为热矣。

故外热 张云：上焦之气，主阳分也。故外伤寒邪，则上焦不通，肌表闭塞，卫气郁聚，无所流行，而为外热。所谓人伤于寒，则病为热，此外感证也。昂云：此即今人外感伤寒之症。

独留则血凝泣 吴，留下更增一留字。

凝则脉不通 吴，凝上增一泣字。脉，《甲乙》作腠理，似是。

脉盛大以涩 张云：寒留中焦，阳气乃去，经脉凝滞，故盛大而涩。盖阳脉流利多滑，不滑则无阳可知。简按厥气上逆，故脉盛大。血凝泣，故脉涩。马云：此节，脉若作外诊之脉，理宜沉涩。今曰盛大而涩，恐是在中之脉，非外见者。昂云：按阴盛中寒血涩之人，何以反得盛大之脉？并误。

血气以并，病形以成 《甲乙》：以，作已，次节并同。

用形哉 吴云：言因其形之长短阔狭肥瘦，而施刺法也。志云：用，以也，言当以调其形。形者，皮肤肌肉。哉者，未尽之辞。虽曰用形哉，必因天之四时。简按今仍吴注。

多少高下 吴云：如曰以月生死为痏数（《缪刺论》），多少之谓也。春时俞在颈项，夏时俞在胸胁，秋时俞在肩背，冬时俞在腰股（《金匮真言论》）。高下之谓也。

如利其户 简按如、而同，下文如利其路之如亦同。诸家措而不释，何诸？

必切而出 吴云：切，切脉之切。谓以指轻按，而亲切之，所以散其正气也。张云：必切中其疾，而后出针。高云：切，按也。必切而出，谓右手持针，左手必切其穴，而使之外出。

大气乃屈 马云：大邪之气也，见《热论》中。高云：大气，即相并之盛气也。

持针勿置 吴云：言持针勿使放置也。志云：持针在手，勿置之意外，以定其迎随之意。

气出针入 吴云：人气呼出之时，则阳气升于表，于此时内针者，欲其致气易也。

热不得还 吴云：热，针下所致之气热也。简按志以为热邪，非。

动气候时 张云：动气者，气至为故也。候时者，如待所贵，不知日暮也。马云：《离合真邪论》与此篇所论，补泻之法，联属成文，庶几学人熟读熟玩，又与《官针篇》第六节参看。其讲解之辞，见《八正神明论》。

言虚实者有十 马云：神气血肉志，各有虚实，是计之有十也。

络三百六十五节 张云：所谓节者，神气之所会也。以穴俞为言。志云：乃筋骨之会。

必被经脉 吴云：被，及也。

故得六腑 《通雅》云：故固古通。《周语》：咨于故实。《史·世家》作固实。

调之络 张云：《痈疽》篇曰：血和则孙脉充满溢，乃注于络脉，而后注于经脉。《百病始生》篇曰：阳络伤则血外溢，阴络伤则血内溢。《本论》曰：孙络外溢，则经有留血。故病在血者，当调之络也。

燔针劫刺 熊音，燔，音烦，烧焚也。马云：见《经筋》篇。吴，燔上补"病在筋"三字。注云：燔针者，内针之后，以火燔之暖耳，不必赤也。高云：治痹证也。《经筋篇》有十二筋痹证，皆治以燔针劫刺。痹发于阴，故刺其下也。及与急者，谓筋痹也。

焠针药熨 吴云：焠针者，用火先赤其针，而后刺，不但暖也，此治寒痹之在骨也。张同。简按《玉篇》：火入水谓之焠。《史·天官书》：火与水合为焠。然则焠针，烧针而入水者乎？《官针篇》云：焠刺者，刺燔针则取痹也。王注燔针，则云烧针。注焠针，则云火针。知是燔针焠针，即火针也（《荀子·解蔽篇》注：焠，灼也）。《千金方》云：火针，亦用锋针，油火烧之，务在猛热，不热即于人有损也。《针灸聚英》云：经曰焠针者，以麻油满盏，灯草令多，如大指许，丛其灯火烧针，频以麻油蘸其针，烧令通红，用方有功。若不红者，反损于人。又有煨针温针，意与火针有少异。吴云：药熨者，以药之辛热者，熨其处也。筋骨病有浅深之殊，故古人治法，亦因以异。

病不知所痛 吴云：病不知所痛者，湿痹为患，而无寒也。故湿胜为痹，寒胜为痛，今不知所痛，湿痹明矣。高云：痹病在五脏之外合者必痛，若痹病不知所痛，则从奇经之脉而上，故曰两跷为上。

两跷为上 马云：刺两跷之上。张云：二穴俱当取之，故曰为上。简按志高并从马，非也。

谨察其九候 简按上文云：九候若一，命曰平人。若不一则为病脉，故谨察之，前后贯串，以明九候之不可不察也。

针道备矣 《甲乙》：备，作毕。

卷　八

缪刺论篇第六十三

马云：邪客于各经之络，则左痛取右，右痛取左，与经病异处，故以缪刺名篇。据《灵枢·官针》篇第三节，则巨刺，亦左取右，右取左，特有经穴络穴不同耳。张云：缪，异也。简案缪，《广韵》：靡幼切。《礼·大传》注：纰缪，犹错也。王注从之。盖左病刺右，右病刺左，交错其处，故曰缪刺。

极于五脏　简按极，至也。见《诗经·周颂》注。

如此则治其经焉　张云：邪气自浅入深，而极于五脏之次者，当治其经。治经者，十二经穴之正刺也。尚非缪刺之谓。

入舍于孙络　《甲乙》：络，作脉。据上文，当从《甲乙》。

大络　吴云：十二经支注之大络。《难经》所谓络脉十五络，是也。高云：流溢，传注也。《气穴论》云：孙络之脉别经者，并注于络，传注十四络脉者，是也。

奇病　张云：病在支络，行不由经，故曰奇病。志云：奇病者，谓病气在左，而证见于右。病气在右，而证见于左。盖大络乃经脉之别，阳走阴，阴走阳者也。

与经相干　马云：其邪客大络，左注于右，右注于左，上下左右，与经相干，其实不得入于经，而止布于四末。志云：《经脉》篇曰：手太阴之别，并太阴之经，直入掌中。手少阴之别，循经入于心中。盖大络俱并经附行，故曰与经相干。高云：经，经隧也。经隧者，五脏六腑之大络也。故与经相干，而输布于手足之四末。其气左右流行，无有常处。经隧相干，故不入于经俞。不入于经俞，刺其络脉，故命曰缪刺。简案据诸家之义，干，预也，即干涉之干。

必巨刺之　吴云：巨刺，大经之刺也。志云：巨，大也。谓当以长针取之，亦左取右，而右取左也。简案《官针》篇：无长针取之之说，今从吴注。

缪处 马云：缪者，异也。王注：以所刺之穴，如纰缪纲纪者，非岐伯自有明旨。吴云：与经脉常行之处差缪也。高云：《脉度》篇云：经脉为里，支而横者为络。故络病者，其痛与经脉缪处。缪处，异处也。谓经脉之痛，深而在里，络脉之痛，支而横居，病在于络，左右纰缪，故命曰缪刺。

邪客于足少阴之络 马云：肾经络穴大钟也。简按张吴诸家，不指言其穴，盖络泛言一经之络也。马，每络注某穴，恐非。

无积者 高云：胀满有积，当刺其胸胁，若无积者病。少阴之络，上走心包，故当刺然骨之前。简按吴云：积，五脏积也。五脏真气不足，而后病积。若复刺出其血，是重虚矣，故在禁。志云：无积者，无盛血之结也，并误。

然骨之前 高：骨，作谷。注云：谷，旧本讹骨，今改，下二然谷之谷仿此。简按《本输篇》云：肾溜于然谷，然骨之下者也，不必改字。

如食顷 张云：食顷，一饭顷也。后仿此。简按王立饥之解，不通。

不已左取右 《甲乙》无不已二字。简按此已系于络病，何待其不已而缪刺之？《甲乙》为是。

取五日已 《甲乙》无取字。张云：病新发者，邪未深也，虽不即愈，亦不过五日而已。

邪客于手少阳之络 《甲乙》作少阴之络。注云：一作少阳。

刺手中指次指 马云：中指之次指，即第四指也，去爪甲上如韭叶者，即关冲穴也。高云：中指次指，即小指次指，手少阳关冲井穴也。志云：当刺中指心包络之中冲，次指手少阳之关冲。简按《甲乙》注：中指，当小指。张吴亦据新校正，作小指。《本输》篇：关冲者，手小指次指之端也。《气府论》：肘以下至手小指次指本，各六俞。《热病》篇：取手小指次指爪甲下，去端如韭叶。《厥病》篇：取手小指次指爪甲上，与肉交者。诸篇言关冲穴者如是。当从《新校正》。

如韭叶 志注《本输》篇云：上古如韭叶，今时如大米许。简按《甲乙》：少泽，手小指之端，去爪甲一分。以此推之，凡云如韭叶者，当以一分为准。

卒疝 高云：《经脉》篇曰：足厥阴之别，其病气逆，则睾肿卒疝，故邪客于足厥阴之络，令人卒疝暴痛。

与肉交者 志云：即去端如韭许。

男子立已女子有顷已 吴云：男子以阳用事，故已速。女子以阴用事，故已稍迟。志云：女子之生，不足于血，故有顷。男子之血盛，故立已。

刺外踝下 《甲乙》：下，作上。吴云：金门、京骨、通谷，三痏也。高云：三痏者，通谷为荥，束骨为输，京骨为原也。简按据《甲乙》，盖谓跗阳穴。跗阳，在踝上三寸。

邪客于臂掌之间 高云：《经脉》篇曰：心主手厥阴心包络之脉，下臂入掌中。病则臂肘挛急，掌中热，故邪客于臂掌之间，不可得屈。

刺其踝后 马云：当刺心经之通里穴也。张云：手厥阴经也。踝后者，以两踝言，踝中之后，则内关也。内关为手厥阴之络，故当取之。志同。高云：先以指按之，按之而痛，乃刺之。简按考文义，不宜定为某穴，故王不注，高为得矣。

以月死生为数 吴云：望前为月生，望后为月死。此以应痛为痏，不拘穴法。张云：月之死生，随日盈缩，以为数也。故自初一至十五，月日以盈，为之生数，当一日一痏。一痏，即一刺也。至十五日渐增，至十五痏矣。自十六至三十日，月日以缩，为之死数，当日减一刺。故十六日止十四痏，减至月终，唯一刺矣。盖每日一刺，以朔望为进止也。志云：手厥阴心主主血脉，是谓待时而调之也。高云：由微而盛，如月之生，故渐多之。由盛而微，如月之衰，故渐减之，月郭空则无治也。

邪客于足阳跷之脉 马本，无足字。高云：《脉度》篇云：跷脉，从足至目，属目内眦。故邪客于足阳跷之脉，令人目痛，从内眦始。

外踝之下半寸所 高云：仆参穴也。简按《甲乙》云：申脉，阳跷所生也。在足外踝下陷者中，容爪甲许。又云：仆参。在跟骨下陷者中。则知旧注为是。

如行十里顷而已 志云：跷健善行，如行十里，则跷脉之气已周。高云：跷脉属奇经，其行最疾。故如人行十里之顷，而痛病可已。简按据《汉书·贾捐之传》：吉行五十里之数，而度之，即得一时三刻有奇。

人有所堕坠 马云：此言恶血为病，当有缪刺之法。

利药 吴云：先宜饮利瘀血药也。

上伤厥阴之脉 张云：凡堕坠者，必病在筋骨，故上伤厥阴之脉，肝主筋也。下伤少阴之络，肾主骨也。刺然骨之前出血，即少阴络也。

然骨之前血脉 简按诸注仍原文而注之，不必从《新校正》。

刺足跗上动脉 张云：足厥阴之输，太冲穴也。王氏谓为阳明之冲阳，似与此无涉。志高不注穴名。

善悲惊不乐 吴云：厥阴之病，连于肝则惊。少阴之病，逆于膻中，则不乐。故刺法相侔也。张云：堕跌伤阴，神气散失，故善悲惊不乐。志高与张同。简按吴注近是。

中指爪甲上 吴仍王注，改作小指。注云：关冲穴也，为手少阳井。手少阳之络，从耳后入耳中，故刺之。简按马张高并从《新校正》，为是。

其不时闻者 吴云：绝无所闻者为实，不时闻者为虚。虚而刺之，是重虚也。张云：时或有闻者，尚为可治。其不闻者，络气已绝，刺亦无益，故不可刺也。简按若吴注所言，则当云其时不闻者，疏甚。

耳中生风 吴云：生风，如风之号也。志云：加耳鸣之风生也。简按《千金方》：耳中飕飕，是也。

凡痹往来 高云：此言往来行痹，不涉经脉，但当缪刺其络脉，不必刺其俞穴也。凡痹往来，谓之行痹，其行无常处者，邪在分肉之间，不涉经脉也。简按《千金方》：风痹，游走无定处，名曰血痹，此亦邪在于血络者。

痛而刺之 张云：谓随痛所在，求其络而缪刺之也。志同。高云：凡痹必痛，痛而刺之。简按今从张注。

用针者随气盛衰以为痏数 吴本，十一字为注文。云：旧作大文，僭改为细注。

月生一日一痏 《甲乙》：月上，有以月死生为数六字。高云：上文手厥阴心包主血脉，故以月死生为痏数。此言痹痛，则冲任之血，不能热肉充肤，澹渗皮毛，故亦以月死生为痏数。篇中缪刺无痏数，皆以月死生为痏数也。

邪客于足阳明之经 马吴张并根据新校正，经，作络。志仍原文，云：此言经脉之互交者，亦当以缪取也。经，谓阳明之经脉也。高同。简按据王注及志高，则刺大经之病也，似与巨刺无别，今亦仍新校正。

足中指次指 马从王注。吴云：足阳明之脉，有入中指内间者，有入中指外间者，有入大指间者，此言刺足中指次指，乃中指及次指也，次指是厉兑穴，中指则不必穴也。张云：中指次指，皆足阳明所出之经，即厉兑穴次也。志云：足阳明之脉，下入中指外间，其支者，别跗上，入大指间出其端，故当取中指间之内庭，大指次指间之厉兑。高云：中指次指，即大指次指也。爪甲上与肉交者，足阳明厉兑井穴也。简按高以自大指当第三指者，为中指，则与王注异。而考《本输》篇，胃出于厉兑。厉兑者，足大指内次指之端也。本篇下文则云：足阳明中指爪甲上一痏，明是足以第二指为中指，而与手之中指不同，当以《甲乙》为是。

温衣饮食 志云：咳者，邪干肺也。故宜温衣，及温暖饮食。若形寒饮冷，是为重伤矣。

气上走贲上 简按《新校正》，引杨玄操，是也。丁德用云：胃言若虎贲之士，围达之象，故曰贲门也。况胃者围也，主仓廪，故别名太仓。今考《诗》注：贲，大也。胃已名太仓，贲门盖取于此。若以虎贲之贲，则义不叶。马以下诸注，仍《新校正》，唯高本于王。

六刺立已左刺右右刺左 高云：左刺右右刺左六字，衍文。简按下文嗌中肿云云，亦邪客于足少阴者，故以此六字为衍文。然嗌中肿二十八字，王所移于此，未可果为衍文。

不能内唾 高云：内，犹咽也。

腰痛引少腹控眇 吴云：足太阴湿土也。湿病者，先注于腰，故腰痛。太阴之筋，聚于阴器，循腹里结胁，故引少腹控眇。张云：足太阴之络，上入布胸胁，而筋着于脊，故为病加此。控，引也。高云：《经脉论》云：脾之大络，名曰大包，出渊液，布胁胸。实则身尽痛，虚则百节尽皆纵，令人腰痛引少腹，身尽痛之意也。控眇不可以仰息，布胸胁，百节尽皆纵之意也。

腰尻之解两胂之上是腰俞 吴据《新校正》，删"是腰俞"三字。注云：腰尻之解，腰俞一穴也。两胂上，胂俞二穴也。马云：腰俞，在中行二十一椎之下，则无左右，断是白环俞也。张云：腰俞止一穴居中，本无左右。此言左取右，右取左者，必腰俞左右，即足太阳之下髎穴也。高云：解骨缝也。胂上，髁胂之上，即髀股也。申明腰尻之解，两胂之上，腰俞是也。盖腰尻之解，属于腰俞，两腰之上，即腰俞两旁之下也。简按《刺腰痛论》云：腰痛，引少腹控眇，不可仰。刺腰尻交者，两髁胂上，以月生死为痏数。王注：腰尻交者，谓髁下尻骨两旁四骨空，左右八穴，俗呼此骨为八髎骨也。今由此攻之，是腰俞三字衍，而其义则张注为得矣。

邪客于足太阳之络 张云：足太阳经，挟脊抵腰中，故拘挛脊急，其筋从腋后入腋下，故引胁而痛。

应手如痛 如，《甲乙》作而。吴云：此不拘穴俞而刺，谓之应痛穴。

治诸经刺之所过者不病 过，王：平声。马云：盖经旨以病为有过也。高：之下、病下，并句。注云：治诸经刺之。谓治诸经之病，则正刺其经也。所过者不病，谓诸经所过之道。不为邪客，而不病也。简按旧注义长。

刺其通脉　《甲乙》作过脉。马云：刺其听宫穴也，耳聋以下十六字。高，移上文邪客于手阳明之络后。注云：刺之病不已，更刺中指之中冲。中指中冲，主通脉出于耳前。故曰耳聋云云。盖手阳明之脉，上颈贯颊，在于耳前，通脉出耳前，通心主包络之脉，而出于耳前之手阳明也。简按据上文刺之所过者，通字作过，似是。

齿龋刺手阳明　熊音：龋，丘禹反，齿病也。高云：齿龋，齿腐痛也。《说文》：齿蠹也。《释名》：龋，朽也，虫啮之齿缺朽也。高本，此以下十七字，连下文缪传引上齿以下四十八字，移前节邪客于足阳明之经，令人鼽衄云云条之后。《甲乙》：阳明下，有立已二字。

邪客于五脏之间　吴云：五脏之间，谓五脏络也。张云：邪客于五脏之间，必各引其经而痛，但见病处，各取其井，而缪刺之。高云：邪客于五脏之间，其病也，经脉络脉，相引而痛，有时来出于络脉，有时但止于经脉，故时来时止。

五刺已　志云：五脏之气平也。

缪传引上齿　吴云：病本在下齿，今缪传于上齿也。志云：谓手阳明之邪，缪传于足阳明之脉也。足阳明之脉，入上齿中，此邪客于手阳明之经别，而缪传于足阳明之脉，致引入上齿。

齿唇寒痛　《甲乙》无痛字。

视其手背脉　马云：盖指手阳明之络穴偏历也。简按诸家不注某穴，此泛言手背，不必指一穴也。

足阳明中指爪甲上一痏　足上，《甲乙》有刺字。高本，一上，有各字。云：旧本无各字，今臆补。

此五络皆会于耳中　志云：耳者，宗脉之所聚也。张兆璜云：宗脉者，宗气所出之脉也，即胃之大络，出于乳下，聚于耳中。

上络左角　马云：络于左耳之额角。志云：肝主血，而居左，其气直上于巅顶也。

后刺手心主　马云：心包络之井，在中指端，名曰中冲。吴张同。简按上文，不及心主厥阴，是必错出。《新校正》为是。高云：刺手心主少阴锐骨之端，各一痏，心手少阴掌后高骨，大陵俞穴也。心者，君主之官，故曰心主。此注可疑。心主，谓心包，乃手厥阴也。今引君主之官，而为心经，殆属牵强。

以竹管吹其两耳　《甲乙》：管，作筒。耳下，有中字。

鬄其左角 《金匮》《甲乙》：鬄，作剔。高云：鬄、鬎同，俗作剃。

方一寸 《肘后方》作二寸。《外台》作方寸匕。

燔治 《金匮》作烧末。张云：烧制为末也。

灌之立已 《金匮》：已，作起。

切而从之 《甲乙》：从，作循。

调之 张云：病在经者，治从其经，但审其虚实而调之。调者，如汤液导引之类，皆是也。调之而不调，然后刺其经脉，是谓经刺，亦曰巨刺。

有痛而经不病者 吴云：身有痛处，而其经脉所至之分，不皆病者，是为络病，非经病也，则缪刺之。

此缪刺之数也 吴云：数，犹言节目也。张云：凡此刺经者，刺大络者，刺皮部血络者，各有其治，所以辨缪刺之术数也。

四时刺逆从论篇第六十四

简按篇中，无问答之语，宜删论字。

阴痹 志云：痹者，闭也，血气留着于皮肉筋骨之间为痛也。简按王以阴为寒，故依《痹论》寒胜者为痛痹之义而释之。新校正，则以为王以痛为痹之通训，却非也。

狐疝风 张云：滑，为阳邪有余，而病风者，热则生风也。疝者前阴少腹之病，男女五脏皆有之。狐之昼伏夜出，阴兽也。疝在厥阴，其出入上下不常，与狐相类，故曰狐疝风。此非外入之风，乃以肝邪为言也。高云：气病为疝，血病为积。滑主气盛，涩主少血。故厥阴脉滑，则病狐疝。又曰：风者，气动风生，风主气也。下文肺风、脾风、心风、肾风、肝风，皆气动风生之义。简按《本脏》篇云：肾下则腰尻痛，不可以俯仰，为狐疝。《经脉篇》云：肝所生病者，狐疝遗溺。而本篇系以风者，《寿夭刚柔》篇云：病在于阴者，谓之痹，病在于阳者，谓之风。凡脉滑为阳有余。今脉滑者，并以风称之，其义可知矣。陈氏《三因方》云：寒疝之气，注入癫中（按陈误以癫为阴囊，故其言如此），名曰狐疝，亦属癫疝。葛氏《伤寒直格》云：狐疝，言狐者，疝气之变化，隐见往来不可测，如狐也。张注本于此，杨上善之解恐非。

隐轸 马云：当作瘾疹。吴云：隐轸，即瘾疹。张同。简按《释名》：胗，展也，痒搔之捷展起也，乃知胗借而作轸，后世从广作疹也。马注误。

厥阴为阴痹，为狐疝风。太阴为肉痹，为脾风疝。太阳为骨痹，为肾风疝。少阳为筋痹，为肝风疝。其理固明矣。而至少阴为皮痹，为肺气疝，阳明为脉痹，为心风疝者，则与常例异。盖此篇，以三阴三阳，单配乎五脏，故与他篇之例不同也。旧注：或以运气之义而释之率不可从。

肺痹　《痹论》云：皮痹不已，复感于邪，内舍于肺。肺痹者，烦满，喘而呕。马云：肾为肺之子，其水上逆于肺母，故皮为肺之合。今肾有余，当病皮痹瘾疹，其病在表也，不足当为肺痹，其病在里也。

肺风疝　《大奇论》云：肺脉沉搏，为肺疝。

病积溲血　马云：其脉若滑，则当病肺风疝，外感之邪也。其脉若涩，则当病有积及溲血，内伤之邪也。张云：涩，为心血不足，故经滞而为积聚，血乱而为溲血也。

脾痹　吴云：太阴湿土之气也。其气有余则湿胜。脾主肌肉，奠位乎中，故肉痹寒中。不足则土气弱，故病脾痹。简按《痹论》云：肌痹不已，复感于邪，内舍于脾。脾痹者，四肢解堕，发咳呕汁，上为大塞，所谓肌痹，即肉痹。

脾风疝　马云：其脉若滑，则病脾风疝，外感之邪也。其脉若涩，则当有积，及心腹时满，内伤之邪也。张云：太阴脉滑，则土邪有余，脾风疝者，即癥肿重坠之属，病在湿也。

脉痹　马云：阳明者，足阳明胃经也。胃乃心之子，有余则病脉痹，以心主脉，脉主半表也。不足则病心痹，心主里也。简按吴张以阳明燥金之气，有余不足而释之。此运气家之言，不可借以解经也。

心痹　《痹论》云：脉痹不已，复感于邪，内舍于心。心痹者，脉不通，烦则心下鼓，暴上气而喘，嗌干善噫，厥气上则恐。王注心下痹，恐非。

心风疝　马云：其脉若滑，则病心风疝，外感之邪也。其脉若涩，则病积时善惊，内伤之邪也。简按《脉要精微论》云：诊得心脉而急，病名心疝，少腹当有形也。

肾痹　《痹论》云：骨痹不已，复感于邪，内舍于肾。肾痹者，善胀，尻以代踵，脊以代头。

肾风疝　马云：其脉若滑，则病肾风疝，外感之邪也。其脉若涩，则病积，时癫疾，内伤之邪也。

肝痹　《痹论》云：筋痹不已，复感于邪，内舍于肝。肝痹者，夜卧则惊，多饮数小便，上为引如怀。

肝风疝 马云：其脉若滑，则病肝风疝，外感之邪也。其脉若涩，则病积，时筋急目痛，内伤之邪也。

人气在脉 张云：春时天地气动，水泉流行，故人气亦在经脉。

溢入孙络 吴：此下，增孙络二字。张云：夏时气盛，故溢入孙络，而充皮肤，所以人气在孙络。

内溢肌中 马云：长夏者，六月建未之月，其气在肌肉者，正以长夏经脉络脉皆盛，内溢肌中，所以人气在肌肉也。

皮肤引急 马云：秋气在皮肤者，正以秋时天气始收，人之腠理闭塞，皮肤引急，所以人气在皮肤也。

通于五脏 高云：冬气之所以在骨髓者，盖以冬者气机盖藏，血气在中，内着骨髓，通于五脏。脏者，藏也，惟冬主藏，故通五脏，而冬气在骨髓。

不可为度 志云：谓天有六淫之邪，而人有形层，六气之化也。如邪留于外，则为皮肉筋骨之痹；合于内，则为心肝脾肺之痹矣。如留于气分则为疝，留于血分则为积矣。如身中之阳盛则为热，虚寒则为寒矣。此皆吾身中阴阳之变化也。高云：四地主气，各有常度，至其变化也，不可为度。

辟除 吴云：辟，音闢。马云：辟、闢同。

环逆 马云：血气旋逆。吴云：血气环于经，即逆而上，为浮气也。志云：环逆者，逆其转环也，言血气之从经而络，从络而皮，从皮肤而复环转于肌中也。张云：血气环周，皆逆不相营运，故为喘满上气。按本篇，与前《诊要经终论》，义同文异。但彼分四时，此分五时，故有刺肌肉之谓。然本篇春夏冬三时，皆阙刺秋分皮肤等义。意者，以长夏近秋，故取肌肉，即所以刺秋分也。后仿此。简按张本于《新校正》，其说似傅会，然春夏冬，并阙刺秋分，亦可疑焉。

春刺筋骨 高云：筋连于骨，故曰筋骨。

内着 马云：著、着同。

内却 吴云：令血气却弱，是以善恐。志云：血气虚，却于内矣。阳明脉虚，则恐如人将捕之。

血气上逆 张云：夏刺冬分，则阴虚于内，阳胜于外，故令人血气逆而善怒。志云：夏气浮，长于上，而反逆之使下，则气郁不疏，而使人善怒也。上逆，当作下逆。简按今从旧文。

善忘 吴云：心生脉，秋刺经脉，而虚其经，则经脉虚，而心气亦虚矣，故善忘。

气不外行　张据《全本》：作气不卫外。注云：气虚不能卫外，气属阳，阳虚故卧不欲动。

令人目不明　志云：盖五脏之精，皆注于目，而为之睛。冬者血气在中，内着骨髓，通于五脏。血气内脱。则五脏皆虚，故令人目不明也。

大痹　张云：当阳气伏藏之时，而刺其阳分，则阳气外泄，阳虚阴胜，故留为大痹。志云：大痹者，脏气虚，而邪痹于五脏也。

善忘　吴云：阳气者，精则养神。今阳气竭绝，则神亡矣，故善忘。

与精相薄　吴云：精，真气也。薄，邪正摩荡之名。

精气不转　吴云：精气不变。张云：精气不致转变矣。志云：精气不逆回矣。高云：不转，内存也。简案转，恐薄之讹。

依其脏之所变候知其死也　吴，变下句。马高同。吴云：变，谓脏气变动为病也。马云：根据其脏之所变，以候知其死耳。高云：根据其脏之所变病，以候其动。候其动，而知其死也。张，候下句。志同。张云：见其变动之候，则识其伤在某脏，故可知其死期。简按据王注，变下句，为是。

标本病传论篇第六十五

马云：本篇前二节，论标本，后八节，论病传，故名篇。《灵枢》以《病本》篇，论标本，以《病传》篇，论病之所传，分为二篇，其义全同。

病有标本，刺有逆从　马云：标者，病之后生。本者，病之先成。此乃病体之不同也。逆者，如病在本，而求之于标，病在标，而求之本。从者，如在本求本，在标求标，此乃治法之不同也。

必别阴阳　马云：必别病在阴经阳经。吴同。张云：阴阳二字，所包者广，如经络时令，气血疾病，无所不在。

前后相应　马云：前后者，背腹也。其经络互相为应。吴云：谓经穴前后，刺之气相应也。志云：有先病后病也。

逆从得施　吴云：逆者反治，从者正治。得施，谓施治无失也。

标本相移　马云：施逆从之法，以移标本之病。吴云：刺者，或取于标，或取于本，互相移易。

有逆取而得者　吴云：言标本逆从之刺，各有所宜，治非一途取也。高云：有逆取而得者，即在本求标，在标求本也。有从取而得者，即在标求标，在本求本也。

正行无问 马云：乃正行之法，而不必问之于人也。吴本：问，改作间。注云：标本得施，无间可议也。诸注同马义。

言一而知百病之害 吴云：一者，本也。百者，标也。马云：言一病而遂知百病之害。高云：言一标本逆从，而知百病之害。

治得为从 吴云：此释逆从二字之义。张云：得，相得也，犹言顺也。志云：如热与热相得，寒与寒相得也。高云：不知标本，治之相反，则为逆。识其标本，治之得宜，始为从。简按张注稳贴。

先病而后逆者，治其本 马云：凡先生病，而后病势逆者，必先治其初病之为本。若先病势之逆，而后生他病者，则又以病势逆之为本，而先治之也。吴云：此二逆字，皆是呕逆。张云：有因病而致血气之逆者，有因逆而致变生之病者，有因寒热而生为病者，有因病而生为寒热者，但治其所因之本原，则后生之标病，可不治而自愈矣。

先热而后生中满者，治其标 《灵枢》：热，作病。滑云：此句，当作先病而后生热者治其标。盖以下文自有先病而后生中满者治其标之句矣，此误无疑。

先病而后泄者，治其本 高云：必且调之，乃治其他病，所以重其中土也。简按本，疑标误。泄者，脾胃虚败所致，故宜治其标。下文云：先泄而后生他病者，治其本，且调之，乃治其他病，其义自明。

先病而后生中满者，治其标 张云：诸病皆先治本，而惟中满者，先治其标。盖以中满为病，其邪在胃。胃者，脏腑之本也。胃满则药食之气不能行，而脏腑皆失其所禀，故先治此者，亦所以治本也。

人有客气有同气 马云：盖以人之病气有二，病本不同，而彼此相传者，谓之客气。有二病之气，本相同类，而彼此相传者，谓之同气。简按《全本》：同，作司。似是。盖客气谓邪气，司气谓真气欤。

小大不利，治其标 《本病》篇作小大便。下同。吴云：小大二便不利，危急之候也，虽为标，亦先治之。

病发而有余 高云：病发而邪气有余，则本而标之。申明本而标之者，先治其邪气之本，后治正气之标，此治有余之法也。

谨察间甚 吴云：间，差间也。甚，益甚也。张云：间者，言病之浅。甚者，言病之重也。

间者并行，甚者独行 张云：间者，言病之浅。甚者，言病之重也。病

260

素问识

浅者可以兼治，故曰并行，病甚者难容杂乱，故曰独行。高云：如邪正之有余不足，叠胜而相间者，则并行其治。并行者，补泻兼施，寒热互用也。如但邪气有余，但正气不足，而偏甚者，则独行其治。独行者，专补专泻，专寒专热也。

先小大不利而后生病者，治其本 吴：十三字，移于上文小大利治其本之下，是。

冬夜半夏日中 张注《病传》篇云：心火畏水，故冬则死于夜半。阳邪亢极，故夏则死于日中。盖衰极亦死，盛极亦死。

五日而胀 《病传》篇云：五日而之胃。吴云：胀，胃病也。胀者，由于闭塞不通使然，此土气败绝，升降之机息，即痞胀也。

冬日入夏日出 马云：冬之日入在申，申虽属金，金衰不能扶也。夏之日出在寅，木旺火将生，肺气已绝，不待火之生也。志云：日出气始生，日入气收引。肺主气，故终于气之出入也。高云：冬日入，气不内归也。夏日出，气不外达也。

冬日入夏早食 早，《病传》篇作晏。张本亦作晏。马云：晏与早同。冬之日入在申，以金旺木衰也。夏之早食在卯，以木旺气反绝也。

背胎 马云：胎，膂胎同。肾自传于膀胱腑，故背胎筋痛，小便自闭。

冬人定夏晏食 高云：冬之人定在戌，夏之晏食亦在戌，皆土不生旺而死也。简按晏，晚也。《淮南·天文训》：日至于桑野，是谓晏食。未详王注何据。

三日腹胀 吴云：腹胀，由肾与膀胱俱病，中宫无能化气，且肾中相火虚衰，不生胃土使然也。简按马张并仍王注，盖五脏相传，皆以相克传之，则旧注为是。

三日两胁支痛 张云：即三日而上之心也。手心主之别，下渊腋三寸，入胸中，故两胁支痛。简按吴云：土败而乘之，故两胁支痛。志高并同。今从王注。

冬大晨，夏晏晡 马云：冬之大明在寅末，木旺水衰也。夏之晏晡以向昏，土能克水也。吴云：冬大晨，辰也。夏晏晡，戌也。土主四季，水之畏也。

五日身体重 马云：据理当以《灵枢》五日，而上之心者为正，乃水克火也。张云：《病传》篇曰：五日而上之心。此云身体重者，疑误。简按志高并仍原文而释之，非。

冬夜半后，夏日昳　马云：冬夜半在子，土不胜水也。夏之日昳在未，土正衰也。日昳者，日晏也。志云：夜半后者，土败而水胜也。夏日昳者，乃阳明所主之时，土绝而不能生也。

一日腹胀，一日身体痛　吴云：腹胀，胃病也。身体痛，脾病也。马云：肾复传于小肠，故为腹胀。小肠传于脾，故身体痛。《病传篇》：一日而上之心，乃腑传于脏，其理为正。张云：即一日而之小肠，一日而之心，腑传脏也。心主血脉，故为身体痛。简按据上文，吴注为正。然如本节，以腹胀为胃病，以身体痛为脾病，则义不相协，今仍张注。

冬鸡鸣，夏下晡　马云：冬之鸡鸣在丑。丑，土克水也。夏之下晡在申，金衰不能生水也。吴云：冬鸡鸣，丑也。夏下晡，未也。太阴主丑未，乃土气也。膀胱壬水，畏其克制。张同。

间一脏止　《病传》篇、《甲乙》并无止字。志云：以上诸病，如是相胜克而传者，皆有速死之期，非刺之可能救也。或间一脏，相传而止，不复再传别脏者，乃可刺也。假如心病传肝，肺病传脾，此乃子行乘母，至肝脏脾脏而止，不复再胜克，相传于他脏者，可刺也。假如心病传脾，肺病传肾，乃母行乘子，得母脏之生气，不死之证也。如心病传肾，肺病传心，肝病传肺，此从所不胜来者，为微邪，乃可刺也。

著至教论篇第六十六

吴云：著，明也。圣人之教，谓之至教。

明堂　《礼记·明堂位》：明堂也者，明诸侯之尊卑也。《前汉·郊祀志》：武帝元封元年，济南人公玉带上黄帝时明堂图。明堂制，详见《大戴礼》《白虎通》《独断》。

诵而颇能解　《太平御览》：颇，作不。

足以治群僚　张云：群僚之情易通，侯王之意难测，所以有不同也。马云：外纪载纪官，举相则王侯，此时已有之。简按《书·皋陶谟》：百僚师师，百工惟时。孔传：僚工，皆官也。

不足至侯王　足下，《太平御览》有以字。

受树天之度　志云：所谓立端于始，表正于中。盖立端表，以测天之四时阴阳，星辰日月之度，以著于经书，乃传于后世。高云：上古树八尺之臬，参日影之斜正长短，以定四时。故愿得受树天之度，以定四时之阴阳，即以四时阴阳，合之星辰日月，分别明辨，以彰玑衡之经术。

四时阴阳合之 吴，改作合之四时阴阳。

疑于二皇 马吴张高，并据全本。疑，作拟。马云：二皇者，伏羲神农也。吴云：神农常以医药为教，今又上通神农，著至言以为教，是神农既皇，又一皇也。高云：不但上通神农，且拟于二皇。二皇，伏羲神农也。此伏羲、神农、黄帝之书，谓之三坟，一脉相传，言大道也。

疑殆 《扁鹊传》：拙者疑殆。《论语》：阙疑阙殆。

夫三阳天为业 马云：三阳，手太阳小肠经，足太阳膀胱经。业，事也。上下，手足也。三阳在人，为表之表。其尊为父，事与天同。张云：此三阳者，统手足六阳为言。简按张以下文三阳独至，又云三阳者至阳也之三阳，为太阳，此注非。

合而病至 马云：手足太阳经，不循常脉，合而为病，则阳气太盛，诸部阴阳各经，皆被偏害。吴云：若上下之气，失其常道，不以应天为业，则必内患外邪，合而病至，而偏害于阴阳也。

三阳莫当 吴云：言其义无当于心也，诸家仍王义。

三阳独至 张云：此三阳独至者，虽兼手足太阳，而尤以足太阳为之主，故曰独至。

内无正 马云：正，亦期也。吴云：内无痛苦可正。正，预期也。张云：内无名目可正。高云：并于外则外无期，譬于堕溺不可为期，并于内则内无正，神转不回，回则不转，乃失其正。

不中经纪 吴云：病不中经常纲纪。张同。简按诸家并仍王义，恐非。

诊无上下以书别 吴，七字句。诊云：诊无上下之殊，及可以书记先别者。张同。马云：书，即前阴阳传也。志云：故不能以脉经上下编之书别。简按王注为稳当。

臣治疏愈，说意而已 高云：说，作悦。治，理也。疏，远也。谓理治其言，疏远愈甚，不过悦其大意而已。简按疏，王注为稀，诸家仍王意，今从之。

三阳者至阳也 张云：太阳，至盛之阳，故曰至阳。

积并则为惊 吴云：积并，数并也。惊，今之痫也。马云：二经积并，即手太阳之里为心，足太阳之里为肾。心失神，肾失志，则皆为惊骇。

礔砺 熊音劈历。吴云：霹雳同。病至如礔砺之迅。简按张衡《西京赋》：礔砺激而增响，是也。

滂溢　熊音，泛也，上普郎反，下逸。《说文》：滂，沛也。

干嗌喉塞　熊音，嗌，音益，咽也。吴云：阳气滂溢于诸经，干涸其嗌，而喉中壅塞。马云：其嗌干，其喉塞，正以心肾之脉，皆上通于嗌喉也。

直心　吴改作为病二字。马云：凡三阳并合，则必直当其心。张云：谓邪气直冲心膈也。高云：三阳积并为病，谓之三阳直心，亢害已极，故坐不得起卧。志云：直，当也。

便身全　吴云：卧则经气约束，故身安全。马云：便是身患三阳之病之人也。简按马张志高，以坐不得起卧者，为一句，注意率同，皆以全为辞。王为安全之义，恐非。然而不若《甲乙》作身重为胜矣。

且以知天下　张云：且，犹将也。谓欲知天下之要道，尤当别阴阳应四时。

阳言不别，阴言不理　高云：阳，犹明也。阴，犹隐也。明言之，不能如黑白之别，隐言之，不能如经纶之理，其中更有精微。

世主学尽矣　张云：邪并于阳则阳病，并于阴则阴病，阴阳俱病，故伤五脏。脏伤于内，则筋骨消于外也。医道司人之命，为天下之所赖，故曰世主。不明不别，于道何有，是使圣人之学泯矣。志云：传世之主，学尽矣。

肾且绝　吴云：此上，必有诸经衰绝之候，盖阙之，今惟存肾绝一条尔。简按此注是。高云：史臣记雷公殚心帝教，而深思弗释也。公闻帝教，既竭心思，求之不得，中心如焚，一似肾且绝，可谓强解矣。

惋惋日暮　吴云：惋，音婉。肾者水脏，水畏土，日暮则阳明胃土主事，故惋惋不安。张云：真阴且绝，故惋惋不已，忧疑终日。志云：惋惋，惊叹貌。

从容不出　吴云：肾主骨，骨气衰弱，故虽从容闲暇，不欲出户。

人事不殷　吴云：肾主喜静，故虽人事之来，不欲以身殷受也。志云：殷，盛也。高云：一切人事不殷。殷，犹勤也。简按汉书平当传师古注：人事者，人情也。《庄子》：其不殷。注：殷，中也。此云人事不殷，盖谓心志迷妄，与人情不相主当也。

示从容论篇第六十七

马云：从容，系古经篇名，见第二节。本篇，详示从容之义，故名篇。吴云：篇内论病情有难知者，帝示雷公从人之容貌，而求合病情，其长其少其壮，容不类也。高云：圣人治病，循法守度，援物比类，从容中道，帝以此理示诸雷公，故曰示从容。

及于比类 马云：观前后篇内，俱有比类，系古经篇名，然实以比方相类为义。

水所从行 吴云：水，谓五液也。此皆人之所生，指胆胃以下十四端而言。高云：五脏主藏精者，故曰水。

治之过失 吴云：言五脏六腑七情五液，皆人所赖以生。治之者，恒有过有失也。张云：凡治过于病，谓之过。治不及病，谓之失。不得其中，皆治之过失也。志本：失，作矣。

子别试 吴云：别，谓往时也。张云：别试通者，谓素之所通也。其有未通者，当请问其所不知耳。志云：别者，谓未通天道也。高云：既诵《脉经》，当于《脉经》辨别，而试通之。简按诸注义未稳。盖别试者，谓《脉经》上下编之外，别有所通，试论之也。下文子言上下以对何也语，可见耳。

窈冥 熊音，窈，乌绞反，深也。吴云：窈冥者，义理玄妙，非书传之陈言也。

脾虚浮似肺 张云：脾本微软，病而虚浮，则似肺矣。肾本微沉，病而小浮，则似脾矣。肝本微弦，病而急沉散，则似肾矣。脉有相类，不能辨之，则以此作彼，致于谬误。此皆工之不明，所以时多惑乱也。按王氏曰，浮而缓云云，此详言五脏脉体，以明本节之义也。所以诊法有从部位察脏气者，有从脉体察脏气者，得其义，则妙无不在，学人当于此而贯通焉。

从容得之 马云：若明从容篇比类之，则窈冥之妙传矣。吴云：从人之容色，而求病情，斯得之矣。志云：从容者，天之道也。天道者，阴阳之道也。简按《诗经·都人士笺》云：从容，犹休燕也。正义云：休燕，闲暇之处。《中庸》云：从容中道，圣人也。《家语·哀公问》云：夫诚，不勉而中，不思而得，从容中道，圣人所以定体也。《广雅》云：举动也。考数义，王以安缓释之，乃为允当。

怵然 熊音：怵，去劫反，畏也。

夫从容之谓也 吴云：帝言若是者，宜从其人之容貌，而合之病情也。张云：引经语也，如下文。志云：此言经脉之当求之于气也。夫从容者，气之谓也。高云：比类者，同类相比，辨别其真，必从容而得之。故曰：夫从容之谓也。简按今从高注。

年少则求之于经 张云：年少者，每忽风寒劳倦，所受在经。简按志以年长年少年壮，为长女中女少女，以为三阴之义。注义迂回，不可从。

夫浮而弦 张云：肾脉宜沉，浮则阴虚，水以生木，弦则气泄，故为肾之不足也。简按仲景云：弦则为减。即此义也。

水道不行 张云：精所以成形，所以化气。水道不行，则形气消索，故怯然少气也。

一人之气病在一脏也 吴云：一人之气，病在一脏。一脏不再伤，故三脏俱行，不在法也。张云：凡此皆一人之气，病在肾之一脏耳。即如上文雷公所问头痛者，以水亏火炎也。筋挛者，肾水不能养筋也。骨重者，肾主骨也。哕噫者，肾脉上贯肝膈，阴气逆也。腹满者，水邪侮土也。时惊者，肾藏志，志失则惊也。不嗜卧者，阴虚目不瞑也。病本于肾，而言三脏俱行，故非法也。志高义同。

三脏俱行 简按行字，诸家无解，盖谓病之行也。

此何物也 高云：此何故也。简按物训故，未见所据。

子所能治知亦众多 吴云：帝言子所能者，治所知之病，亦众人之所称欤。张云：言子之所能，余亦知其多，但以此病为伤肺，则失之矣。简按张似是。

譬以鸿飞，亦冲于天 吴云：譬之鸿飞，亦常冲天，然有时而下，不常高尔。张云虽所之任意，而终莫能得其际，亦犹长空浩渺之难测耳。高云：粗工妄治而愈，是千虑一得，譬以鸿飞亦冲于天。简按张注似稍通。冲，翀同。

化之冥冥 马云：化字，恐当是托，世本讹也。吴云：变化于冥冥莫测之境。张同。志云：察造化之冥冥。

何必守经 吴云：何必执守经常哉。

去胃外归阳明也 吴云：去其胃腑，而外归阳明经也。

二火不胜三水 吴云：二火，犹言二阳，谓胃也。三水，犹言三阴，谓脾也。言太阴之气，外归阳明，阳明不胜太阴，是以脉乱而失其常。常脉浮缓，今失而为浮大虚矣。高同。马张仍王。

由失以狂也 简按《孟子》：王由足用为善。由，与犹通。王注本此，高为从之义，非是。

经脉傍绝 张云：肺脏损坏，则治节不通，以致经脉有所偏绝。

是失吾过矣 吴云：是失二字为句。

名曰诊轻 吴张据《太素》：轻，作经。张云：明引形证，比量异同，以合从容之法，故名曰诊经，乃至道之所在也。马志高从王注。恐非。

疏五过论篇第六十八

马云：疏，陈也。内有五过，故名篇。吴云：篇内，论延医五过，为工者，宜疏远之，因以名篇。简按《楚辞九歌》：疏石兰兮为芳。注：疏，布陈也。马盖本于此。

闵闵乎 吴云：玄远莫测之貌。高云：闵闵，忧之至也。帝叹道之远大幽深，而圣人之术，循经守数，事有五过四德，医工不可不知。故语雷公，以发明之。

论裁志意 吴云：论裁人之志意，必有法则。张云：裁，度也。志云：当先度其志意之得失。

医事 《周礼·医师职》云：医师，掌医之政令，聚毒药以共医事。

脱营 《卫生宝鉴》论脱营不治证，当参考。陈氏《外科正宗》云：失荣者，先得后失，始富终贫，亦有虽居富贵，其心或因六欲不遂，损伤中气，郁火相凝，隧痰失道，停结而成。其患多生面项之间，初起微肿，皮色不变，日久渐大，坚硬如石，推之不移，按之不动，半载一年，方生阴痛，气血渐衰，形容瘦削，破烂紫斑，渗流血水，或肿泛如莲，秽气熏蒸，昼夜不歇，平生疙瘩，愈久愈大，越溃越坚，犯此俱为不治，此乃脱营之一证也。

五气留连 马云：五气者，五脏之精气也。

洒洒然 熊音：苏浪反，寒貌。

此亦治之一过也 简按据下文例，亦字衍。

毁沮 张云：沮，将鱼切，坏也。高云：沮，音殂，义通。毁沮，犹死亡也。

厥气上行，满脉去形 张云：厥气，逆气也。凡喜怒过度，而伤其精气者，皆能令人气厥逆而上行。气逆于脉，故满脉。精脱于中，故去形。《阴阳应象大论》有此四句。

必以比类奇恒 吴云：谓比量类例于奇异，及庸常之证也。高云：奇，异也。恒，常也。异于恒常之病，必比类相参，从容知之。

三常 张云：即常贵贱，常贫富，常苦乐之义。

封君败伤 吴云：谓尝封君，为事毁败，而中伤者。简按封君，乃封国之君。败伤，谓削除之类。追悔已往，以致病也。

故贵脱势 吴云：故家贵族也。高云：故，犹昔也。故贵脱势，谓昔者身贵，今则脱势也。马义同。

不能动神 吴云：医不能严戒其非，竦动其神，而令从命，外为柔和萎弱，至于乱失天常。

必知终始 吴云：终始，谓今病及初病也。张云：谓原其始，要其终也。高云：必知经脉之终始。

有知余绪 吴云：谓有知之后，诸凡余事也。张云：谓察其本知其末也。志云：谓更知灸刺补泻之绪端。高云：余绪者，经脉虚实之病也。简按今从张注。

当合男女 吴云：谓男女气血不同，其脉与证，亦当符合也。张云：男女有阴阳之殊，脉色有逆顺之别。故必辨男女，而察其所合也。志云：谓针刺之要，男内女外，坚拒勿出，谨守勿内，是谓得气。高云：当合男女而并论之。男女者，阴阳血气也。《应象大论》云：阴阳者，血气之男女。此其义也。简按合字，义未稳妥，姑仍王注。

离绝菀结 高云：或阴阳血气之离绝，或阴阳血气之郁结。简按此注似是，然与下文血气离守支矣，不如旧注为得。

尝富大伤 张云：谓甚劳甚苦也。高云：如人尝富，一旦失之，则大伤其神魂。

故伤败结，留薄归阳，脓积寒炅 张云：故，旧也。言旧之所伤，有所败结，血气留薄不散，则郁而成热，归于阳分，故脓血蓄积，令人寒炅交作也。

从容人事 张云：从容于人事。从容，周详也。

经道 吴云：常道也。张同。高云：明经脉之道也。简按高注非。

诊必副矣 吴云：副，全也。张云：副，称也。简按张本于广雅。

气内为宝 张云：气内者，气之在内者也，即元气也。凡治病，当先求元气之强弱，元气既明，大意见矣。

过在表里 张云：求元气之病，而无所得，然后察其过之在表在里以治之。

菀熟 马吴张并作菀热。简按《大奇论》，菀熟，亦误。

痈发六腑 志云：在内者，五脏为阴，六腑为阳，谓菀热在内，而痈发于在外之皮肉间也。

与经相明 吴云：经，谓经旨，圣道之所载也。张云：即下文上经下经之谓。上经下经，揆度奇恒，义见《病能论》。

五中 吴云：五内也。

决以明堂审于终始 马云：明堂部位之义，详见《灵枢·五色》等篇。张云明堂，面鼻部位。终始，《灵枢》篇名也。吴云：决，取正也。明堂，王者朝诸侯布政之所。人身腔之中，有天君主于其内，十二官分司守职，与王者向明布政之堂，居然无两，故谓明堂。终始，谓始病及今病也。志云：脏腑经脉之始，三阴三阳已绝之终。高云：经脉终始。简按张终始之解，吴明堂之释，并误。马云：按帝言五过四德，而今四德不具，亦公不复问，故帝未之答欤？马说如此，四德未详何义。而吴以治病之道，气内为宝以下，为一德，守数据治以下，为二德，诊病不审以下，为三德，上经下经以下，为四德，而张则以必知天地一节，为一德，五脏六腑雌雄一节，为二德，从容人事一节，为三德，审于部分一节，为四德，志高则并不言及，盖以经文不明显，其义难寻也。

卷

八

征四失论篇第六十九

吴云：征，证也。篇内。证作医四失，故以名篇。志云：征者，惩创医之四失。

言以杂合耶 吴云：谓杂采众说，而合之己意也。张云：杂合众说，而不能独断也。

外内相失 吴云：外之病情，内之神志，两者相失。张云：以彼我之神不交，心手之用不应也。故时有疑惑，致乎危殆。

妄作离术 宋本：离，作杂。马志高本同。吴云：离术，别术也。张同。简按今从宋本。

坐之浓薄 张云：坐，处也。志云：薄浓，谓肌肉之浓薄。高本：坐，作土。注云：土，旧本作坐，今改。简按高本近是。

不明尺寸之论诊 诸注，诊字接下句，是。吴云：千里之外，言其远也。尺寸人事，言其近也。谓世人求道于远，常驰骛于千里之外，不明尺寸之近，无遑人事之浅也。志云：言世人多夸大其语，而不明寸尺之微。失寸尺之毫厘，而有千里之谬。盖人之日用事物，饮食起居，莫不有理，如失其和平，皆能为病。诊无人事之审，是忽近而图远也。

无人事 张云：即前篇贵贱贫富，守数据治之谓。高云：谓昧昧以诊，不知人之病情也。

从容之葆 志云：葆，宝同，言治诊之道，惟天理人事之为葆也。简按《脉要精微论》：虚静为保。《甲乙》：保，作宝。《史记·留侯世家》注：史记珍宝字作葆。志注有所据。王训平，未详所本。马云：保同。吴云：草木丛生谓葆（见《燕世家》注），盖生机之不可遏者也。张云：葆，韬藏也（《庄子·齐物论》：葆光之葆）。并于经旨未允当，今从志。

坐持寸口 吴云：居然持寸口之脉。张云：若理数未明，而徒持寸口，则五脏之脉，且不能中。志删坐字。高云：坐，犹定也。持，即诊也。简按张释坐为徒，于文义为是。

诊不中五脉 吴云：诊不中于五脏，百病所起始，以诊字以下十字为一句。张云：五脏之脉，且不能中，又焉知百病之所起，乃始知自怨其无术，而归咎于师传之未尽。简按张注为是。《经脉别论》：五脉气少，胃气不平。王注：五脏脉少。

汝不知道之谕受，以明为晦 马志高，并受下句。志云：如不受师之传谕，不明道之体原，是以天道之明，而为晦矣。

阴阳类论篇第七十

八极 《庄子·田子方》：挥斥八极，神气不变。又《天运》：天有六极五常。《音义》：司马云：六极四方上下也。

青中主肝 高云：在色为青，在中主肝。

且复侍坐 诸本，且，作旦，当改。

一阳为游部 张云：少阳在侧，前行则会于阳明，后行则会于太阳，出入于二阳之间，故曰游部。志云：游部者，游行于外内阴阳之间，外内皆有所居之部署。

此知五脏终始 吴云：由表而入，则始太阳，次少阳，终阳明。由里而出，则始阳明，次少阳，终太阳。言五脏者，阳该阴也。张云：有阳则有阴，有表则有里。睹此三阳之义，则五脏之终始，可类求而知矣。

三阳为表 张云：三阳，误也，当作三阴。三阴，太阴也。太阴为诸阴之表，故曰：三阴为表。按《阴阳离合论》曰：太阴为关。《痿论》曰：肺主身之皮毛。《师传》篇曰：肺为之盖，脾者主为卫，是手足三阴，皆可言表也。下文所谓三阳三阴者，明列次序，本以释此。故此节，当为三阴无疑，王氏而下皆曰：三阳，太阳也。二阴，少阴也。少阴与太阳为表里，故曰：三阳为表，二阴为里。其说若是，然六经皆有表里，何独言二经之表里于此耶？盖未之详察耳。

一阴至绝作朔晦　马云：王注以一阴至绝为读，作朔晦为读，又以却具合以正其理为句，义不通。当言一阴至绝作为读，晦朔却具为读，合以正其理为句。岂知一阴至绝，而有复作之理，朔晦相生之妙，却具于其中，而正此厥阴之理也。正者，证也。简按王注义尤明备，马说却非也。王所引《灵枢》文，出《阴阳系日月篇》。

以正其理　张云：终始循环，气数具合，故得以正其造化之理矣。

弦急悬不绝　张云：悬，浮露如悬也。少阳之脉，其体乍数乍疏，乍短乍长，今则弦急如悬，其至不绝，兼之上乘胃经，此木邪之胜，少阳病也。按以上三阳为病，皆言弦急者，盖弦属于肝，厥阴脉也。阴邪见于阳分，非危则病，故特举为言。

三阴者，六经之所主也　张云：三阴，太阴也。上文云：三阳为表，当作三阴者，其义即此。三阴之脏，脾与肺也。肺主气，朝会百脉，脾属土，为万物之母，故三阴为六经之主。

上空志心　吴，改作志上控心。注云：志，谓肾气也。脾为坤土，有母万物之象，故六经受栽于脾，而后治，是为六经所主。今其气上交于太阴寸口，脉来搏而沉，是脾家绝也。脾绝则肾无所畏，气上凌心，控引心痛。肾主志，故曰志上控心。马云：所谓三阴者，在手则为手太阴肺经也，为手足六经之所主，正以百脉朝会，皆交于手太阴经也。夫太阴之脉，浮涩为本。今见伏脉，又似鼓不浮，是肾脉干肺也。肾之神为志，肺虚则肾虚，其志亦空虚无根据耳。曰上空者，盖肾神上薄也。曰志心者，志虽肾之神，而实心之所之之谓也。张云：交于太阴，谓三阴脉至气口也。肺主轻浮，脾主和缓，其本脉也，今见伏鼓不浮，则阴盛阳衰矣。当病上焦空虚，而脾肺之志，以及心神，为阴所伤，若致不足，故上空志心。按《阴阳应象大论》曰：肺在志为忧，脾在志为思，心在志为喜，是皆五脏之志也。简按吴，空作控，据王注，而其注则根据杨义，然杨空字欠详。要之此一节，义不清晰，张义略通。

二阴至肺　张云：言肾脉之至气口也。《经脉别论》曰：二阴搏至，肾沉不浮者，是也。肾脉上行，其直者，从肾上贯肝膈，入肺中，出气口，是二阴至肺也。肾主水，得肺气以行降下之令，通调水道，其气归膀胱也。肺在上，肾在下，脾胃居中，主其升降之柄，故曰：外连脾胃也。外者，肾对脾言，即上文三阴为表，二阴为里之义。

一阴独至 张云：厥阴脉胜也。《经脉别论》曰：一阴至，厥阴之治，是也。厥阴本脉，当软滑弦长，阴中有阳，乃其正也。若一阴独至，则经绝于中，气浮于外，故不能鼓钩而滑，而但弦无胃，生意竭矣。简按张注，经绝气浮为句，不鼓钩而滑为句。志高同。吴改作一阴独至，钩而滑，经绝气浮不鼓，不可从。

颂得 简按颂，似用切，音诵。

一阴为独使 马云：一阴者，即厥阴也。厥阴为里之游部，将军谋虑，所以为独使也。张云：使者，交通终始之谓。阴尽阳生，惟厥阴主之，故为独使。

三阳一阴，太阳脉胜 马云：此言膀胱与肝为病者，膀胱胜而肝负也。三阳者，足太阳膀胱经也。一阴者，足厥阴肝经也。膀胱主病，而肝来侮之，则木来乘水。当是时，膀胱为表，肝为里，膀胱邪盛，有自表之里之势，肝经不得而止之，致使内乱五脏之神，外有惊骇之状。《金匮真言论》曰：肝其病发惊骇。高，太阳改作太阴。简按高注义乖，今仍旧文。

二阴二阳，病在肺 高，二阳作三阳。注云：太阳之气，主皮毛者，肺之合，故二阴三阳相合，病在肺也。二阴合三阳而病肺，则三阳有余，二阴不足，故少阴脉沉也。简按旧注义通，未必改字，诸家仍王。

胜肺伤脾 张云：土邪伤水，故足少阴之脉沉。沉者，气衰不振之谓。然胃为脾腑，脾主四肢，火既胜肺，胃复连脾，脾病则四肢亦病矣。简按高云，胜肺，犹言肺气胜也，误甚。

客游于心，脘下空窍，堤闭塞不通 马：心脘下句，空窍堤句。注云：少阴之气，客游于心脘之下，水来侮火也。然阴气上游，胃不能制，肠胃空窍为堤，闭塞不通。高云：空窍，汗孔之窍也。堤，犹路也。少阴少阳相合，阴胜其阳，故病出于少阴之肾，少阳三焦之脉，散络心包，出于胃脘。今少阴之气，客游于心脘下，是阴客于阳，水胜其火，致三焦不能出气以温肌腠，一似空窍之路，闭塞不通。吴：阴气以下十字句，堤闭塞不通五字句。注云：二阴，少阴肾气也。一阳，少阳胆气也。二气相搏，水不胜火，病出于肾。肾病则气逆，而上实于心脘下之空窍，如堤防之横塞胸中，不得通塞。张同，堤下为句。简按王，阴气客游于心句，脘下空窍句。今考文义，高注似是。但堤字注未稳，当从旧注。

四肢别离　吴云：胸中病，则四肢无以受气，故若别离于身，不为己有也。张云：清阳实四肢，阳虚则四肢不为用。

一阴一阳代绝云云　高：此一项，移于上文一阴为独使之下。注云：旧本在四肢别离下，今改正于此。张云：代绝者，二脏气伤，脉来变乱也。肝胆皆木，木生心火，病以阳衰，则阴气至心矣。吴云：阴气，动气也。上下无常者，作辍无时也，出入不知者，端倪莫测也。简按吴阴气之解，未见所本。

皆在　吴云：在寸口也。张云：皆病也，简按志高以二阳三阴为句，以至阴皆在为句，而注皆在，为脾胃之气皆在于中，其说迂回叵从。

阴不过阳　马云：胃脾肺经为病，则在阴经者，不能出过于阳以为和。在阳经者，不能入止于阴以为和。阴阳之气，并至阻绝。张云：阴不过阳，则阴自为阴，不过入于阳分也。阳气不能止阴，则阳自为阳，不留止阴分也。

浮为血瘕，沉为脓胕　吴：浮沉改置。马云：胕，腐同。张云：脉浮者，病当在外，而为血瘕。脉沉者，病当在内，而为脓胕。正以阴阳表里，不相交通，故脉证之反若此。

阴阳皆壮，下至阴阳　张云：阴阳皆壮，则亢而为害。或以孤阴，或以孤阳，病之所及，下至阴阳。盖男为阳道，女为阴器，隐曲不调，俱成大病也。

上合昭昭，下合冥冥　张云：昭昭可见，冥冥可测，有阴阳之道在也。吴云：昭昭，天之道也。冥冥，地之阴也。言脉之阴阳，合天地也。

遂合岁首　张：合，作至。高云：五脏五行，始于木，而终于水，犹四时始于春，而终于冬。遂合今日孟春之岁首。简按阴阳皆壮以下文六句，与下文不相冒，且旨趣暧昧难晓，疑是他篇错简，今姑仍张注。

在理已尽，草与柳叶皆杀　马云：冬三月之病，死证悉见，在理已尽，亦可延至地有草柳有叶之时，其人始杀者，何也？有死征而有死脉也。以物生而人死，故亦以杀名之。向使交春之初，阳脉亦绝，有同阴脉，止期在孟春而已，安能至此草柳俱见之日乎？张云：在理已尽，谓察其脉证之理，已无生意也。以冬之病而得此，则凡草色之青，柳叶之见，阴阳气易，皆其死期，故云皆杀也。简按今仍王注。

春阴阳皆绝　马根据《太素》：删春字。吴、张、志高，并顺文释之。

今从马。

阳杀 马云：春三月为病者，正以其人秋冬夺于所用，阴气耗散，不能胜阳。故春虽非盛阳，交春即病。为阳而死，名曰阳杀。张云：春月阳气方升，而病在阳者，故曰阳杀。杀者，衰也。高云：春三月之病，阳气不生，故曰阳杀。杀，犹绝也。简按马张之注，义相反。今详马据王注，为病热而释之，义似长，仍从之。

草干 马云：若使其脉阴阳俱绝，则不能满此三月，而始死也。期在旧草尚干之时，即应死矣，无望其草生柳叶之日也。简按王以降，并为深秋之节。然阴阳皆绝者，安有从春至深秋，而始死之理乎？虽旧草尚干之解未允当，姑从马说，以俟后考。

至阴不过十日 张云：脾肾皆为至阴。夏三月，以阳盛之时，而脾肾伤极，则真阴败绝，天干易气，不能堪矣，故不过十日也。高云：此夏三月之病，而有短期也。六月长夏，属于至阴，时当至阴，阳气尽浮于外。夏三月而病不愈，交于至阴，不过十日死。李云：《金匮真言论》曰：脾为阴中之至阴，五脏六腑之本也。以至阴之脏，而当阳极之时，苟犯死症，期在十日。

阴阳交期在濂水 熊音：濂，音廉，薄也。张云：濂，音敛，清也。马云：其脉阳中有阴，是谓阴阳交也。则脾未全绝，期在七月水生之候，其水濂静之日而死矣。吴云：阴脉见于阳，阳脉见于阴，阴阳交易其位，谓之阴阳交。濂水，仲秋水寒之时也。言阴阳交易，既失其常，时当濂水，则天地不交之时也。脉与天地相违，短期不在是乎？高云：濂，濂同。若越长夏，而至于秋，则为阴阳交。夏三月之病，而交于秋，期在濂水而死。濂，犹清也。中秋，水天一色之时也。简按濂，薄冰也。潘岳寡妇赋：水濂以微凝。乃言冬初之时也。《正韵》：濂，音廉，与濂同。一曰：薄也。其为清之义，未见所据。

三阳俱起 马云：三阳者，足太阳膀胱经也。膀胱病脉俱起，则膀胱属水，秋气属金，金能生水，当不治自已也。吴云：俱起，手足俱起也。高云：三阳，谓太阳阳明少阳，故曰俱。后三阳，谓太阳。二阴，谓少阴，故曰独也。

阴阳交合者 马云：若膀胱有阳病而见阴脉，有阴病而见阳脉，是阴阳相合，其证当行立坐卧，俱不宁也。以金为主，当善调之而愈。吴云：谓阴阳之气交至，合而为病也。阴阳两伤，血气俱损，衰弱已甚，故令动止艰难，立则不能坐，坐则不能起也。张云：秋气将敛未敛，故有阴阳交合为病者，则或精或气，必有所伤，而致动止不利。盖阳胜阴，故立不能坐；阴胜阳，故坐不能起。

三阳独至　李云：阳，当作阴。阴病而当阴盛，则孤阴不生矣。冰坚如石之候，不能再生，即上文三阳俱起，不治自愈。下文，二阴期在盛水，则此为三阴无疑。

期在石水　张云：三阳独至，阳亢阴竭之候也。阴竭在冬，本无生意，而孤阳遇水，终为扑灭，故期在冰坚如石之时也。

二阴独至　张云：二阴，全元起本，作三阴，即所谓三阴并至，有阴无阳也。盛水者，正月雨水之候，孤阴难以独立，故遇阳胜之时，则不能保其存也。

方盛衰论篇第七十一

马云：内有不足有余虚实等义，皆所以较其盛衰也。吴云：方，比也。比方阴阳多少，五度强弱，何者为盛，何者为衰也。

气之多少　张云：多少，言盛衰也。高云：气，阴阳之气也。人身阴阳之气，有多而盛，有少而衰。

阳从左，阴从右　张云：阳气主升，故从乎左。阴气主降，故从乎右。高云：向明而治，左阳右阴。故阳从左，阴从右。

老从上，少从下　张云：老人之气，先衰于下，故从上者为顺。少壮之气，先盛于下，故从下者为顺。盖天之生气，必自下而升，而人气亦然也。故凡以老人，而衰于上者，其终可知。少壮而衰于下者，其始可知。皆逆候也。高云：四时之气，秋冬为阴，从上而下，春夏为阳，从下而上，故老从上，少从下，盖老为秋冬之阴，少为春夏之阳也。

是以春夏归阳为生　马云：春夏或病或脉，归阳为生。若阴病阴脉，如秋冬者，为死。张云：春夏以阳盛之时，或证或脉，皆当归阳为生。若得阴候，如秋冬者，为逆为死。

反之则归秋冬为生　马云：反之则秋冬归阴为生。若阳病阳脉，如春夏者为死，是以人之气有多少，逆之则皆能为厥也。张云：反之，谓秋冬也。秋冬以阴盛阳衰之时，故归阴为顺，曰生。然不曰归春夏为死者，可见阴中有阳，未必至害，而阳为阴贼，乃不免矣。高云：人身春夏之时，其气归阳为生，归秋冬之阴为死。若反之则归秋冬为死者，归秋冬反为生，反之而生，气之逆也。是以阴阳之气，无论多少，若逆之，则皆为厥矣。

一上不下 张云：阳逆于上而不下，则寒厥到膝。老人阳气从上，膝寒犹可，少年之阳，不当衰而衰者，故最畏阴胜之时。老人阳气本衰，是其常也，故于秋冬无虑焉。高云：阴阳之气，不相顺接，便为厥。如阴气一上，阳气不下，则阴盛阳虚，故寒厥到膝。

头痛巅疾 吴云：此谓巅疾，有巅崩偃仆之义。张云上实下虚，故病如此。志云：愚谓此下，当有少者春夏生，老者春夏死句，或简脱耶。

求阳不得求阴不审 张云：厥之在人也，谓其为阳，则本非阳盛，谓其为阴，则又非阴盛，故皆不可得。盖以五脏隔绝，无征可验，若居旷野无所闻，若伏空室无所见，乃病则绵绵不解，势甚凋敝，若弗能终其日者，岂真阴阳之有余者耶。

绵绵乎属不满日 张云：绵，古绵字。高云：今绵绵一息之微，属望其生，若不能满此一日矣。简按《诗经·大雅》疏：绵绵，微细之辞。王盖取气息绵惙之义。属，高读为瞩也。

是以少气之厥 赵府本、熊本：少气，作少阴。马、吴、张并从之。志高仍原文。简按据王注，及下文是为少气之语，则知作少阴，误也。

籍籍 马云：众多也。吴云：积尸状。张云：多惊惕也。志云：野狼籍也。简按野狼籍，披离杂乱貌。《前·江都易王传》：国中口语籍籍。志注为是。

菌香 《脉经》作园苑，《千金》作园花。志云：香蕈之小者，盖虽有生气而无根。简按此注非也。《广雅》：菌，薰也。其叶谓之蕙。又屈原《离骚》：杂申椒与菌桂兮。《蜀都赋》：菌桂临岩。知全注为得。

阳物 志云：龙也，乃龙雷之火游行也。

阳气有余，阴气不足 吴云：凡人阳气不足，阴气有余，则当昼而寐。若阳气有余，阴气不足，则当夕而梦。张云：所以为厥为梦者，皆阳不附阴之所致。

五诊 吴云：五内见证也。阴阳，三阴三阳也。

以在经脉 吴云：在，察也。经脉，十二经之脉也。马高同。简按《书·舜典》：在璇玑玉衡。注：在，察也。今从吴注。

十度 马云：度人度民之度，俱入声，余皆去声。志并去声。注云：度，量也。十度者，度人脉、度脏、度肉、度筋、度俞、度阴阳气、度上下、度民、度君、度卿也。高：以下文度民君卿四字，移于阴阳气尽之下。注云：十度，一曰度人，二曰度脉，三曰度脏，四曰度肉，五曰度筋，六曰度俞，七曰度阴阳气尽，八曰度民，九曰度君，十曰度卿。民不得同卿，卿不得同于君，就其心志，而揆度之。简按王义允当，故马吴张从之。

脉度、脏度、肉度、筋度、俞度 张云：脉度者，如《经脉》《脉度》等篇，是也。脏度，如《本脏》《肠胃》《平人绝谷》等篇，是也。肉度，如《卫气》《失常》等篇，是也。筋度，如《经筋》篇，是也。俞度，如《气府》《气穴》《本输》等篇，是也。度，数也。

散阴颇阳 吴云：颇、跛同。阴阳散乱偏颇也。简按《玉篇》：颇，不平也，偏也。王注非。

脉脱不具 吴云：脉或不显也。张云：此其脉有所脱，而阴阳不全具矣。

诊无常行 张云：诊此者，有不可以阴阳之常法行也。盖谓其当慎耳。吴云：不拘于一途也。

诊必上下，度民君卿 张云：贵贱尊卑，劳逸有异，膏粱藜藿，气质不同，故当度民君卿，分别上下以为诊。

至阴虚天气绝 马云：地位乎下，为至阴。若至阴虚，则天气绝而不降，何也？以其无所升也。天位乎上，为至阳。若至阳盛，则地气无自而足，何也？以其无所降也。此设言也，故人有阳气，阳气者，卫气也。人有阴气，阴气者，营气也。能使阴阳二气，交会于一处者，惟至人乃能行之。吴云：至阴，脾也。天气，肺也。高云：至阴，太阴也。至阴虚，则人之地气不升。地气不升，天气绝。至阳，太阳也。至阳盛，则人之天气有余。天气有余，故地气不足，必阴阳并交，无有虚盛。

阳气先至，阴气后至 张云：凡阴阳之道，阳动阴静，阳刚阴柔，阳唱阴随，阳施阴受，阳升阴降，阳前阴后，阳上阴下，阳左阴右。数者为阳，迟者为阴。表者为阳，里者为阴。至者为阳，去者为阴。进者为阳，退者为阴。发生者为阳，收藏者为阴。阳之行速，阴之行迟。故阴阳并交者，必阳先至，而阴后至。是以圣人之持诊者，在察阴阳先后，以测其精要也。

六十首 吴云：六十年之岁首也，言论阴阳之变与常，乃尽于六十年间也。张云：《禁服篇》：所谓通于九针六十篇之义，今失其传矣。高云：奇脉恒脉，脉势不同。六十日而更一气，乃以六十为首也。简按十六难云：脉有三部九候，有阴阳，有轻重，有六十首。吕广曰：首，头首也。盖三部从头者，脉辄有六十首。盖诸注并属附会，今仍王义。

诊合微之事　吴云：合于幽微也。志云：声合五音，色合五行，脉合阴阳也。张云：参诸诊之法，而合其精微也。

章五中之情　吴云：五中，五脏也。张云：章，明也。志云：五内之情志也。简按马云：五中者，古经篇名，非。义具下文王注。

定五度之事　马云：即前十度也。吴张同。志云：五度者，度神之有余有不足，气有余有不足，血有余有不足，形有余有不足，志有余有不足也。高云：五度，即上文之五诊也。简按马注似是。

切阴不得阳　张云：言人生以阳为主，不得其阳，焉得不亡？如《阴阳别论》曰：所谓阴者，真脏也，见则为败，败必死矣。所谓阳者，胃脘之阳也。《平人气象论》曰：人无胃气死，

脉无胃气死，是皆言此阳字。

守学不湛　张云：湛，明也（本于马注）。若但知得阳，而不知阳中有阴，及阴平阳秘之道者，是为偏守，其学亦属不明。志云：湛，甚也。吴：湛，作知。高：作谌。注云：谌，信也。简按湛训明，无所考，然于文义为得。

故治不久　张云：不明缓急之用，安望其久安长治，而万世不殆哉？高云：左右上下先后，不能尽知，故曰治其病，而人不久。

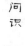
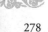

278

用之有绝　绝，诸本作纪，当改。吴云：纪，法也。张云：纪，条理也。

起所有余　吴云：起，病之始也。有余，客邪有余。不足，正气不足。言病之所起，虽云有余，然亦可以知其虚而受邪矣。张云：起，兴起也。言将治其有余，当察其不足。盖邪气多有余，正气多不足。若只知有余，而忘其不足，取败之道也。

脉事因格　吴云：格者，穷至其理也。言揆度病情之高下，而脉事因之穷，至其理也。马云：度其事之上下，脉之因革，则诊法无不备矣。简按马读格为革，因革，乃沿革之义，其意不通。

是以诊有大方　吴云：此下论作医之方。大方，大法也。

坐起有常　张云：举动不苟，而先正其身。身正于外，心必随之，故诊之大方，必先乎此。

出入有行　吴云：行，去声，德行也。医以活人为事，其于出入之时，念念皆真，无一不敬，则德能动天，诚能格心，故可以转运周旋，而无往弗神矣。

司八正邪 吴云：司，推步也。张云：司，候也。高云：司，主也。简按司、伺同。《前·灌夫传》：太后亦已使候司。则知张之义确矣。

视其大小 吴云：大小，二便也。张同。志云：视脉之大小。高同。

合之病能 马云：病能，读为病耐。《阴阳应象大论》云：病之形能也。张云：能，情状之谓。简按能，古与态通。

视息视意 吴云：视息，视其呼吸高下也。视意，视其志趣远近，苦乐忧思也。志云：视息者，候呼吸之往来，脉之去至也。视意者，闭户塞牖，系之病者，数问其情，以从其意也。

不失条理 张云：条者，犹干之有枝，理者，犹物之有脉，即脉络纲纪之谓。

亡言妄期 吴：亡，作妄。高云：亡言，无征之言也。简按今从吴注。

解精微论篇第七十二

高云：纯粹之至曰精，幽渺之极曰微。阐发阴阳水火，神志悲泣，以及水所从生，涕所从出，神志水火之原，非寻常问答所及，故曰解精微。

阴阳刺灸，汤药所滋，行治有贤不肖 志：滋，作资，灸下资下句。高同。唯滋，仍原文，注云：阴阳之刺灸，汤药之所滋，但行治有贤不肖，未必能十全。

愚仆漏之问 仆漏，吴作朴陋。吴云：谓弱愚昧，朴野鄙陋也。张云：，妄也。漏，当作陋。问不在经，故愚朴陋，自歉之辞。朴，旧作仆（音赴）。按全元起本作朴，于义为妥，今改从之。简按《说文》：，狡兔也。故王训狡。然张注为允贴，今从之。

道之所生也 马吴高：生，作在。吴云：道无往而不在。高云：道之所在，有如下文所云也。

有德也 吴云：行道而有得于心，谓之德。高云：德，犹得也。简按《太素》为是。

水宗者，积水也 吴云：水宗，水之始也。张云：水之原也。高云：宗，犹聚也。水之聚者，渐积而成，故曰水宗。水积于下，其性阴柔，故曰：积水者，至阴也。水宗，《甲乙》作众精，似是。

是精持之也 张云：五液皆宗于肾，故又曰宗精，精能主持水道，则不使之妄行矣。

名曰志悲 《甲乙》：名曰，作又名。

神气传于心 以下三句，吴改作神气上传于心，精下传于肾志，心志俱悲，非也。下文同。

泣涕者脑也 吴：改作泣而出涕者脑也。张云：泣涕者，因泣而涕也。涕出于脑，脑者精之类，为髓之海，故属乎阴。

故脑渗为涕 简按鼻渊，后世呼为脑漏，其实非脑之漏泄，脑中浊涕，下而不止也。

是以水流 吴云：水，谓泣也。

其行类也 《甲乙》无行字。

急则俱死 死，吴本作化。

横行也 吴云：横流也。张云：言其多也。简按不必改行为流。

神不慈也 《说文》：慈，爱也。《左传》文十八年：宣慈惠和。正义：慈者，爱出于心，恩被于物也。

惋则冲阴 吴云：惋，凄惨意气也。冲阴，逆冲于脑也。张云：惋，惨郁也。高云：惋惋，哀戚也。志云：惋惋，惊动貌。简按惋惋，为謰语，非也。盖袭马本句读之讹。

厥则目无所见 吴云：经言也，夫人以下，释经也。

足寒则胀 张云：并，偏聚也。火独光，阳之亢也。厥因气逆，故阴阳各有所并，并则阳气不降，阴气不升，故上为目无所见，而下为足寒。阴中无阳，故又生胀满之疾。

目眦盲 张云：一水，目之精也。五火，即五脏之厥阳，并于上者也。眦，当作视。简按吴仍《甲乙》，删眦字，今从之。

是以气冲风 吴：气下，补并于目三字。志高本，并无气字。张云：天之阳气为风，人之阳气为火。风中于目，则火气内燔，而水不能守，故泣出也。简按志高本似是。

夫火疾风生 张云：阳之极也。阳极则阴生承之，乃能致雨。人同天地之气，故风热在目而泣出，义亦无两。简按今据《甲乙》《太素》，删火字。○高云：愚观上论七篇，词古义深，难于诠解。然久久玩索，得其精微，则奥旨自显。曩岁，偶于友人斋头，见新刊《素问》一部，纸板甚精洁，名人为之序。其篇什倒置，删削全文末卷七篇，置之不录，谓词义不经，似属后人添赘，而非黄帝之文。噫，如是之人，妄论圣经，贻误后昆，良足悲也。简按明徐常吉《诸家要指》亦云：天元纪诸篇，皆推明天地阴阳之理，信非圣人不能作。著至教以下，或后人根据仿为之。运气七篇，王氏所补，详论于卷首，而著至教以下，文辞艰涩，略似与前诸篇，其体不同，然义理深奥，旨趣渊微。《甲乙》《太素》并收之，则断然为旧经之文矣。徐说不足凭耳。

跋

　　医家之有《内经》，独儒家之有刘经焉。仲景则昭圣而述者也，《内经》之所既言，仲景略而不论，《内经》之所未尽，仲景推而演之，其说互相为表里，本非分镳而驰者。近世有一二妄庸人，既臆错仲景书又横生非议，目《素问》为诐说。无议之徒，受其箦鼓，争相附和。俨然一辞，不可究诘，长可叹也。先教谕早奉家训，笃志复古，天明以来，主以《内经》，讲于医痒，使生徒知所向方。既由撰《素问识》一书，以以为后学梯航矣。大旨以为今世所传，莫借于次注。然朱墨雄书字多讹误，林亿等颇有是正，犹未为赅备。于是核之晋唐各家，悉加校勘。又以为论古书，必先明诂训。《素问》文辞雅奥，非浅学所能解。而明清诸注，往往望文生义，舛驳不一。于是一以次注为粉末，博徵史子，治稽筌雅，句铢字雨，凡文义之疑滞不通者，莫不可读焉。又以为诂训既明，理蕴可得而绎。然注家或骛之高远，或失之粗莽，少论运气之语，终身驳正，不遗余力者，何也？盖《天元纪大论》等七篇及《六节藏象论》七百八十字，论司天在泉胜复加临之义，在六朝以前，实所未经见。而其言大抵迂阔穿凿，可足取。自王太仆属入素问，而后沈存中刘温舒始张皇之。至金元诸师，奉为科条，注家莫觉是非，讲为之解，又援其义，以释经文。无怪乎经义之没塞而医道之日就固陋也。于是凡言涉运气者，概乎屏却，不敢使为乱真焉。盖先教谕之菹枕内经，实自弱冠而屡经星纪，遂成是书，故能极其精核云。是书出，则世得祛前注之谬误，窥轩岐之心法，而彼无识之徒，亦必有所警悟。其功颇不悼乎哉？校勘始竣，不敢自揣，更叙先教谕之，意以谂世之读者，如《灵枢识》，最成于晚年。将续刻以行为

天保八年几在强国作噩十月戊午不屑男<small>元坚</small>稽首谨跋